SPL-COLL
615.5 SAU ✓ **P9-DNS-133**
Saul, Andrew W.
Curate tu mismo : los
sorprendentes resultados de
la nutricion ortomolecular

Dodge City Public Library
1001 N. Second Ave., Dodge City, KS

Cúrate
tú mismo

Si este libro le ha interesado y desea que lo mantengamos informado de nuestras publicaciones, escríbanos indicándonos
cuáles son los temas de su interés (Autoayuda, Espiritualidad,
Qigong, Naturismo, Enigmas, Terapias Energéticas, Psicología
práctica, Tradición...) y gustosamente lo complaceremos.

Puede contactar con nosotros en
comunicación@editorialsirio.com

Título original: DOCTOR YOURSELF. NATURAL HEALING THAT WORKS
Traducido del inglés por Luz Monteagudo González
Diseño de portada: Editorial Sirio, S.A.
Imagen de cubierta: Marilyn Barbone - Fotolia.com

© de la edición original
   Andrew Saul

© de la presente edición

EDITORIAL SIRIO, S.A.	EDITORIAL SIRIO	ED. SIRIO ARGENTINA
C/ Rosa de los Vientos, 64	Nirvana Libros S.A. de C.V.	C/ Paracas 59
Pol. Ind. El Viso	Camino a Minas, 501	1275- Capital Federal
29006-Málaga	Bodega nº 8,	Buenos Aires
España	Col. Lomas de Becerra	(Argentina)
	Del.: Alvaro Obregón	
	México D.F., 01280	

www.editorialsirio.com
E-Mail: sirio@editorialsirio.com

I.S.B.N.: 978-84-7808-815-7
Depósito Legal: MA-1126-2012

Impreso en los talleres gráficos de Romanya/Valls
Verdaguer 1, 08786-Capellades (Barcelona)

Printed in Spain

*Cualquier forma de reproducción, distribución, comunicación pública o transformación de esta
obra sólo puede ser realizada con la autorización de sus titulares, salvo excepción prevista por la
ley. Diríjase a CEDRO (Centro Español de Derechos Reprográficos, www.cedro.org) si necesita
fotocopiar o escanear algún fragmento de esta obra.*

Dr. Andrew Saul

Cúrate
tú mismo

**Los sorprendentes resultados
de la nutrición ortomolecular**

Dodge City Public Library
1001 N. Second Ave., Dodge City, KS

editorial **S** irio, s.a.

Para Michael, Gabriel y Raphael.
Mi especial agradecimiento a
Helen, Luanne, John y Richard,
que me apoyaron siempre

Prólogo

DEL DOCTOR ABRAM HOFFER

En 1952, cuando comenzamos a estudiar las propiedades terapéuticas de la vitamina B_3 en el tratamiento de la esquizofrenia, mis compañeros y yo no pensamos que estuviéramos abriendo un nuevo camino. Simplemente, nos limitábamos a utilizar mayores cantidades de esa vitamina que las requeridas para evitar la pelagra. En aquellos tiempos, se prohibía que los médicos tuvieran cualquier tipo de interacción con las medicinas alternativas, como la homeopatía, la quiropráctica o la naturopatía. Incluso el simple hecho de compartir la consulta con uno de esos profesionales podía llevar a la pérdida de la licencia para ejercer la medicina, y, en consecuencia, al desastre financiero. De modo que continuamos felizmente con nuestro trabajo, reuniendo cada vez más datos que mostraban el tremendo poder de la niacina y a niacinamida para tratar la esquizofrenia, una de las peores enfermedades humanas.

Sin embargo, nos despertaron bruscamente de ese sueño cuando comenzamos a mostrar nuestros descubrimientos en publicaciones especializadas en psiquiatría. Para mi sorpresa, nuestras conclusiones no fueron bien acogidas ni despertaron interés. Nos rechazaron con tedio, o bien con hostilidad y enfado. En aquel momento, yo era profesor de psiquiatría y director de investigación psiquiátrica. Pero, a causa de la investigación sobre vitaminas que llevaba a cabo, me encontré en una situación difícil. No podía ser políticamente leal a la facultad de medicina ni a la profesión de la psiquiatría si continuaba recomendando megadosis de niacina. Así que elegí ser leal a mis pacientes.

Gradualmente, unos pocos médicos valientes, la mayoría psiquiatras estadounidenses previamente formados en psicoanálisis, comenzaron a utilizar el tratamiento que habíamos descrito y, poco a poco, empezamos a hacer algún progreso. Las asociaciones médicas lucharon contra nosotros con todas sus fuerzas, pero el interés en nuestro trabajo continuó creciendo. Estábamos lejos de ser los primeros en señalar la importancia de la buena alimentación, pero sí fuimos los pioneros a la hora de mostrar el valor terapéutico de las grandes dosis de vitaminas cuando las cantidades normales no daban resultado. (De hecho, el primer experimento que mostró la importancia de la buena alimentación aparece en la Biblia, en el primer capítulo de El libro de Daniel.)

En la actualidad, la medicina ortomolecular comienza a florecer. «Ortomolecular» significa emplear una sustancia terapéutica natural para el cuerpo humano, como una vitamina o un mineral. Últimamente se ha producido un importante cambio de paradigma que se aleja de la «vieja escuela», la cual mantenía que unas cuantas reglas nutricionales, como las promovidas por los gobiernos y las asociaciones médicas, eran suficientes para garantizar la salud de todo el mundo. Todos los años, cada vez más autores se suman al campo de la medicina ortomolecular y publican buenos manuales que ayudan a aclarar lo que sabemos sobre las vitaminas, lo que les da poder a los pacientes.

Cúrate tú mismo es uno de esos libros. En él, el lector encontrará información sobre un gran número de situaciones que van desde el trastorno de déficit de atención en los niños hasta la enfermedad de Alzheimer, la artritis, los asuntos relacionados con la salud de la mujer, el cáncer, la diabetes, los problemas con las vacunas y mucho más. Como muestra Andrew Saul, todas estas dolencias pueden tratarse de forma natural. De hecho, es así como mejor se tratan.

Ya era hora de que alguien lo dijera, porque los remedios naturales han sido casi totalmente olvidados. El cuerpo se compone de innumerables moléculas que se han desarrollado durante millones de años mediante la más dura de las pruebas: la supervivencia. Somos organismos delicadamente afinados, con un vertiginoso número de componentes y reacciones diferentes. Pensar que se puede introducir una molécula extraña que nunca antes ha estado ahí, y esperar que eso corrija algún malfuncionamiento, es el colmo de la estupidez. Las únicas moléculas con capacidad terapéutica son las ortomoleculares –aquellas que normalmente están presentes en el organismo y que este conoce–. No me viene a la cabeza ninguna molécula tóxica que haya curado verdaderamente algo. Las únicas sustancias que se han empleado con éxito en el tratamiento de dolencias crónicas son los nutrientes, las vitaminas, los minerales, los aminoácidos, los ácidos grasos esenciales y las hormonas. Y cuando alguien, para obtener una patente, trata de sustituir las hormonas naturales por compuestos ligeramente diferentes, los resultados son funestos.

Al escribir este prólogo, mi intención es darle a Andrew Saul, y también a otros autores de este campo, el debido reconocimiento y honor por preparar la toma de control de la asistencia sanitaria por parte de una medicina nutricional, segura y efectiva. *Cúrate tú mismo* representa una nueva clase de manual de referencia en medicina. Con este libro, Andrew Saul contribuye enormemente a la consolidación de aquello que ya se conoce en el inmenso y creciente campo de la medicina natural y ortomolecular. Algún día, se considerará una mala práctica que un profesional ignore la enorme importancia de la nutrición y el empleo de los nutrientes para prevenir y sanar la enfermedad, tal como se detalla en esta obra. Animo a todos los lectores a que hablen de *Cúrate tú mismo* a sus médicos. Algunos de ellos lo agradecerán.

Advertencia

No leas esta página

De hecho, mejor no leas este libro. Déjalo ahora mismo donde estaba, porque si lo lees, solo vas a meterte en problemas. Tu familia, tu médico, tu profesor, tu farmacéutico, el presentador de las noticias, la televisión y la funeraria se opondrán a lo que aprenderás en él: cómo estar sano de forma natural y asequible.

Como fui profesor durante algunos años, descubrí que la mayoría nunca lee las instrucciones de los exámenes (y si me apuras, de nada). Si señalas una parte de cualquier examen con la palabra INSTRUCCIONES, puedes poner allí todas las respuestas y tener la seguridad de que nadie va a verlas.

Bueno, así que lo has hecho. Todavía sostienes este libro entre las manos después de esto. Encantado de tenerte a bordo, pero luego no digas que no te he avisado.

Y con relación a esas respuestas, por favor, lee el apartado «Cómo usar este libro» para iniciarte en el proceso de recuperar la salud.

Cómo usar este libro

1. Puedes buscar una dolencia determinada en los índices que hay al final del libro.
2. Puesto que soy un escritor tan brillante y fascinante, puedes leer el libro entero.
3. Puedes leerlo completo, a fin de obtener una imagen global de lo que es un estilo de vida natural, y después hacer tus propios cambios de vida saludables a nivel personal.

A nadie le interesan las vitaminas. Es más, a nadie le interesa la salud. Lo que la gente quiere saber es cómo se cura la enfermedad. Esto es así tanto para los médicos preocupados como para los pacientes desesperados. He impartido cursos relacionados con la salud natural durante más de veinticinco años y, en todo ese tiempo, casi nadie ha venido a mí para decirme: «Cuéntame más cosas sobre la bioquímica de la terapia con vitaminas». En lugar de ello, la eterna pregunta es: «¿Qué vitaminas debería usar para tratar tal o cual enfermedad?».

Este no es un libro sobre vitaminas; es sobre enfermedades que pueden tratarse con vitaminas. Se trata también de una de las muchas formas con las que puedes, como digo yo, «despedir a tu médico». Si quieres que alguien se duerma, basta con ofrecerle una charla sobre nutrición con el enfoque de las siempre aburridas «vitaminas de la A a la E, y los alimentos que las contienen». Te garantizo que empezará a dar cabezadas antes de que termines con las del grupo B.

Espero que este libro, y la bibliografía que se encuentra al final, les resulte útil a aquellos pacientes que luchan a contracorriente para convencer a sus farmacófilos (amantes de los fármacos) médicos de que, al menos, le presten atención a la terapia con vitaminas. No hay nada como sacar un buen montón de referencias médicas para acallar el discurso de «los suplementos pueden hacerte daño, así que mejor limítate a adoptar una buena dieta» de los médicos. Ni el más cerrado y ortodoxo de los médicos podrá resistirse durante mucho tiempo a la llamada de la prensa científica contrastada.

Para crear una verdadera bomba informativa, saca a relucir el libro *Textbook of Nutricional Medicine* (Manual de medicina nutricional), del doctor Melvyn Werbach, y *How to Live Longer and Feel Better* (Cómo vivir más y sentirse mejor), de Linus Pauling, la próxima vez que alguien trate de decirte que se necesitan más investigaciones para que las vitaminas puedan usarse en el tratamiento de las enfermedades.

Sin embargo, todavía existe la posibilidad real de que tu médico se eche atrás cuando le presentes todas esas referencias. Debes saber que esa reacción, propia de la naturaleza humana, no es científica. A los facultativos les resulta embarazoso que los pacientes sepan más de sus propios casos que ellos. No obstante, no hay otra alternativa racional. Si esa terapia existe, es segura y ha sido debidamente probada, no intentarlo resultaría inexcusable. Los médicos lo saben, pero sus conocimientos sobre nutrición son tan pobres que, normalmente, no se encuentran en posición de supervisar tales terapias. De ahí la vergüenza. Por lo tanto, démosles la formación que tanto necesitan.

Obviamente, debes leer algunas cosas antes, pero no todo. ¿Lees todo el diccionario desde la primera hasta la última página? Limítate a consultar las dolencias que te resulten más conocidas.

La mayoría lee libros sobre salud porque quiere información inmediata acerca de una dolencia determinada, tanto propia como de un ser querido. *Cúrate tú mismo* presenta muchos protocolos (instrucciones) para el tratamiento natural de las enfermedades. La ventaja de esta obra es que se compone de experiencias personales y casos clínicos. Eso es precisamente de lo que más me gusta escribir.

Siempre hay objeciones a un libro así, entre las cuales están:

1. «El autor no es médico.» Y no lo soy, créeme. Los médicos a menudo escriben libros de salud increíblemente pobres. He revisado muchos sobre artritis, enfermedades del corazón, fertilidad, trastornos de déficit de atención, alergias e incontables temas escritos por médicos, y no he encontrado ninguno que considere seriamente la sanación natural o la terapia nutricional. Esos médicos, y por consiguiente sus lectores, ignoran tremendamente la probada eficacia de la sanación natural a la hora de tratar las enfermedades graves. *Cúrate tú mismo* contiene suficientes referencias científicas como para que digas: «¡Eso es!» o «Todos son unos mentirosos... centenares de mentirosos». Creo que el público en general está harto de los fármacos, y está preparado para formarse. Y si la información se presenta de forma adecuada, se leerá.

   Cito al doctor Leonard McCoy: «Mierda, Jim, soy profesor, no médico». Yo no prescribo, sino que describo. La gente necesita información sobre salud alternativa. Aquí tienes algo bueno. Lo que hagas con esta información es asunto tuyo.

2. «Ya existen libros como este en el mercado.» Y buenos, también. En mi bibliografía hay docenas y docenas. Así que, adelante: deja este libro y lee los otros.

   Una de las razones por la que no corres a hacerlo es porque incluso las mejores obras sobre salud natural tienen un defecto común. Muchas están bien como referencia, pero su lectura resulta árida. Ese no es el caso de *Cúrate tú mismo*. Te va a gustar. Aunque todavía me cuesta entenderlo, mi forma de escribir ha recibido el calificativo de «escandalosa», entre otros epítetos. Tal vez tú también acuñes algún otro adjetivo antes de terminar de leerlo.

   Los libros de autoayuda deberían ser divertidos. La mayoría de las mejores terapias naturales con base científica no han llegado al público que más las necesita porque son difíciles de comprender. Los lectores necesitan que las investigaciones en materia de salud sean presentadas de la misma forma que un comentarista deportivo describe un partido de fútbol. Y eso es lo que yo trato de hacer. Al mismo tiempo, un libro de salud tiene que incluir técnicas prácticas, apoyadas por referencias médicas específicas y basadas en un considerable número de experiencias. Aquí encontrarás mucho de todo eso. Como profesor universitario, me gusta lucirme, sacar a relucir estudio tras estudio y mostrar alternativas probadas a la medicina farmacéutica.

3. «¡Eh!, ¡aquí no viene mi enfermedad!». Si buscaste en los índices y no encontraste el tema que te interesa, tal vez llegues a la conclusión de que este libro no es para ti. Hay miles de enfermedades, y sabes que no puedo abarcarlas todas. Además, no tienes unos brazos tan fuertes como para llevarte a casa una biblioteca lo suficientemente grande como para presentar todo el conocimiento que existe sobre todas las formas de sanación de todas las dolencias. Aunque mi experiencia es que la mayoría de la gente prefiere un formato «organizado por enfermedades», una de las premisas fundamentales de la sanación natural es «trata a la persona, no la enfermedad». Esto significa que en *Cúrate tú mismo* hay muchos temas que se solapan, y la información que se da sobre una enfermedad puede extrapolarse a otra. En general, los cambios en la dieta y el estilo de vida benefician a un amplio espectro de afecciones crónicas. Si vives y respiras, y conoces a alguien que siempre se pone enfermo, este libro es para ti.

Os ofrezco aquello que he aprendido, probado y verificado para prevenir y también tratar las enfermedades con técnicas seguras, asequibles y efectivas que no implican el uso de fármacos. Me siento muy satisfecho por el respaldo de la ciencia y los resultados obtenidos con la sanación natural.

Mis propios hijos atravesaron todo el periodo escolar hasta la universidad sin que tuvieran que recurrir, ni una vez, a una sola dosis de antibióticos. Un entrevistador de televisión me dijo que esa era la mejor introducción que podía tener para presentar a un invitado.

Y lo mejor de todo es que es verdad.

Las leyes de la terapia natural de *Cúrate tú mismo*

La gente, con frecuencia, quiere saber cuál es mi visión. Al fin y al cabo, algunos podrán decir: «Si esta historia de la curación natural fuera tan buena, mi médico ya me habría hablado de ella». Mis alumnos de la universidad con frecuencia se preguntaban por qué el contenido de mis clases era tan «diferente» al de sus otras clases sobre salud. Y, realmente, todos los lectores de este libro merecéis saber de antemano el camino por el que voy a llevaros. Está bien. Aquí están mis «leyes de las terapias naturales».

LEY: La mayoría de las enfermedades se deben a una nutrición deficiente. Esto no solo se refiere a las enfermedades crónicas, sino también a las dolencias agudas virales y bacterianas, las cuales se agravan enormemente a causa de una nutrición inadecuada.

LEY: Dar drogas a un cuerpo enfermo para curarlo es como querer limpiar con veneno un lago contaminado. Matar los microorganismos, o enmascarar la causa de los síntomas, no es más que una respuesta temporal.

LEY: El restablecimiento de la salud debe ser a través de la nutrición, y no de los fármacos. Todas las células están exclusivamente constituidas de lo que bebemos y comemos. Ni la pulverización de sustancias químicas a una planta enferma ni la administración de dosis farmacológicas a un niño enfermo pueden sustituir a la buena nutrición.

LEY: La terapia de nutrientes mejora la resistencia individual a la enfermedad. La que se basa en fármacos, por lo general, baja el nivel de resistencia a la enfermedad. Las plantas, los animales y las personas saludables no enferman. El sistema médico no admite esto porque los individuos sanos no son buenos clientes. ¿Y si se corriera la voz?

LEY: En la terapia vitamínica, la velocidad de recuperación es proporcional a las dosis administradas. Del mismo modo que se necesita una determinada cantidad de combustible para hacer que un avión despegue, se necesita una determinada cantidad de nutrientes para curar un cuerpo enfermo.

LEY: La cantidad de suplementos nutricionales que cura una enfermedad indica el grado de carencia del paciente. Por lo tanto, no se trata de una megadosis de vitaminas, sino de una «megacarencia» del nutriente en cuestión.

LEY: La vitamina C, administrada en dosis de saturación (de tolerancia intestinal) puede reemplazar a los antibióticos, los antihistamínicos, los antipiréticos, las antitoxinas y los fármacos antivirales. «Saturación» significa cantidades muy superiores a las que te imaginas, y «tolerancia intestinal» quiere decir exactamente lo que estás pensando.

LEY: La razón por la que un nutriente puede curar tantas enfermedades diferentes es porque su deficiencia puede causar muchas enfermedades diferentes.

LEY: Una vitamina puede actuar como un fármaco, pero un fármaco nunca puede actuar como una vitamina.

LEY: En la terapia con vitaminas, sea cual sea la dosis, las tomas frecuentes divididas son siempre más efectivas que una sola toma. Esto es especialmente cierto en el caso de las vitaminas solubles en agua del grupo B y la C.

LEY: Por lo general, el precio de los alimentos es inversamente proporcional a su valor nutricional. El arroz integral, las alubias, las verduras de tu huerto, los frascos con brotes germinados que preparas en la encimera, las frutas de tus propios árboles y arbustos... son superiores a las carnes y las comidas preparadas que cuestan una fortuna.

LEY: Lo que necesitas para curarte tú mismo es menos de lo que podrías pensar, pero más de lo que quisieras. En la vida nada se consigue sin esfuerzo.

LEY: La salud recuperada es proporcional al esfuerzo realizado. No tienes que vivir una vida perfecta de forma inflexible para tener un cuerpo mucho más saludable... pero intentarlo merece la pena.

LEY: Gran parte de la confusión acerca de cuáles son los cuidados más adecuados para la salud tiene que ver con ciertos intereses. Los prejuicios sobre los suplementos vitamínicos proceden de aquellas personas que se arriesgan a perder algo si los cuidados de la salud naturales y económicos tienen éxito. Los hospitales, los médicos, las enfermeras, los dietistas, los políticos y las empresas farmacéuticas tienen un interés personal en la enfermedad.

LEY: Muchos informes conflictivos sobre la terapia con vitaminas provienen de partidarios de la salud natural. Entre estos se encuentran los distribuidores de vitaminas, las empresas de suplementos alimenticios, las grandes marcas e incluso profesionales médicos que tratan de acaparar todo lo que puedan del mercado. Ignóralos. Yo no tengo en absoluto ningún vínculo económico con empresas de productos relacionados con la salud.

LEY: La información en materia de salud que merece la pena considerar no se queda obsoleta en diez años, ni siquiera en un siglo. «Nuevo» no significa automáticamente más preciso o valioso. Los «viejos» estudios clínicos e investigaciones con frecuencia son mejores referencias. Lo que funciona nunca se queda obsoleto. El ayuno, la dieta casi vegetariana, el uso de suplementos nutricionales y otros métodos no farmacéuticos han superado la prueba del tiempo, del mismo modo que las teorías de Einstein y la Declaración de los Derechos Humanos.

¡Despide a tu médico!

Si quieres algo bien hecho, tendrás que hacerlo tú mismo. Esto es especialmente cierto en lo referente al cuidado de la salud.

Yo despedí a mi médico cuando tenía quince años. Me encontraba en el instituto y experimenté algunos síntomas de ansiedad. El médico del centro, sin vacilación y sin ninguna explicación, me entregó un pequeño sobre blanco que contenía media docena de capsulitas verdes. Antes de dejar la enfermería, me tomé dos, tal como me indicó. Cuando llegué al comedor, ya estaba colocadísimo. Todavía recuerdo cómo caminé hacia la mesa que estaba cerca de la ventana, donde Dean, mi compañero y mejor amigo, siempre se sentaba. A medida que me acercaba, me observó con curiosidad. Yo me limitaba a sonreír. Y con eso quiero decir que todo lo que hice fue sonreír. Todo me daba igual; no existen preocupaciones cuando estás tan dopado como yo estaba en aquel momento. Por supuesto, en aquel estado no podía hacer nada más que sonreír. No me importaba si comía o no, y no recuerdo si lo hice; no tenía ningún interés en las tareas del colegio, ni en las conversaciones, ni en nada. Resultó que aquellas cápsulas verdes contenían un potente tranquilizante.

Aquello resultó realmente extraño porque estábamos en 1970 y, aparentemente, todos los alumnos que conocía (excepto Dean y yo) buscaban sin cesar la forma de adquirir el tipo de droga que yo acababa de recibir de forma legal, totalmente pagada por la Seguridad Social, y administrada por las sabias manos del buen médico del instituto.

Nunca volví a tomar una segunda dosis de tranquilizantes. Tal vez esto se deba a que era un buen chico tradicional. Sin embargo, la razón más probable era que deseaba llevar una vida sana. Esa fue una importante revelación para mí, un verdadero avance: me di cuenta de que el tratamiento que me había dado el médico era totalmente inapropiado. Nunca volví a la enfermería.

Despedir a tu médico no tiene por qué coincidir con la típica imagen de la carta de despido o la huella de una patada en el trasero. En lugar de eso, despedir a tu médico significa no necesitarlo; quiere decir superarlo, decidir que sus conocimientos son incompletos o erróneos, y determinar que sus habilidades resultan insuficientes como para que le confíes tu vida a él.

Despedir a tu médico es contratarte a ti mismo como tu jefe de medicina. Probablemente pienses que no estás preparado para ese trabajo. Al fin y al cabo, ¿quién eres? No fuiste a la facultad de medicina. Eso, desde luego, es verdad. Yo tampoco fui. Pero considera cuáles son las limitaciones de la «medicina». Las facultades siempre se han centrado en los fármacos y los tratamientos quirúrgicos. Cualquier facultativo puede confirmártelo, incluso hoy en día. El resto del programa de estudios se queda muy atrás. Pregunta a tu médico cuántas horas de clases de medicina homeopática, herbal y ortomolecular ha recibido en la facultad. Es muy probable que descubras que a todas esas «medicinas» ni siquiera se las tiene en cuenta en los programas de estudios de las facultades de medicina.

Un gran error. Médicos de todo el mundo han practicado con éxito la homeopatía durante más de doscientos años. Los homeópatas administraban diminutas cantidades no tóxicas de sustancias naturales para generar la cura, mientras que los médicos «normales» drogaban a la gente, llevándola a una muerte prematura, con fuertes cantidades de arsénico o mercurio. La medicina herbal se remonta a varios siglos atrás, y sus practicantes (la mayoría mujeres) usaban plantas para curar en lugar de extraer grandes cantidades de sangre de los brazos de cualquier desafortunado que estuviera al alcance de la lanceta de un cirujano. Como mucho, la medicina de «drogar y cortar» es una alternativa a las disciplinas de medicina natural —y no demasiado buena.

¿Y qué sucede con la medicina ortomolecular (grandes dosis de vitaminas)? Hay decenas de miles de referencias que la apoyan. Solo en mi página web DoctorYourself.com tengo más de cuatro mil. ¿Acaso todos esos importantes autores que estudian las vitaminas, todos esos investigadores y médicos, saben menos que el reportero al que has oído recitar de carrerilla que «las vitaminas pueden ser peligrosas y lo único que obtienes de ellas es una orina muy cara»?

Desde luego que no. Y los médicos que van más allá del pensamiento establecido están comenzado a replantearse lo que les enseñaron en un principio, y que después les enseñaron a olvidar: *vis medicatrix naturae* (el poder sanador de la naturaleza). Sus propios pacientes, la mayoría de los cuales consulta a un especialista de medicina natural al menos una vez al año, son quienes los han llevado hacia ese principio atemporal. El mercado apoya que esto sea así, y los médicos espabilados pueden ver qué es lo que va a ocurrir.

De modo que ahora tenemos médicos especializados en fármacos que tratan de aprender «medicina natural», a la cual quieren llamar «medicina complementaria» para ofrecerla en su negocio. Asuntos monopolísticos aparte, debemos centrarnos en este punto: es muy probable que tu médico no sepa más que tú de medicina natural... y es posible que sepa bastante menos. En una carrera justa todas las partes implicadas comienzan en el mismo lugar y en el mismo momento. Puedes aprender lo que tu médico aprende, con la misma rapidez e igual de bien. Incluso cuentas con varias ventajas: primero, cuentas con la ventaja de ser del *equipo local*. Conoces tu cuerpo mejor que Babe Ruth el estadio de los Yankees. Vives en él las veinticuatro horas del día. Puedes controlar tus necesidades y ajustarlas mejor que nadie.

Segundo, solo tienes que aprender lo que tú y tu familia necesitáis saber. Debes estudiar en profundidad tus propios problemas particulares de salud, sin gastar tiempo en aprender los de otra persona. Esto te convierte en un especialista, al mismo tiempo que convierte a tu nuevo compañero de estudios en un pobre generalista.

Tercero, cuentas con una ventaja de índole personal, totalmente altruista: haces esto por tu familia. Al contrario que tu médico, trabajas por amor y por la vida, no por dinero.

Todas estas ventajas constituyen una sólida línea de salida. Se trata de una poderosa y sana combinación que te ayudará mucho.

Contrata a tu médico

Ahora que has despedido a tu médico y te has responsabilizado de tu salud, es el momento perfecto para volver a contratarlo. Al fin y al cabo, un médico, al igual que un techador o un fontanero, puede resultarte útil para ciertas cosas. Pero, al igual que sucede con esos profesionales, cada vez que acudas a su consulta, recuerda que él trabaja para ti, y no al revés. Es tu cuerpo. Tú diriges el espectáculo. Tú médico es un subcontratista.

Para que esto funcione, necesitas estar en condiciones de igualdad con él. Llegados a este punto, la mayoría se echa atrás y se muestra más que dispuesta a sentarse, callarse y portarse bien. Para estar al mismo nivel de juego que tu médico, primero necesitas leer. El conocimiento es poder. Lee como un loco sobre tu problema y sobre las alternativas que tienes. Busca en las bibliotecas y en Internet, y no descanses hasta que obtengas referencias que te ofrezcan apoyo.

Después, necesitas un médico con el que puedas trabajar. Si el tuyo no te ofrece el tipo de cuidados que deseas, hay dos posibilidades. Una: tienes un problema de comunicación, lo que significa que no has sido lo suficientemente claro con él sobre lo que realmente quieres. Dos: estáis en desacuerdo, lo que quiere decir que has sido totalmente claro, pero el médico no está dispuesto a cooperar contigo.

Estos dos problemas son habituales, aunque es más fácil solucionar un problema de comunicación que un desacuerdo. No digo que abandones a todos los médicos que no se den por vencidos con tu determinación, pero debe haber un acuerdo base. En caso contrario, cualquier intento de compartir información será en vano.

Incluso los médicos afables y correctos pueden llegar a ser muy paternalistas y decirte con dulzura que es mejor que dejes en sus manos los asuntos más complicados. Tonterías. Nunca aceptaría esa frase de un mecánico, un fontanero o un político. Tú tampoco deberías hacerlo, y, en este caso, tu vida depende de ello. Un despacho agradable o el buen trato a los pacientes no pueden sustituir a la rigurosidad.

Tampoco aceptes la imprecisión. Fuerza un acuerdo, y haz que tu médico manifieste, de forma clara e inequívoca, que acepta lo que tú quieres. No hay excusas para no probar alternativas en las que tu médico sea tu copiloto. Las plantas y las vitaminas no son perfectas, pero son un millón de veces más seguras que los fármacos.

Con estas metas en mente, te ofrezco la siguiente lista para ayudarte a modificar o mejorar al facultativo que elijas:

Diez maneras de convertir a tu médico en un naturópata

1. *Elije un médico con el que puedas trabajar.* ¿Cómo saber si un médico está dispuesto a cooperar contigo? Entrevístalo. Siempre que pienso en acudir a un médico, lo interrogo antes. Puesto que pueden cobrarme por esa «consulta inicial», hago esa investigación pidiendo al gerente del consultorio, enfermera o secretaria que, por favor, entregue las siguientes tres preguntas al médico: «Tomo suplementos vitamínicos. ¿Qué le parece eso?»; «Siento que mi médico debe trabajar conmigo, pero soy yo quien está a cargo de mi salud. ¿Esto es compatible con su filosofía de trabajo?», y «He decidido rechazar las vacunas. ¿Está dispuesto a aceptar este punto de vista?». Si el médico se muestra conforme con estas tres declaraciones, estás bien encaminado. Si no es así, sigue buscando. Prepárate para dedicar algo de tiempo a este proceso. Merece la pena.

2. *No todos los médicos que se anuncian como «holistas» o «alternativos» lo son realmente.* Apoyar de boquilla una filosofía natural no es lo mismo que prescribir un ayuno para la obesidad o tratar una neumonía con vitamina C. Contratar un médico requiere una evaluación exhaustiva que solo la experiencia personal puede proveer. El boca a boca es una buena forma de sacar provecho de la experiencia que otros han tenido con un médico determinado. Pregunta.

3. *Pónselo fácil a tu médico.* Mantente sano. Aliméntate correctamente. No fumes. Evita el alcohol y las drogas ilegales. Mantente en forma. Demuestra que te cuidas.

4. *Haz tus deberes.* Prepara tu caso antes de acudir a la consulta. Busca tu dolencia en el *Manual Merck* para saber de qué forma aborda la medicina convencional esa enfermedad. Después, estudia las alternativas. Puedes empezar con la considerable bibliografía que tienes al final de este libro. No existen sustitutos al hecho de estar bien informado.

5. *Si necesitas un diagnóstico, consigue uno.* Sé responsable. Usa la tecnología. Escucha lo que el médico tiene que decirte, pero no lo lleves a cabo hasta que hayas completado el paso anterior (paso 4).

6. *Usa la técnica de «venta sugestiva».* Sugiere una alternativa natural a cualquier tratamiento médico que te ofrezcan. O, en lugar de quedarte con uno u otro, sugiere ambos. Sé consciente de lo que quieres, y observa qué consigues.

7. *Analiza tu situación desde la perspectiva del médico.* Si estás tan legalmente obligado y profesionalmente limitado como están la mayoría de los médicos, ¿cómo reaccionarías ante un paciente sabelotodo y presuntuoso que entra en tu consulta y comienza a hablarte de condiciones? Para evitar que esté a la defensiva, evita acorralarlo. En lugar de eso, llévale artículos escritos por otros médicos que utilizan métodos naturales. Si tal o cual médico ya lo hace con éxito, eso le quita presión al tuyo a la hora de intentarlo contigo. Pídele una «prueba terapéutica».

8. *Prueba con el enfoque «poli bueno, poli malo».* Ofrécele firmar un papel en el que declares que no lo demandarás si el tratamiento natural que solicitas no tiene éxito. Al mismo tiempo, dile sutilmente que un paciente puede demandar a un médico si este rechaza la petición de su paciente de un tratamiento natural.

9. *Transige.* Medio pastel es mejor que nada. No es necesario que tu médico esté de acuerdo contigo en todos los puntos al cien por cien. Por lo general, basta con escucharle decir alguna de las siguientes frases, las cuales te indicarán que tiene una mente abierta:

> *Las vitaminas probablemente no te harán daño.*
> *He oído que cada vez más gente hace eso.*
> *Recientemente, he asistido a un seminario sobre ese tema.*
> *Podemos intentarlo.*
> *Hazme saber cómo te va.*
> *Les he hablado a otros pacientes de eso.*

10. *Ofrécele retroalimentación positiva.* A los médicos les encanta oír que su terapia da buenos resultados. Cuando lo creas apropiado, háblale de lo bien que te sientes. Es muy probable que te recompense con: «Sea

lo que sea que estés haciendo, sigue con ello». Este es el dulce sonido del éxito autosuficiente.

¿Tu dinero o tu salud?

A estas alturas, ha quedado claro que el hecho de que los fármacos sean accesibles a todo el mundo no soluciona nuestros problemas de salud, del mismo modo que el hecho de que (en Estados Unidos) las armas de fuego sean accesibles a todo el mundo no soluciona nuestros problemas de criminalidad. Más vacunas poco pueden hacer para frenar las enfermedades cardiovasculares, responsables de la mitad de las muertes en nuestro país. Por lo menos la mitad de todas las dolencias se pueden evitar, puesto que se deben por completo a estilos de vida y hábitos alimentarios poco saludables. El apoyo a la medicina preventiva se ha quedado en pura palabrería, a pesar de que el estilo de medicina que se practica de Estados Unidos (tanto para enfermedades crónicas como agudas) se basa en el despilfarro de un billón de dólares anuales, el cual, de entrada, nos metió en este lío.

Claramente hay una alternativa, un «camino menos transitado» nutricional que deberíamos haber tomado mucho antes de llegar a esto. Ese camino es el de la responsabilidad personal por la salud, una completa revisión de la alimentación y, cuando sea necesario, una terapia de altas dosis de vitaminas en lugar de medicamentos. La descripción profesional más cercana que he encontrado de este enfoque es la naturopatía, la ciencia de la curación natural. Todavía estamos a tiempo de dar marcha atrás y tomar este otro sendero. Percibo la viva necesidad de un llamamiento directo a médicos, estudiantes y pacientes para mejorar su salud mediante la introducción de cambios en sus vidas.

Sin embargo, no será fácil. Personalmente, conozco a más de un médico al que, por practicar la naturopatía, sus colegas profesionales le han impedido ejercer en el estado de Nueva York. Este fenómeno no es nada nuevo. Desde el siglo XIX, la Asociación Médica Americana y sus clones les han declarado la guerra a sus competidores, ansiosos por tener el monopolio del lucrativo campo de la salud. ¿Han tenido éxito? Tú decides. Una de las preguntas más frecuentes de mis lectores es: «¿Dónde puedo encontrar un médico que practique la medicina natural en la zona donde vivo?».

El caro e ineficaz sistema sanitario estadounidense es fundamentalmente inviable. Ni la más creativa de las remodelaciones financieras podrá salvarlo. Al rechazar las terapias de altas dosis de vitaminas y minimizar el valor de la dieta vegetariana, está condenado; al asignar la responsabilidad de nuestra salud a otra persona, en lugar de a nosotros mismos, está nuevamente condenado. La única forma de poder contar con cuidados sanitarios para todo el mundo es que todo el mundo

¿Puedes ayudarme a encontrar un médico con mentalidad naturista?

Sí que puedo: mira en un espejo.

Desde luego, eso no era lo que querías escuchar, pero es mi respuesta. Limitarte a sustituir un médico por otro no te convierte en autónomo. Más bien lo opuesto: te hace dependiente. Las afirmaciones como esta suelen venir acompañadas de más preguntas, como:

«¿Curarme yo mismo?, ¿De verdad piensas que puedo convertirme en mi propio médico?».

En muchos casos, sí. La medicina natural es un tema demasiado extenso como para que una sola persona lo sepa todo de ella. Esta afirmación nos concierne a ti y a mí, y también a tu médico. Sin embargo, es posible aprender más de lo que sabe tu médico, especialmente en algunas áreas relevantes para ti. Tal vez descubras algo que él desconoce, o que sí conoce pero nunca investigó. Con una buena bibliografía, una mente curiosa y la experiencia gradual, no hay ninguna razón por la cual no puedas adquirir una considerable competencia para tratarte a ti mismo y a tu familia en muchos casos. Recuerda que, al investigar tú mismo, también aprenderás a saber cuándo realmente necesitas un médico.

«Muy fácil de decir, pero difícil de llevar a la práctica. ¿Qué pasa si lo hacemos y nos equivocamos?».

Creo que uno de los rasgos distintivos de las terapias naturales es que son lo suficientemente sencillas y fiables como para ponerlas en práctica uno mismo, en casa. Los medicamentos los receta un médico y los despacha el farmacéutico, y la cirugía la realiza el cirujano. Esta es una de las pruebas más evidentes de que los tratamientos farmacológicos y quirúrgicos son inherentemente poco seguros.

«Seguramente los médicos de hoy en día tienen una mentalidad más abierta con respecto a los métodos alternativos de salud».

Los médicos reciben el nombre de doctores por una razón. Van a la facultad y allí aprenden y practican la medicina. Ahora, en esta misma frase, sustituye la palabra «medicina» por «nutrición» y fíjate en lo imposible que suena. La mayoría del personal médico desconoce enormemente los tratamientos no médicos, y con frecuencia suelen desestimarlos sin saber qué desestiman. Esto no les quita su dedicación a nivel individual, pero tienden a seguir ciertas teorías en detrimento de otras, favoreciendo determinadas prácticas en particular y rechazando otras alternativas, además de considerar algunas opiniones suyas como hechos. De manera que es nuestra responsabilidad abarcar todo el terreno posible en nuestro esfuerzo por curarnos y prevenir la enfermedad. Si aprendemos más que nuestros médicos sobre ciertas valiosas áreas de la salud, nuestro deber es aplicar ese conocimiento para optimizar la salud de nuestra familia y nosotros mismos. Más que la salud que establece la medicina, necesitamos una salud total. Nuestro bienestar no debe limitarse a la experiencia de nuestro médico, sino que debe mejorarse mediante nuestra propia experiencia.

Tu médico trabaja para ti, y no al revés. Él es un trabajador tuyo, y el lugar de trabajo también es tuyo. Las terapias naturales no solo son un método más para minimizar la enfermedad, sino que con frecuencia son un medio superior para eliminarla. La sanación natural va directamente a la verdadera raíz del problema, como tu dieta y estilo de vida diario –aquellas cosas que realmente nos enferman y son difíciles de cambiar–. Las curas naturales son tan comprensibles, y al mismo tiempo tan completas, que la mejor forma de llevarlas a cabo es a través del propio paciente en su vida diaria. Nadie puede seguirte a todas partes para asegurarse de que has comido correctamente, has hecho ejercicio y vives feliz. Tienes que hacerlo tú mismo.

«Si las curas naturales son tan efectivas, ¿por qué mi médico nunca me ha prescrito una?».

No es razonable esperar que los médicos y las compañías farmacéuticas te digan cómo evitar sus servicios mediante ciertas alternativas. Nunca conseguirás que un político del Partido Republicano te diga que votes a los demócratas, como tampoco te pondrán un plato de *chow-mein* en un restaurante francés. Los hospitales, los médicos y las compañías farmacéuticas comparten los mismos intereses: obtienen beneficios de la enfermedad. Me gustaría que no fuera así, pero piensa en el dinero y observa los resultados.

«¿Es seguro todo esto?».

El cuidado de sí mismo implica la aceptación de algunos riesgos, y muchas responsabilidades. No es para todo el mundo, ni para todos los casos. Por otra parte, poner tu salud en manos de un hospital o un médico también supone un riesgo considerable. Tienes que marcar tu propio rumbo con inteligencia. El cuidado de sí mismo ha resultado ser muy efectivo para mi familia. Como dije antes, mis hijos llegaron a la universidad sin haber recibido jamás ni una sola dosis de antibióticos. En retrospectiva, puedo comprender mejor por qué ha sido así. Este libro te dice cómo. Decidir qué y cuándo depende de ti.

se haga responsable de su propia salud. La gente necesita instrucciones específicas acerca de cómo hacer eso exactamente, y hasta ahora no las ha tenido.

Gran parte de lo que le hacemos a nuestro cuerpo lo hacemos nosotros mismos, a diario, a través del estilo de vida que elegimos. No hay ningún enemigo externo con el que tengamos que luchar. No necesitamos realizar «estudios avanzados» sobre minerales y terapia con vitaminas. Ese trabajo ya está hecho, los resultados están publicados... y el público general los ignora alegremente. ¿Cómo nos lo hemos perdido?

Una posible explicación tiene que ver con la estrecha relación que existe entre la medicina convencional y los medios de comunicación. Entre ellos hay algo más que una pequeña connivencia. Las principales agencias de noticias reciben continuamente artículos que reflejan las posiciones de los grupos de presión sanitarios y profesionales más poderosos, ruidosos y ricos. La publicidad saca solo aquello que es políticamente correcto, popular y fácilmente reducible a frases jugosas. Lo que se publicita suele recibir financiación; y lo que recibe financiación se lleva a cabo. Pongamos un ejemplo: la brujería médica sale a la búsqueda de un tubo de ensayo —una panacea que cure el cáncer o el sida encaja con esta descripción—. Puesto que las inversiones de la industria farmacéutica en este tipo de proyectos son muy elevadas, necesita financiación. La cooperación de los medios de comunicación es igualmente elevada, ya que una heroica y nueva cruzada médica que sale en la televisión ayuda a vender fácilmente más periódicos y espacios publicitarios. Por si fuera poco, la Asociación Médica Americana tiene el grupo de presión profesional con mayor presupuesto del país. Los políticos saben reconocer el poder cuando lo ven, y el resultado es que se promulgan todavía más leyes a favor de la medicina ortodoxa... y esto los lleva a conseguir más financiación.

Considerando el pobre interés (y financiación) que tiene la nutrición, resulta muy relevante la cantidad de investigaciones que se han hecho sobre este tema, y el hecho de que casi todas ellas señalen tres conclusiones vergonzosamente simples:

1. La dieta media norteamericana es verdaderamente terrible, excesivamente abundante en sustancias químicas, calorías y proteínas animales, y muy deficiente en fibras y diversas vitaminas y minerales importantes.
2. La dieta norteamericana necesita un mayor aporte nutricional, además de suplementos alimenticios, e incluso moderados incrementos en las cantidades recomendadas de vitaminas y minerales, tanto para prevenir la enfermedad como para el tratamiento clínico.
3. La mayoría de los ciudadanos, y sus médicos, son poco conscientes del punto 1, no son conscientes del punto 2 y no están lo suficientemente preocupados como para actuar sobre ambos.

Sigue sorprendiéndome la cantidad de personas que, de hecho, desconocen que las dosis elevadas de vitamina C pueden utilizarse de forma segura como antibiótico, antiviral y antihistamínico. Más sorprendente aún es el nivel de desinformación en materia de nutrición por parte de los médicos, de los cuales se supone que deberían leer la prensa especializada, pero aparentemente no lo hacen. Los médicos ocupados suelen fiarse de los equipos de ventas de las compañías farmacéuticas, del mismo modo que los telespectadores se fían de los presentadores de noticias: danos solo el resumen. Las empresas que patentan fármacos ganan dinero con sus patentes, no con las vitaminas genéricas. Se puede ganar mucho más con Prednisona que con la piridoxina (vitamina B_6). Las recetas de los médicos generan ventas de fármacos sin que el médico tenga que pagar un céntimo por ello. Tanto si la falta de interés en la nutrición se debe al interés económico como a la carencia de influencia política o a la ausencia de ganas, el resultado es el mismo: los pacientes siempre pierden.

Mi propósito es ayudar a corregir este problema dejando directamente en tus manos tanto los hechos como la motivación. Desde ese punto de vista, es asunto tuyo vivir de manera saludable con la ayuda de todas las herramientas que tienes a tu disposición.

El conocimiento profundo en materia de nutrición y vitaminas, mezclado con la imperiosa necesidad de mejorar nuestra salud, es una combinación tan inflamable que basta una sola chispa, en el lugar adecuado, para obtener una buena hoguera. Para ayudarte con la chispa inicial he escrito este libro, el cual, con un formato de guía para estudiantes y pacientes, combina convicción personal, motivación y artículos científicos poco conocidos. He desarrollado este proyecto durante los más de treinta años que he dedicado a la enseñanza y a la práctica privada como asesor en naturopatía.

En los años sesenta, había un eslogan que decía: «¿Y si hay una guerra y no va nadie?». Un número suficiente de acciones individuales puede llevar a la paz. Bien, ¿y qué ocurriría entonces si todos comiéramos correctamente, hiciéramos ejercicio, erradicáramos los malos hábitos y empezáramos a tomar vitaminas? Tal vez nuestro nuevo eslogan sería: «¿Y si ofrecen Seguridad Social para todos, y nadie la necesita?». El resultado sería nada menos que la salud total a nivel nacional, adquirida de forma individual.

Curiosamente, tal vez el bosque nos impide ver los árboles. El cuidado de la salud es un asunto tan importante que tendemos a abarcar más de lo que podemos apretar. Conseguir que una nación entera esté sana es todo un reto. Pensar que podemos ganar salud a nivel nacional refinanciando el mismo viejo modelo de sistema es ridículo.

Es tan difícil como cambiar nuestros hábitos personales. Sin embargo, ese es el único método seguro para recuperar la salud, y para influir positivamente en otro individuo para que haga lo mismo. Este libro tiene que ver realmente con la educación y la motivación en la actitud de una sola persona con su salud; y esa persona eres tú.

Finalmente, la educación puede reducirse a una posibilidad, y la motivación puede reducirse a una oferta: hay una salida, y eres libre de intentarlo. En el *Titanic*, muchos de los botes salvavidas se echaron al agua aunque apenas estaban medio llenos. Había una manera de que cientos más se salvaran, pero solo lo hicieron aquellos que supieron pronto que el barco se hundía y se subieron a un bote. Muchos de los desaparecidos no conocieron sus posibilidades hasta que fue demasiado tarde.

En la actualidad, los norteamericanos tienen verdaderas posibilidades de estar sanos, pero ignoran totalmente la seguridad, el valor científico y el poder curativo de los simples nutrientes. He escrito este libro para ayudar a la gente a descubrir, por su cuenta, que hay una salida en el barco que se hunde, el barco del cuidado convencional de la salud a base de cirugía y fármacos. Este pequeño bote salvavidas, por muy endeble que parezca, es una mejor apuesta que la de permanecer en un enorme y sólido barco condenado.

Primera parte

Protocolos de sanación natural

Alcoholismo

Lo que importa es el peso de la evidencia, que me impulsó a dar los pasos que di. Mis acciones personales tal vez no justificaron la evidencia, pero creo que la evidencia justificó mis acciones.

ROGER J. WILLIAMS, *NUTRITION AGAINST DISEASE*

Era una mujer muy agradable, esposa de un cirujano y alcohólica incurable. Betty, de cincuenta y seis años, había entrado y salido de todas las clínicas de desintoxicación para alcohólicos que te puedas imaginar. Las más famosas, las más caras: no había nada ni nadie en el mundo que le hiciera dejar de beber.

No es una broma, en absoluto. Un tercio de los norteamericanos adultos no toma bebidas alcohólicas. Otro tercio bebe de forma moderada y responsable. Y el otro ingiere demasiado alcohol. Un 10% de la población estadounidense puede clasificarse como bebedora empedernida, y consume la mitad de todo el alcohol que se bebe en la nación.

Así que Betty no estaba sola. Pero me pareció raro, al principio, cuando se sentó frente a mí, elegante y desenvuelta, y me habló de su sufrimiento. La mayor parte de mi experiencia con alcohólicos provenía de mis trabajos de voluntariado en un comedor de beneficencia urbano. Allí, los borrachos callejeros encajaban mejor con el estereotipo: hombres desaliñados que sorbían ruidosamente de sus botellas de brandy envueltas en sucias bolsas de papel. La verdad es que es difícil reconocer a la mayoría de los alcohólicos. Casi todos se las ingenian, de alguna forma, para seguir con su vida. Eso resulta más fácil si se cuenta con dinero y tiempo libre, lo cual significa que muchos de ellos ya peinan canas. Lo creas o no, el 70% de las hospitalizaciones de ancianos en 1991 tuvo que ver con problemas relacionados con el alcohol.

—¿Hay alguna forma en que puedas ayudarme? —me preguntó Betty.

«Sí, claro —pensé para mí mismo—, nadie ha conseguido que esta mujer dejara la botella definitivamente, y tú te crees que lo vas a conseguir, ¿verdad, tío? ¡Anda, ya!».

Entonces, el pequeño ángel de los dibujos animados me susurró al otro oído: «¡Roger J. Williams!».

—Hay un tratamiento nutricional eficaz para el alcoholismo –le dije–. Roger J. Williams, profesor de química de la Universidad de Texas y antiguo presidente de la Sociedad de Química Americana, ha escrito mucho sobre ese tema. Su trabajo data de la década de los cincuenta, pero sigue siendo tan práctico como si lo hubiera escrito ayer.

—¿Y en qué consiste? –preguntó Betty.

—Grandes dosis de vitaminas y un aminoácido llamado L-glutamina. Tal vez quieras anotarlo. Miles de miligramos de vitamina C diarios, en varias dosis; todas las vitaminas del grupo B, especialmente tiamina, en forma de suplemento, cinco veces al día, y alrededor de tres gramos de L-glutamina. Además de una buena dieta general que evite el azúcar. ¿Podrías hacerlo?

Betty sonrió.

—El asunto es si lo haré, ¿verdad?

—Sí –contesté–. Ya has probado todo lo demás.

Unas semanas más tarde recibí una alentadora llamada telefónica de Betty.

—¡Todo va fantástico! –me dijo–. Desde el día de la consulta no he tomado ni una copa.

—¡Genial! –Sin embargo, al mismo tiempo, me pregunté si continuaría con el tratamiento–. Recuerda que los suplementos no hacen nada si se quedan en el frasco. Tienes que seguir con ellos permanentemente, ¿de acuerdo?

Pasaron los meses. En Navidad recibí una postal de Betty en la que me contaba que seguía sobria y serena. Al año siguiente, a través de otra postal navideña, me informó de su prolongado éxito. «Voy a volver a estudiar –escribió–. He podido beber una o dos copas de vez en cuando –añadió. Esto último me hizo perder mi buen humor–. Pero paro cuando lo decido, y no quiero más que eso. Todavía estoy tomando todas las vitaminas. ¡Gracias de nuevo!».

Una vez más, mi idea sobre el alcoholismo dio un giro de ciento ochenta grados. El dogma profesional nos dice que «cuando una persona es alcohólica, es siempre alcohólica». He impartido clases sobre alcoholismo y abuso de sustancias tóxicas en la universidad como parte del programa certificado de orientación en alcoholismo. Conozco el procedimiento, pero la experiencia de Betty no encajaba bien en todo eso. ¡No debería beber nada en absoluto! ¡Nunca!

Sin embargo, ahí estaba, capaz de beber una sola copa como una persona normal. Podía decidir tomar una copa, y después parar. Ni compulsión, ni adicción. No era que se las arreglara mejor, ni que estuviera recuperándose. Betty estaba curada.

El doctor Williams ideó el concepto nutricional clave, ignorado por la medicina y la dietética, de que la cantidad de nutrientes necesarios varía de persona a persona. Una sola talla no sirve para todo el mundo. Cualquiera que haya comprado alguna vez ropa interior podrá asegurártelo. Incluso personas de la misma complexión y edad podrán requerir cantidades diferentes de nutrientes, en función del estilo de vida y los factores genéticos. Un alcohólico, por ejemplo, necesita una cantidad mucho mayor de vitaminas que alguien que no bebe. Hay una razón para ello.

El alcohol de las bebidas es etanol, C_2H_5OH. Se trata de un hidrato de carbono simple, muy parecido al azúcar, que aporta mucha energía y ningún nutriente. Para metabolizar los hidratos de carbono se necesita tiamina (vitamina B_1). Los hidratos de carbono extra requieren una cantidad extra de tiamina. Como el alcohol produce la sensación de estar lleno, reemplaza a muchos alimentos nutritivos de la dieta, lo cual causa malnutrición y, en especial, una deficiencia de tiamina.

De modo que es muy poco probable que un alcohólico obtenga una cantidad adecuada de tiamina en su dieta, cuando, en realidad, la necesita mucho más. A esto, hay que añadirle el hecho de que el alcohol destruye el hígado y el cerebro de forma gradual, pero profunda. Este daño aumenta la necesidad de nutrientes para restablecer el buen funcionamiento del cuerpo, pero sucede que, al mismo tiempo, el alcohólico come cada vez menos alimentos sanos. Y lo que todavía es peor: el alcohol provoca una pobre absorción y uso de las pocas vitaminas del grupo B que recibe el organismo. Puede llegar a destruir literalmente el ácido fólico.

Según el prestigioso manual *Nutrition and Diet Therapy*, la deficiencia en tiamina, solo en tiamina, produce los siguientes síntomas:

GASTROINTESTINALES: anorexia, indigestión, estreñimiento grave, atonía gástrica y escasa secreción de ácidos estomacales. (Todo esto se debe principalmente a la falta de energía de las células del tracto gastrointestinal; sin tiamina, no hay energía ni actividad.)

CARDIOVASCULARES: dilatación de los vasos sanguíneos periféricos (edema), debilitamiento de la musculatura del corazón y fallo cardiaco.

NEUROLÓGICOS: reflejos disminuidos, bajo nivel de alerta, fatiga y apatía. La deficiencia continuada produce daño o degeneración de las capas de mielina (materia adiposa que protege a las células nerviosas).

Si ves en estos síntomas cierto parecido con los de la esclerosis múltiple, no te equivocas. La falta de tiamina aumenta la irritación nerviosa, produce dolor, sensaciones de picor, insensibilidad y, si no se corrige, parálisis. El daño nervioso causado por la deficiencia de esta sustancia puede provocar delírium trémens y alucinaciones.

Y todo esto, recuerda, solo por la carencia de una vitamina.

La CDR (cantidad diaria recomendada) de tiamina en Estados Unidos de 1 o 2 mg no es ni remotamente suficiente. Importantes argumentos sostienen que se necesita un aporte de 25 a 65 mg al día, incluso para los no alcohólicos. La mala dieta del alcohólico, los consiguientes daños causados por el alcohol y la aumentada necesidad de tiamina proporcional a la toma de carbohidratos hacen que el aporte óptimo diario de vitamina B_1 sea de varios cientos de miligramos al día.

Un estudio realizado en dos mil hogares durante todo un año mostró que más de un 65% de los adultos consume menos tiamina de la CDR. Eso significa que, probablemente, entre la mitad y dos tercios de los estadounidenses tienen bajos niveles de tiamina, incluso si son abstemios. Esta se encuentra en casi todos los alimentos naturales, aunque en cantidades diminutas. Pocos estadounidenses sobrios, por no hablar de los alcohólicos, comen grandes cantidades de granos integrales y legumbres (guisantes, alubias y lentejas), que constituyen modestas fuentes de tiamina.

Por lo tanto, los suplementos de vitamina B_1 son esenciales. Para obtener mejores resultados, deberán consumirse otros nutrientes adicionales a través de suplementos alimenticios. Pero ¿cuáles?

1. Vitamina C en grandes cantidades (entre 10.000 y 20.000 mg al día y más). Las dosis altas de vitamina C neutralizan químicamente los

derivados tóxicos del metabolismo del alcohol. La vitamina C también aumenta la capacidad del hígado para revertir la acumulación adiposa tan común en los alcohólicos.

2. Complejo de vitaminas del grupo B, consistente en 50 mg de cada una de las principales vitaminas del grupo B, seis veces al día. Las vitaminas del grupo B dan mejores resultados cuando actúan en conjunto.

3. L-glutamina, entre 2.000 y 3.000 mg al día. Este aminoácido ayuda a disminuir el ansia fisiológica de alcohol.

4. Lecitina, de dos a cuatro cucharadas al día. La lecitina proporciona al organismo inositol y colina, relacionados con las vitaminas del grupo B. También ayuda a movilizar las grasas del hígado.

5. Cromo, de 200 a 400 mcg de polinicotinato de cromo diario. El cromo mejora enormemente el metabolismo de los carbohidratos y ayuda a controlar los niveles de azúcar. Muchos, tal vez la mayoría, de los alcohólicos padecen hipoglucemia.

6. Un buen complejo multivitamínico de alta potencia, también suplementos de minerales que contengan magnesio (400 mg) y los antioxidantes caroteno y vitamina E (en forma de d-alfa-tocoferol).

La doctora Ruth Harrell confirmó elegantemente la teoría del doctor Williams cuando administró enormes dosis de vitaminas, especialmente del grupo B, a varios niños con graves deficiencias mentales. En cuestión de meses, observó extraordinarias mejorías en su aprendizaje y su coeficiente intelectual, además de avances espectaculares en niños con síndrome de Down. Ese trabajo se realizó en 1981 y se publicó en *Proceedings of the National Academy of Sciences*.

¿Por qué, entonces, la clase médica archivó los conocimientos del doctor Williams y los ocultó? La respuesta es la típica en estos casos: sigue el rastro del dinero.

En Estados Unidos hay un interés personal en la enfermedad. La prevención no da beneficios. Se gana mucho más dinero con tratamientos para el alcoholismo que el que se ganaría si no existiera ese problema. Es el «coste social» de esta enfermedad, y de otras, lo que las hace rentables. Sé que es algo duro de asimilar, pero piensa en ello: ¡hay escasez de maestros de educación especial!, ¡las prisiones y los tribunales del país están llenos y se les acumula el trabajo atrasado!, ¡hay listas de espera en las residencias de ancianos!, ¡hay listas de espera para los trasplantes de órganos!, ¡los gastos médicos se han disparado! ¿Qué podemos sacar de todo esto? Fácil: el negocio es bueno. En un programa de la PBS llamado *Affluenza*, se demostró que cada vez que a una persona se le diagnostica cáncer, el producto interior bruto de la nación aumenta.

De modo que, ¿qué tenemos que hacer, al menos aquellos de nosotros que queremos resultados? La primera regla para pescar es poner el anzuelo en el agua, porque allí es donde están los peces. Prueba con el protocolo de Roger J. Williams, y observa lo que yo mismo observé en Betty.

Cuando alguien se queda inconsciente a causa del etanol, tal vez haya bebido tanto como para desvanecerse, o tal vez tanto como para morir. Uno no puede correr el riesgo de esperar a ver si duerme la mona o si nunca despertará. Para evitar que ese tipo de situaciones ocurran, no podemos correr el riesgo de ignorar la terapia con vitaminas.

Alergias

No sé si el mundo está lleno de hombres inteligen-
tes que lo disimulan, o de imbéciles con intención de serlo.

Atribuido a MORRIE BRICKMAN

La mayoría de las alergias no son más que estupideces. Normalmente desaparecen en el acto si utilizas el antihistamínico-antitoxina más seguro, barato y eficaz que existe: la vitamina C. Lo sé, no me crees. ¿Cómo una simple vitamina puede reemplazar a un fármaco especializado? Sin embargo, es verdad. Podrías abrir una autoclínica rápida para alergias utilizando una sola prescripción: «Tome vitamina C. Cuarenta dólares. ¿Quiere que le ponga también patatas fritas?».

La simplicidad y la seguridad son inherentes a la sabiduría. Hipócrates, el padre de la medicina, dijo: «Entre varios remedios, el médico debería elegir siempre el menos sensacional». Esta frase es una genialidad, y también un buen consejo práctico para el hombre moderno. La terapia con vitamina C es segura, sencilla y eficaz.

¿Pones en duda este ingenuo enfoque? Bueno, es natural, puesto que a todos nos han enseñado que lo sencillo y seguro no puede tener eficacia médica. Así que te contaré el caso de mi amigo Tim.

Tim trajo a su mujer y a sus hijos para consultarme un caso de escarlatina. Habían tenido un brote en la familia. Hablamos del papel de la vitamina C como antipirético (reductor de la fiebre) y su valor como antibiótico. Mostraron mucho interés en aplicar este enfoque. De pasada, también mencionó algunos problemas de alergia indeterminados. Brevemente, le comenté que la vitamina C era muy útil también en esos casos.

Me llamó unas semanas después.

—Muy buena solución para la fiebre –me dijo–. Les dimos a los niños varios gramos de vitamina C y solo uno, Jeffrey, tuvo los síntomas de la escarlatina. Sin embargo, se repuso mucho más rápido de lo que el médico esperaba.

—Eso es fantástico, Tim –contesté.

—Pero tengo que contarte algo más. Me picó una abeja la semana pasada.

—¿Y...?

—Soy alérgico a las picaduras de abeja.

—Vaya... –Eso no me lo había contado.

—Tengo un medicamento y un inhalador –continuó Tim–. Vamos, el botiquín de emergencia completo. Cuando me picó, me tomé 25.000 mg de vitamina C durante la primera hora. En todo el día, me tomé un total de 100.000 mg. No sufrí ningún síntoma en absoluto; ni siquiera hinchazón. Tenías que fijarte mucho para encontrar el lugar de la picadura.

—Pero tomaste tus medicamentos, ¿verdad?

—¡No! –contestó Tim–. Eso es lo más sorprendente. Normalmente, habría tenido que tomarlos o, probablemente, me moriría. Pero esta vez todo lo que hice fue tomar vitamina C. ¡Dijiste que era un antihistamínico-antitoxina! ¡Realmente funciona!

Me sentí nervioso por el riesgo que Tim había corrido, pero impresionado por sus descubrimientos.

La alergia, como la mayoría de los nombres de las enfermedades, te dice muy poco de la causa y nada de la cura. El doctor Robert F. Cathcart contempla la alergia (y muchas otras dolencias) simplemente en términos de cuánta cantidad de vitamina C necesitas para curarla. Tiene mucha experiencia clínica y ha publicado numerosas disertaciones sobre el tema.

Y tiene razón.

En cierta ocasión, me consultó una mujer de veinte años a causa de sus alergias a los caballos y al heno. Como le encantaba montar a caballo y sus padres poseían varios, tenía un grave problema. La joven no estaba demasiado dispuesta a cambiar sus hábitos alimentarios, pero sí a tomar grandes dosis de vitamina C. Tal como cuenta, el tratamiento fue muy eficaz:

—Siempre que tomaba 20.000 mg de vitamina C al día, no tenía ninguna alergia. La única vez que la sufrí fue un día que bebí cerveza. Así que evitaba la cerveza o, si bebía, me tomaba una dosis extra de 10.000 mg de vitamina C. Desde entonces, no he vuelto a tener problemas con los caballos y el heno.

Hace tiempo tuve una paciente que, literalmente, tenía alergia a todo. En las pruebas dio positivo a setenta y dos sustancias diferentes. Ni su alergólogo ni yo jamás habíamos oído hablar de un caso tan grave. Él le dijo que podía tomar una «megadosis» de, quizá, 1.000 mg al día.

Eso no le hacía nada. Le sugerí que tomara vitamina C hasta el nivel de tolerancia intestinal, y que ajustara la dosis justo por debajo de la cantidad que le provocaba diarrea. Esa dosis resultó estar cerca de los 40.000 mg al día. Tomaba toda la vitamina C que podía retener. Ese fue el final de setenta y dos alergias.

He observado esto mismo en varias ocasiones con niños y adolescentes, amigos y vecinos, de todas las edades y condiciones. Toma toda la vitamina C necesaria para no tener síntomas de alergia, sea cual sea la cantidad que necesites... pero quédate unos cuantos miles de miligramos por debajo de la dosis que te provoca diarrea. Esa debe ser tu única preocupación, porque la seguridad de la vitamina C es incuestionable. El doctor Frederick Robert Klenner escribe: «La vitamina C es la sustancia más segura con la que un médico puede contar».

Tengo otra historia más para ti. Allá en la década de los setenta, el doctor Benjamin Feingold, alergólogo, observó que algunos niños parecían ser claramente más sensibles a los colorantes artificiales y otros aditivos alimentarios. Trabajó principalmente con niños hiperactivos, hizo que sus padres les dieran dietas sanas sin aditivos químicos, y el comportamiento hiperactivo cesó. De esos estudios proviene el libro *Why your Child is Hyperactive* (¿Por qué tu hijo es hiperactivo?).

Feingold era doctor en medicina, contaba con toda clase de acreditaciones y todo ese tipo de cosas. Su dieta era tan eficaz que las asociaciones Feingold –grupos de padres de la zona– se extendieron por todo el país. Básicamente, todo lo que hacían era impedir que entraran alimentos coloreados en los estómagos de sus hijos.

La respuesta de las compañías del sector fue predecible. Se financió un estudio tras otro para demostrar que los aditivos alimentarios –y, de paso, el azúcar– no producían efectos negativos en el comportamiento de los niños. ¡Sí, claro! ¿Has estado últimamente en alguna fiesta de cumpleaños? ¿Has dado clase en una escuela durante la semana siguiente a Halloween? ¿Has intentado alguna vez dormir a un niño pequeño que se ha atiborrado de M&M's? Y todavía más importante, ¿has leído el libro de Feingold? Ese hombre sabe de lo que habla, y además obtuvo muy buenos resultados. Si permitimos que nuestros hijos consuman alimentos y bebidas químicamente coloreados, también podríamos darles un bote de pintura para paredes y una cuchara.

Lo peor que puede decirse del enfoque Feingold es que no funciona para todos los niños. Cerca de la mitad mejora con su programa. Tal vez no sea más que un efecto placebo, pero, puesto que no produce ningún daño, merece la pena intentarlo. Los médicos administran quimioterapia con una tasa de éxito por debajo de un 30%, y la quimioterapia tiene efectos secundarios graves. ¿Dónde está lo negativo en el hecho de no darles a los niños comida coloreada? ¿Cómo puede ser dañino tratar de evitar sustancias químicas innecesarias?

Lo que realmente me duele es que los alergólogos han creado una subcultura basada en evitar ciertos mohos, pólenes, pelos, alimentos –sustancias a las que nos hemos expuesto durante millones de años de evolución–. Estos especialistas son muy rápidos a la hora de decirte que tu hijo es alérgico –pero no, por supuesto, a un colorante químico artificial–. Para ellos, parece como si solo las sustancias que se encuentran en la naturaleza pudieran causar una verdadera alergia. Según dicen, los alimentos procesados y los colorantes artificiales con nombres químicos kilométricos *no pueden* causar hiperactividad.

Y recuerda: ¡dar azúcar a un niño hiperactivo está perfectamente bien! Lógicas como estas ni siquiera superan la prueba de la cara de póker.

Imagina qué sucedería si todo el mundo estuviera sano, si todos comieran correctamente y tomaran vitaminas, si los médicos y hospitales –que prosperan económicamente con la enfermedad–, no fueran necesarios. En Estados Unidos hay un interés personal en la enfermedad. La prevención no da beneficios.

En este país, las cantidades diarias recomendadas (o consumos dietéticos recomendados, o cualquier otra tontería que te digan) son una forma de comunismo nutricional. Según ellos, los niveles que establece el gobierno son más que suficientes para todo el mundo, y punto. Un país socialista puede decir que solo necesitas un salario de subsistencia, digamos unos pocos miles de dólares por encima del umbral de la pobreza. ¿Satisfarías tus necesidades básicas con diez mil dólares al año? ¿Estarías mejor de esa forma? ¿O prefieres tener el derecho de intentar ganar más? ¿Acaso el gobierno tiene el conocimiento, o el derecho, para decidir cuáles son tus necesidades financieras o nutricionales?

En lo referente a las CDR, las tallas únicas no existen. Asumamos temporalmente que los dietistas ortodoxos tienen razón cuando dicen que los suplementos vitamínicos no curan nada, a excepción de las enfermedades causadas por deficiencias de vitaminas. Si eso fuera verdad, cualquier síntoma curado con suplementos vitamínicos indicaría una deficiencia. Si el zinc acelera la recuperación en el resfriado común (muchos estudios lo confirman), eso significa que las personas que se resfrían tienen carencia de zinc. Si grandes cantidades de vitamina C disminuyen la duración y la intensidad del resfriado común (y docenas de estudios científicos lo demuestran), eso quiere decir que aquellos que sufren un resfriado también presentan una carencia de vitamina C. Las CDR y la pobre ingesta de vitaminas en Estados Unidos están, por consiguiente, por debajo de los niveles de carencia.

LEY: La cantidad de suplementos nutricionales que cura una enfermedad indica el grado de carencia del paciente. Por lo tanto, no se trata de una megadosis de vitaminas, sino de una «megacarencia» del nutriente en cuestión.

Evidentemente, las alergias constituyen una de esas megacarencias.

Para que las vitaminas surtan efecto, debes usarlas de forma correcta. Las grandes dosis dan resultado; las pequeñas, no. La cantidad que se necesita depende de cada paciente. El doctor Klenner afirmó: «Si buscas resultados, usa la cantidad adecuada de ácido ascórbico. No mandes a un niño hacer el trabajo de un hombre». Si me muriera mañana, quisiera que recordaras que hoy te dije esto: «Hasta deshacerte de tus síntomas, toma tanta vitamina C como necesites, sea cual sea la cantidad que precises».

No me canso de decir que he criado a mis hijos hasta que llegaron a la universidad sin que tuvieran que tomar ni una sola dosis de antibióticos. ¿Por qué? Porque en lugar de antibióticos, usábamos vitaminas. Solo por eso. Especialmente grandes cantidades de vitamina C, que resultó muy eficaz para tratarles la gripe y la mononucleosis, atajó muy pronto sus catarros y bronquitis, bajó sus fiebres y curó sus dolores de garganta. Lo repito: nunca tomaron un solo antibiótico. La vitamina C hizo que nunca lo necesitaran.

La vitamina C solo es una de las vitaminas; las vitaminas solo son una parte de la nutrición; y la nutrición solo es un aspecto de la salud. Pero fíjate en lo que una única vitamina puede hacer. *A niveles de saturación (de tolerancia intestinal), la vitamina C reemplaza a los antibióticos, antihistamínicos, antipiréticos, antitóxicos y antivirales.* Esta es una de las afirmaciones más incendiarias en medicina.

Un amigo inglés me contó que hasta que llegó a Estados Unidos casi no había tenido ninguna alergia. «Las alergias son poco comunes en Gran Bretaña —me dijo—. En Estados Unidos parece que todo el mundo las tiene, en especial los niños». Tiene razón. Si le preguntas a tu abuela, tal vez te diga que todo ese asunto de las alergias es ridículo. Estoy de acuerdo con la abuela. Creo que solo existe una verdadera alergia, y tiene con ver con las fatales consecuencias de hacer una transfusión con un tipo de sangre incompatible. En comparación, todo lo demás es simple, y pertenece al campo de la terapia nutricional.

Lo que ahora llamamos «alergia» podría fácilmente denominarse «desnutrición», y pienso que así deberíamos referirnos a ella. La mayoría de los estadounidenses llevan unas dietas asquerosas; nueve de cada diez ni siquiera llegan a las bajas CDR de vitaminas procedentes de frutas y verduras. El resultado de esta insuficiencia vitamínica es una exagerada sensibilidad a los niveles corrientes de agentes irritantes, toxinas, sustancias químicas, contaminación y microorganismos. Las deficiencias de la vitamina A, la E y las del grupo B frecuentemente se manifiestan en forma de problemas cutáneos o hipersensibilidad a ciertos alimentos, al estrés o a los gérmenes. Millones de personas con carencias vitamínicas, pero gordos a reventar, están literalmente en la antesala de alguna alergia. Tomar alimentos que llenan y engordan, pero no fortalecen, es como tratar de construir un muro de ladrillos sin cemento: si te apoyas en él, se desmorona.

Si a tu hijo le sudan las manos o se pone nervioso cada vez que llama por teléfono a una chica para quedar con ella, ¿pensarías que es alérgico a las mujeres y lo enviarías a un monasterio? Desde luego que no. Analizarías qué es lo que le pone nervioso, le animarías, le darías fuerzas y, por encima de todo, le permitirías superar ese problema. De modo que, ¿por qué no hacer lo mismo con el cuerpo?

La alergia es un síntoma, y los síntomas nos dicen que nuestro organismo no está bien del todo. Los naturópatas nos aseguran que, si nuestro cuerpo no está bien del todo, debemos analizar la forma que tenemos de cuidarlo. Examina primero tu dieta, no en busca de alérgenos, sino de carencias de nutrientes. Puedes empezar haciendo la prueba de saturación de vitamina C, como mencioné anteriormente.

Otras cuestiones que te puedes plantear son: ¿evitas los conservantes químicos y otros aditivos alimentarios innecesarios?, ¿evitas las drogas, las que dan sin receta y las otras?, ¿descansas lo suficiente?, ¿necesitas ayunar para limpiar el organismo? Estas preguntas deberían reemplazar baterías y baterías de pruebas de alergia.

En mi opinión, el camino para estar sano es aparentemente simple:

1. Deja de ingerir carne, azúcar y comida basura con colorantes artificiales, o al menos reduce todo lo que puedas la ingesta de estas sustancias.
2. En lugar de esos alimentos, come cereales integrales, frutas, alubias, brotes y verduras ligeramente cocinadas o crudas; además, toma regularmente suplementos vitamínicos (en especial de vitamina C).
3. Elimina de vez en cuando los residuos de tu cuerpo con ayunos (toma solo zumos) y una dieta diaria con un alto contenido en fibra, libre de alimentos coloreados o conservados de forma artificial.

Esto es más que medicina casera. Es un verdadero remedio para todos los hogares.

Pero no tienes por qué creerme. Un montón de médicos acreditados han defendido las propiedades de la vitamina C. Aquí tienes algunos de los mejores: *How to Live Longer and Feel Better* (Cómo vivir más y sentirse mejor), de Linus Pauling; *Vitamin C, Infectious Diseases, and Toxins: Curing the Incurable* (Vitamina C, enfermedades infecciosas y toxinas: curar lo incurable), de Thomas E. Levy; *Clinical Guide to the Use of Vitamin C* (Guía clínica para el empleo de la vitamina C), editado por Lendon Smith; *The Vitamin C Connection* (La conexión Vitamina C), de Emanuel Cheraskin; *A Physician's Handbook on Orthomolecular Medicine* (Manual de medicina ortomolecular para profesionales), editado por Roger Williams y *Orthomolecular Psychiatry* (Psiquiatría ortomolecular), de David Hawkins y Linus Pauling. No te dejes asustar por estos términos tan pomposos.

«Ortomolecular» sólo es una palabra más que se emplea para hablar de las grandes dosis de vitaminas.

¿Puedes lograr que tus alergias desaparezcan para siempre? Para descubrirlo, sigue el plan que expongo en «El superremedio de Saul», en la segunda parte del libro. Tal vez cambie tu vida.

Alternativas a los antibióticos

Precaución: Mantenga este medicamento fuera del alcance de todo el mundo. Use vitamina C en su lugar.

LINUS PAULING, dos veces ganador del Premio Nobel

Cualquier médico que le administre doce tratamientos de antibióticos a un niño es un auténtico matasanos. Y conozco a más de uno que lo ha hecho.

Ray, un profesional del campo de la salud, me trajo a su hijo Robbie, de once meses. El niño estaba muy enfermo, y llevaba en ese estado más de una semana. Nadie, y realmente quiero decir nadie, de su familia había podido dormir de noche durante un tiempo prolongado. Noche tras noche, se quedaban despiertos con el niño, que presentaba mucha fiebre, ojos vidriosos y llorosos, toneladas de mucosidad espesa y respiración dificultosa. El pobre crío no podía dormir y lo único que hacía era llorar. Día y noche, noche y día.

A Robbie lo atendía un pediatra que le había prescrito unos antibióticos bastante fuertes, pero era muy evidente que no daban resultado. Para Ray estaba todo muy claro:

—Doce ciclos de antibióticos para un niño que no tiene ni un año, y lo único que sugiere el médico es darle más. Eso no tiene sentido —me dijo.

—Ray, los antibióticos son como la respuesta automática a muchas dolencias. Cuando la única herramienta que tienes es un martillo, tiendes a ver cada problema como un clavo.

—Bueno, hemos probado a fondo el camino de la medicina, y hemos cooperado con el pediatra en un cien por cien. En este momento, Robbie está peor, no ha mejorado nada. Tenemos que hacer algo, y vamos a hacerlo. Mi mujer piensa lo mismo que yo.

Enseguida hablé con Ray (su mujer estaba en casa, ciudando de los otros niños) de los charlatanes de la vitamina C. Él se mostró de acuerdo en darle a Robbie tanta vitamina C como pudiera tolerar, evitando que llegara a tener diarrea.

Así que ahora tengo un nuevo historial récord que mostrarte: 20.000 mg de vitamina C al día para un niño de once meses y nueve kilos de peso. Eso es todo lo que necesitó Robbie para curarse de su grave congestión, fiebre y languidez. Equivale casi a 1.000 mg de vitamina C diarios por cada medio kilo de peso; casi el doble de lo que el doctor Frederick Robert Klenner recetaba habitualmente a sus pacientes. ¡Y el bebé ni siquiera tuvo diarrea con estas enormes dosis!

Te maravillarías de cómo se desarrolló todo, aunque más maravillosa fue la rapidez con que actuó.

—Robbie mejoró notablemente a partir de las doce horas, y durmió toda la noche sin parar –me dijo Ray dos días después–. Se recuperó del todo a partir de las cuarenta y ocho horas. Sin síntomas. Completamente bien.

Incluso sin pararnos a considerar los nocivos efectos secundarios de una terapia con antibióticos tan fuerte, podemos ver la inutilidad de todas esas dosis de repetición. Los antibióticos o bien dan resultado durante el primer o segundo ciclo de tratamiento, o bien no funcionan en absoluto. No tiene ningún sentido vaciar doce extintores llenos de agua sobre un fuego eléctrico. Dar más de algo que resulta erróneo es errar otra vez. Y hacerlo con un bebé es simplemente estúpido.

Los charlatanes de la vitamina C (Linus Pauling, Frederick Klenner, Emmanuel Cheraskin, William J. McCormick, Irwin Stone, Thomas E. Levy, Robert F. Cathcart III, ¡ah!, y yo) te dirán que tienes una opción seria: usar la vitamina C como tu antibiótico preferido. Precisamente esta vitamina tiene tres ventajas que empiezan por c: es *cómoda* para el paciente, *cuesta* poco, y su administración la pueden *controlar* los propios padres.

A causa de la actitud tradicionalmente paternalista y condescendiente de los profesionales de la medicina con respecto al cuidado de uno mismo, tu decisión de seguir una terapia de vitamina C será tachada de irresponsable. Un padre necesita tener verdadera fortaleza para mantenerse firme y decir: «Esto es lo que voy a hacer: voy a seguir el protocolo de vitamina C de Klenner y Cathcart». Saber que a lo único que te expones es al escarnio por parte de la comunidad médica lo hace un poco más fácil.

Cuando era niño, todos tomábamos fármacos milagrosos. Desde las sulfamidas hasta el Physohex, seguíamos al rebaño desde la sala de espera hasta el mostrador de las recetas. Nuestros padres nos daban aspirinas infantiles «seguras». Bueno, se descubrió más tarde que no eran tan seguras en caso de fiebre alta. Por tanto, después vino el Tylenol infantil (paracetamol) para todos. Hum... Resulta que tiene efectos secundarios en el hígado y los riñones. Todos los fármacos producen efectos secundarios, así que elige el veneno con mucho cuidado. Las vitaminas son enormemente más seguras.

LEY: El principal efecto secundario de las vitaminas es no tomar las cantidades suficientes.

Si decides tomar antibióticos, ten en cuenta que estos pueden interferir en el proceso digestivo porque matan las beneficiosas bacterias del colon. Estas bacterias elaboran la vitamina K y las vitaminas del grupo B cobalamina y biotina, nos ayudan a digerir verduras y lácteos, refuerzan el sistema inmunitario y frenan el crecimiento de los microorganismos patógenos. Tras seguir un tratamiento con antibióticos, todo el mundo debería tomar yogur y un suplemento de *acidophilus* durante un mes o dos para restaurar el equilibrio intestinal. Vergonzosamente, he encontrado muy pocos médicos que les recomienden esto a sus pacientes.

Pero esto no solo ocurre con los antibióticos. En el vademécum médico estadounidense de 1980, la prednisona ni siquiera tenía el símbolo del diamante que llevan los fármacos más prescritos. Ahora se utiliza casi de forma indiscriminada. Por ejemplo, conozco el caso de una chica de dieciséis años que llevaba una dieta pésima y que padecía innumerables catarros y bronquitis crónica. Después de recibir montones de antibióticos, los médicos de su seguro sanitario le recetaron prednisona. La prednisona es un fármaco a la desesperada. Cuando le retiraron los corticosteroides, ya no sabían qué más podían hacer. La prednisona puede provocar los siguientes problemas nutricionales: retención de líquidos y sodio, pérdida de potasio, osteoporosis, intolerancia a los carbohidratos y aumento de la necesidad de insulina, así como una gran cantidad de complicaciones gastrointestinales. ¿Por qué someter a una adolescente a todo esto?

Por otra parte, tengo en mi posesión dos informes de la farmacopea de Estados Unidos sobre las inyecciones de vitamina C que afirman que «no hay contraindicaciones en el uso del ácido ascórbico (vitamina C)». Sin mencionar el hecho de que funciona. Utilizar vitaminas de forma inteligente puede eliminar muchos efectos secundarios peligrosos derivados del exceso de confianza en los fármacos, tanto prescritos como de venta libre.

Esto también tiene que ver con los virus. Actualmente, hay muchos investigadores a la búsqueda de un buen fármaco antiviral. Sin embargo, ya tienen uno. Los científicos mercenarios de las compañías farmacéuticas y sus clones médicos lo probarán todo, de hecho cualquier cosa, menos las grandes dosis de vitamina C. Los veo como pájaros que están dispuestos a apoyarse en cualquier rama menos en una. Mala suerte, porque esa rama es la mejor del árbol.

Para tratar las infecciones con vitamina C, sigue las indicaciones que se presentan en el capítulo «Terapia con megadosis de vitaminas».

Alzheimer

Hecho: más de la mitad de las camas de las residencias de ancianos de Estados Unidos están ocupadas por pacientes de Alzheimer. *Hecho*: La enfermedad de Alzheimer es la cuarta causa de muerte en Estados Unidos, con más de cien mil fallecidos cada año. Creo que muchas de esas muertes son innecesarias; un empleo dinámico de la nutrición terapéutica podría reducir sustancialmente la incidencia y la gravedad de esta enfermedad. Echemos un vistazo a esta dolencia desde la perspectiva de las vitaminas, una a una.

Vitamina B$_{12}$

La carencia de vitamina B$_{12}$ puede confundirse con la enfermedad de Alzheimer, o tal vez causarla. Fíjate en lo mucho que se parecen los síntomas de carencia de esta vitamina a los del Alzheimer: ataxia, fatiga, lentitud de pensamiento, apatía, demacración, degeneración de la médula espinal, mareos, malhumor, confusión, agitación, delirios, alucinaciones y psicosis. La deficiencia de vitamina B$_{12}$ se presenta con más facilidad en los ancianos. Una dieta insuficiente, la escasa absorción intestinal (debida a que el estómago envejecido segrega menos jugos gástricos, y posiblemente también a una deficiencia de calcio), la cirugía en el tracto digestivo, la interferencia de fármacos (en especial Dilantín, fenitoína) y el estrés reducen los niveles de vitamina B$_{12}$. Para obtener una medición precisa de estos niveles, hay que analizar el fluido cerebroespinal, no la sangre.

Incluso una pequeña deficiencia de vitamina B$_{12}$ durante un tiempo prolongado incrementa el riesgo de contraer la enfermedad de Alzheimer. Muchas dietas populares son escasas en vitamina B$_{12}$, como la Pritikin, la Scarsdale y la Beverly Hills. Los ancianos a menudo «están a dieta» sin que esa sea su intención; simplemente comen menos porque su apetito y capacidad de gusto son menores. Los factores emocionales, como el aislamiento, la pena y la depresión, también contribuyen a la ingesta de alimentos inadecuados y, por consiguiente, al bajo consumo de vitamina B$_{12}$. Para empeorar las cosas, la carencia de esta vitamina provoca una mayor pérdida de apetito.

Las inyecciones o las dosis por vía nasal de vitamina B$_{12}$ son los métodos más recomendados de administración, porque la absorción oral de esta vitamina es muy pobre. No se le conoce ninguna toxicidad. La dosis terapéutica mínima es de 100 mcg diarios, pero si nos acercamos a 1.000 mcg tal vez sea más eficaz. Esta cantidad puede parecer demasiado, pero de hecho es lo mismo que 1 mg, es decir, una milésima parte de un cuarto de cucharada de té.

Colina

Los pacientes de Alzheimer presentan bajos niveles del neurotransmisor acetilcolina, porque tienen cierta carencia de la enzima acetiltransferasa, necesaria para elaborarlo. Pero hay una solución: aumentar la colina en la dieta eleva los niveles de acetilcolina en sangre y en el cerebro. La colina se puede encontrar fácilmente, de manera económica y sin necesidad de receta médica, en forma de lecitina. Aunque se necesita una gran cantidad de colina (de la lecitina) para obtener resultados clínicos, la lecitina no tiene ninguna toxicidad. Comienza con una dosis mínima de una buena cucharada sopera diaria, hasta llegar gradualmente a tres o cuatro cucharadas al día.

Vitamina C, tirosina y otras vitaminas

Aumentar los niveles del neurotransmisor norepinefrina también puede ayudar a los pacientes de Alzheimer. La norepinefrina se elabora a partir del aminoácido tirosina, el cual se obtiene de la fenilalanina. Si tomamos proteínas en nuestra dieta, obtenemos gran cantidad de fenilalanina, pero la conversión en tirosina, y finalmente en norepinefrina puede no tener lugar si hay carencia de una coenzima: la vitamina C, necesaria en la producción de la norepinefrina. Por lo tanto, la vitamina C puede tener un valor especial en el tratamiento de la enfermedad de Alzheimer.

Las vitaminas antioxidantes, como la vitamina E y el caroteno, pueden reducir o prevenir esta dolencia. Los pacientes de Alzheimer tienen niveles extraordinariamente bajos de estos nutrientes. Esto puede deberse simplemente a que no comen bien, a que la enfermedad aumenta la necesidad de esos nutrientes, o a ambas cosas. La dosis diaria razonable para comenzar es entre 400 y 600 U.I. de vitamina E, con «pruebas de aumento» graduales hasta llegar a dosis mayores. Un vaso o dos de zumo de zanahoria al día serán suficientes para el caroteno.

En los ancianos, también es frecuente la carencia de tiamina, ribo-flavina, vitamina C y piridoxina (B_6), incluso en aquellos que toman suplementos nutricionales. Esto indica que las CDR de estas vitaminas deben ser aumentadas. El ácido fólico y la niacina, así como otros nutrientes, tal vez jueguen un importante papel a la hora de combatir la enfermedad de Alzheimer.

Plantéate unas cinco dosis diarias de un complejo de vitamina B de alta potencia y al menos entre 500 y 1.000 mg de vitamina C cada hora.

Toxicidad del aluminio

La ingesta involuntaria de aluminio, una conocida neurotoxina, también puede aumentar el riesgo de contraer Alzheimer. Los utensilios de cocina y el papel de aluminio, los antiácidos, los irrigadores vaginales, la aspirina tamponada e, incluso, los desodorantes pueden contribuir al desarrollo de esta enfermedad. Se ha demostrado que una simple cafetera de aluminio puede aportar al agua que contiene más de 1.600 mcg de este elemento por litro. Esta cantidad es treinta y dos veces superior a la establecida por la Organización Mundial de la Salud —50 mcg por litro—. Se sabe que el aluminio tiende a acumularse en los tejidos de aquellos que padecen las enfermedades de Alzheimer, Parkinson y esclerosis lateral amiotrófica. El aluminio también está presente en las llamadas amalgamas «plateadas» de los empastes dentales —el empaste de composite (blanco), no obstante, no contiene aluminio (ni mercurio)—. Muchas levaduras en polvo también lo contienen —las de la marca Rumford, sin embargo, no lo incluye—. Tampoco lo contiene el bicarbonato de sodio, que es algo totalmente diferente.

Se sabe que la diálisis de riñón artificial (hemodiálisis) produce «demencia por diálisis», un estado de confusión y desorientación causado por un exceso de aluminio en el torrente sanguíneo. Los animales a los que les han sido inyectados compuestos de aluminio también desarrollan trastornos en el sistema nervioso. Sin embargo, la enfermedad puede tratarse con agentes aglutinantes metálicos (quelados), como la desferriosamina, que elimina el aluminio del torrente sanguíneo. En altas dosis, la vitamina C también es un agente quelador eficaz (que además no requiere receta médica).

El calcio y el magnesio ayudan a bajar de forma significativa la absorción de aluminio, lo cual es excelente. Un suplemento diario de 800 mg de calcio y 400 mg de magnesio puede ser de gran ayuda para los enfermos de Alzheimer. Administrados en forma de citrato se absorben bien y son relativamente económicos.

Toxicidad del plomo

En abril de 2000, una charla en la Academia Americana de Neurología mostró que «aquellas personas que han trabajado con altos niveles de exposición al plomo tienen 3,4 veces más probabilidades de desarrollar la enfermedad de Alzheimer». Este metal tiene efectos nocivos sobre la función y el desarrollo cerebral, incluso a bajos niveles de exposición. Por desgracia, el plomo impregna nuestro entorno, tras habernos pasado décadas añadiéndoselo a la gasolina. La buena noticia es que se sabe que las dosis muy altas de vitamina C ayudan al cuerpo a eliminarlo.

Lecturas recomendadas

«Alzheimer's disease and neurotransmitters». Let's Live (mayo de 1983), 18.

Balch, J. F. y Balch, P. A., Prescription for Nutritional Healing. Garden City Park, NY: Avery Publishing, 1990, pp. 87-90.

Carper, J., Your food pharmacy (1 de noviembre de 1995).

Dommisse, J., «Organic mania induced by phenytoin». Can J Psychiatry 35 (junio de 1990).

Dommisse, J., «Subtle vitamin B_{12} deficiency and psychiatry: a largely unnoticed but devastating relationship?», Med Hypotheses 34 (1991), pp. 131-140.

Dooley, E., «Linking lead to Alzheimer's disease», Environmental Health Perspectives 108 (octubre de 2000).

Fisher y Lachance, «Nutrition evaluation of published weight reducing diets», J. Amer Dietetic Assn 85 (1985), pp. 450-454.

Garrison, R. H. y Somer, E., The Nutrition Desk Reference. New Canaan, CT: Keats Publishing, 1990, 78-79, 106, 210-211.

Goldberg, D., Newsletter 33 (septiembre de 1985).

Jackson, J. A., Riordan, H. D. y Poling, C. M., «Aluminum from a coffee pot». Lancet 8641 (8 de abril de 1989): 781-782.

Kushnir, S. L., Ratner, J. T. y Gregoire, P. A., «Multiple nutrients in the treatment of Alzheimer's disease». *Amer Geriatrics Soc J* 35 (mayo de 1987): 476-477.

Little et al., «A double-blind, placebo controlled trial of high dose lecithin in Alzheimer's disease». *Neurology, Neurosurgery and Psychiatry* 48 (1985): 736-742.

Martyn, C. N. et al., «Geographical relation between Alzheimer's disease and aluminum in drinking water». *Lancet* 8629 (14 de enero de 1989): 59-62.

McLachlan, D. R., Kruck, T. P. y Lukiw, W. J., «Would decreased aluminum ingestion reduce the incidence of Alzheimer's disease?». *Can Med Assn J* (1 de octubre de 1991).

Murray, F., «A B_{12} deficiency may cause mental problems». *Better Nutrition for Today's Living* (julio de 1991): 10-11.

Weiner, M. A., «Aluminum and dietary factors in Alzheimer's disease». *J Orthomolecular Med* 5 (1990): 74-78.

Williams, S. R., *Nutrition and Diet Therapy*, St. Louis: Mosby, 1989, 250.

Angina de pecho

Me sentía un poco raro hablando con mi padre, de sesenta y siete años, sobre su vida sexual.

—Estoy tomando esta medicina, Andrew —me dijo—. Es para la angina de pecho. Mi médico me mandó a un especialista del corazón, y ambos estuvieron de acuerdo en que tengo que tomarla. El problema es que me provoca impotencia. —Dejé que la imagen se asentara en mi mente, mientras él continuó—: ¿No habrá uno de esos remedios naturales tuyos que pueda sustituir a esta medicina?

No era habitual que mi padre me pidiera mi opinión sobre algo. Uno de sus lemas era: «Si quisiera saber tu opinión, te lo diría». Así que me impresionó la gravedad de la situación.

—Vitamina E, papá —contesté—. Desde principios de los cincuenta se han utilizado altas dosis de vitamina E para tratar la angina de pecho. Wilfrid y Evan Shute, que eran hermanos y cardiólogos, les administraban a sus pacientes entre 1.600 y 2.000 unidades diarias de vitamina E, y lograron eliminar los síntomas de la angina en cientos y cientos de casos documentados.

Esperaba que ridiculizara la idea; sin embargo, me sorprendí y me sentí bastante satisfecho cuando asintió con la cabeza con aire pensativo.

—Vale —contestó.

Y enseguida cambiamos de tema.

Mi padre comenzó con 400 U.I. diarias, y aumentó la dosis gradualmente durante unas cuantas semanas hasta llegar a 1.600 U.I. Siempre he dicho que al cuerpo le gustan los cambios graduales. Esto se aplica tanto para disminuir las dosis de fármacos como para aumentar las de vitaminas. El médico de cabecera de mi padre era un hombre de mentalidad abierta, bastante británico, y estaba dispuesto a ofrecerle un programa para reducir la dosis de su medicamento.

Y eso fue todo.

Mi padre me llamó unas semanas después:

—¿Crees que está bien tomar tanta vitamina E?

—¿Cuánta estás tomando?

—En total, 1.200 al día.

—¿Y cómo te sientes?

—Bastante bien –contestó–. Prácticamente he dejado la medicación.

—¿Algún síntoma?

—No.

—¿Y por qué no pruebas con 1.600 y dejas el medicamento del todo?

No volvimos a hablar de eso durante meses. ¿Qué puedo decir? Así son las cosas en mi familia.

—¿Entonces, papá, cómo va lo de la angina? –le pregunté un día.

—¿Qué angina? –respondió.

—*Tu* angina de pecho, papá.

—Yo no tengo ninguna angina de pecho.

—Bueno, la tuviste. Hace un año.

—Yo nunca tuve angina de pecho.

—Papá, dos médicos dijeron que la tenías. Te dieron un medicamento, ¿no te acuerdas?

—Ah, eso. No he vuelto a tener ninguna molestia desde que tomo vitamina E.

—Perfecto. Sigue tomándola, papá.

—Claro, 1.600 cada día.

Y eso fue todo. Nunca volvió a tener síntomas de angina.

Normalmente, se levanta un revuelo cada vez que sacas el tema del tratamiento con vitamina E de los hermanos Shute para enfermedades cardiovasculares. Ha sido un tema controvertido durante más de sesenta años. La mayoría de los manuales afirman que la vitamina E no tiene ninguna eficacia en esos casos. Es más, durante años han sostenido que es un remedio de charlatanes. Sin embargo, un considerable número de pruebas demuestra que esos libros se equivocan y los hermanos Shute estaban en lo cierto.

Consideremos la claudicación intermitente, un dolor muscular en la pantorrilla que se produce al caminar. Incluso los manuales más convencionales reconocen las pruebas científicas que demuestran la eficacia del tratamiento con vitamina E para esta dolencia. «Este tratamiento ayuda a reducir el bloqueo arterial», afirma Williams en *Nutrition and Diet Therapy*, una obra de referencia en dietética. ¿Hay algo especial en las arterias que se encuentran entre la rodilla y el tobillo? ¿Es que acaso no puede «reducir el bloqueo» en otras arterias? Esto es todo lo que proponen sobre el uso de la vitamina E para el tratamiento de enfermedades circulatorias.

Los doctores Wilfried y Evan Shute, de London, Ontario, trataron con éxito a más de treinta mil pacientes de enfermedades cardiovasculares con dosis de hasta un máximo de 3.200 U.I. de vitamina E al día. Por ese logro, la comunidad médica los recompensó relegándolos al ostracismo. A continuación, tienes los principios de la terapia:

1. La vitamina E ayuda a ahorrar oxígeno en el corazón, permitiendo que este trabaje más con menos oxígeno. Los beneficios en la recuperación de pacientes que han sufrido infartos de corazón son considerables. Entre 1.200 y 2.000 U.I. ayudan a aliviar perfectamente los síntomas de la angina de pecho.

2. La vitamina E prolonga moderadamente el tiempo de coagulación de la protrombina, y tiene un efecto parecido a la warfarina, reduciendo la viscosidad de la sangre, pero, al contrario que los fármacos, no la reduce más allá de los límites normales. Por esa razón, los hermanos Shute usaron la vitamina E para tratar la tromboflebitis y dolencias similares. ¿La dosis? Entre 1.000 y 2.000 U.I. al día.

3. La vitamina E dilata y estimula la circulación colateral, y es beneficiosa para los pacientes diabéticos o cualquiera que corra el riesgo de sufrir gangrena. Dosis: según el paciente, unas 800 U.I. al día o más.

4. La vitamina E fortalece y regula los latidos del corazón, al igual que la *Digitalis purpurea* (dedalera) y sus derivados, con una dosis de entre 800 y 3.000 U.I. diarias.

5. Si, además de una dosis oral de 800 U.I., se aplica frecuentemente de forma tópica, la vitamina E reduce el daño en los tejidos en caso de quemaduras, heridas o incisiones quirúrgicas.

6. La vitamina E ayuda a deshacer los coágulos gradualmente con una dosis diaria prolongada de 800 a 3.000 U.I.

7. La vitamina E es enormemente más segura que los fármacos, pues se ha comprobado que dosis de hasta 56.000 U.I. resultan inocuas en adultos. Se aconseja un aumento gradual de la dosis, y los pacientes con insuficiencia cardiaca congestiva, enfermedad

del corazón por fiebre reumática o hipertensión necesitan una cuidadosa supervisión médica.

¿Por qué no se ha contemplado más el uso de la vitamina E en medicina? La razón tiene que ver con la gran publicidad que se les dio a unos resultados ambiguos provenientes de un pequeño número de estudios mal diseñados. El motivo más común de que no se produzcan grandes éxitos en los tratamientos con vitamina E se debe a que no se utiliza la cantidad suficiente, o a que no se emplea la forma natural d-alfa (a diferencia de la dl-alfa), o a ambos factores. Tales estudios deberían compararse con los de los hermanos Shute, con sus más de treinta mil pacientes curados, y los cuatro libros que escribieron: *Complete Updated Vitamin E Book, Health Preserver, Vitamin E for Ailing and Healthy Hearts* y *Your Child and Vitamin E.*

En los menos sanos, se deberán tener en cuenta algunas precauciones a la hora de administrar grandes dosis de vitamina E. En los pacientes con hipertensión, por ejemplo, pueden aumentar temporalmente la tensión arterial si se administran repentinamente. La solución es aumentar la dosis de forma gradual con el debido control (cualquier paciente con hipertensión deberá hacerse pruebas periódicas, tanto si toma vitaminas como si no). Para evitar cualquier riesgo de contracción asimétrica del corazón, los pacientes con problemas valvulares debidos a fiebres reumáticas o insuficiencia cardiaca congestiva deben empezar con pequeñas dosis (alrededor de 75 U.I.), y aumentarlas bajo supervisión médica. Es mejor preguntar sobre estas dolencias cuando se analiza o se entrega el historial de un paciente. Para más información, se puede contactar con el Instituto Shute en London, Ontario, o leer cualquier libro de Wilfrid o Evan Shute.

¿Por qué tomar suplementos de vitamina E? Nuestra necesidad de esta sustancia aumenta con la edad, la exposición a toxinas (el tabaco, la contaminación de aire, los oxidantes químicos), el embarazo y la lactancia. Incluso una mayor ingesta de ácidos grasos no saturados requiere el consumo de más vitamina E para proteger estos ácidos grasos del ataque de los radicales libres. Para la mayoría de los adultos sanos, tal vez la cantidad adecuada de vitamina E ascienda a unas 600 U.I. Ciertamente, es una dosis mayor que la CDR, que solo es de 10 o 15 U.I.

Es cierto que muchos alimentos contienen vitamina E: los lácteos, los huevos, la carne, el pescado, los cereales y los panes integrales, el germen de trigo y las hojas de las verduras –pero en cantidades muy pequeñas–. Los estadounidenses no obtienen suficiente vitamina E a través de la alimentación, y es casi imposible superar los 100 U.I. al día, ni siquiera con la mejor de las dietas. Esto se debe en parte al extendido uso de la harina refinada desde comienzos del siglo XX. Por otra parte, las enfermedades del corazón también han aumentado abruptamente desde 1900. Es muy probable que ambos hechos estén conectados.

La revista *The New England Journal of Medicine* publicó dos artículos en mayo de 1993 (vol. 328, pp. 1444-1456) que defendían el empleo de grandes dosis de vitamina E, e informaban de una reducción aproximada de un 40% en las enfermedades cardiovasculares. Alrededor de cuarenta mil hombres y ochenta y siete mil mujeres formaron parte del estudio. Aquellos que tomaron mayores dosis de vitamina E durante más tiempo experimentaron menos problemas cardiovasculares.

Y los hermanos Shute, esos charlatanes, lo señalaron mucho antes: hace sesenta años. Dijeron: «Nosotros no hicimos que la vitamina E fuera tan versátil. Dios lo hizo. Si decides ignorarlo, será por tu cuenta y riesgo».

Y sí que lo hemos ignorado. En el mismo número de la revista *The New England Journal of Medicine* donde se incluían los dos artículos que hablaban de las virtudes de la vitamina E, había otro artículo sobre esta sorprendente sustancia: el editorial, que aconsejaba a los médicos que no la emplearan. Uno no deja de preguntarse por qué.

Arritmia

De vez en cuando, les decía a mis alumnos que, honestamente, no estoy en particular interesado en la nutrición como tema de estudio. Lo que me interesa es que la gente se ponga bien, y la nutrición, simplemente, es el mejor medio disponible para lograr ese fin.

Algunos incluso llegan a creerme. Me viene a la mente un estudiante universitario. Tenía veintiún años y sufría una grave arritmia. Una vez a la semana, o cada dos, su ritmo cardiaco se disparaba, su pulso se volvía errático y tenía que tumbarse en la cama durante horas hasta recuperar el ritmo normal. A veces, debía acostarse completamente inmóvil, sin poder levantarse a causa de las recurrencias. En alguna ocasión, tuvo que permanecer inmóvil durante seis largas horas. Era un muchacho activo, y todo ese tiempo perdido le molestaba tanto como los propios síntomas.

Por supuesto, había consultado su caso con una gran variedad de médicos, entre ellos varios cardiólogos. Se consideraron, y posteriormente descartaron, la ansiedad y los ataques de pánico. El chaval no tenía ese problema. Le hicieron muchas pruebas. Los especialistas terminaron por no ofrecerle nada, a excepción de una especie de marcapasos y un fármaco que acarreaba un gran potencial de efectos secundarios graves. Sentado en mi consulta, me mostró alguna información del fármaco en cuestión.

—Ese medicamento podría, de hecho, aliviar tus síntomas, Don —dije—. También puede provocarte un infarto de miocardio.

—Eso es un ataque al corazón, ¿verdad? Soy demasiado joven como para arriesgarme a tener un ataque al corazón. Y los marcapasos son para viejos. Tiene que haber algo más.

—Podrías probar con la alimentación, y ver qué tal te va.

Su madre, que le había acompañado a la cita, habló:

—¿Alimentación? Eso no puede hacer daño. Se alimenta fatal.

Don le lanzó una de esas clásicas miradas de «por favor, mamá», pero eso no impidió que ella me contara que nunca desayunaba y que se alimentaba de mucha comida basura. Además, estaba por debajo de su peso, practicaba muchos deportes y tenía una agenda social muy apretada. Su madre hablaba con sinceridad, sin tratar de avergonzar a su hijo con detalles concretos. Parecía profundamente preocupada.

—Contemplemos esto desde el punto de vista más sencillo –dije–. Si Don no come adecuadamente, debe empezar a hacerlo. Si su corazón no está bien nutrido, ¿cómo puede esperar que funcione correctamente? El corazón necesita ácidos grasos esenciales como combustible. En especial, ácido linoleico y linolénico.

—He leído sobre eso –dijo la madre–. ¿No se encuentran en el aceite de pescado y linaza?

—Correcto. Cualquiera de esas fuentes es válida.

Don puso cara de asco.

—En cápsulas, Don. En cápsulas.

Su mirada resplandeció considerablemente.

—La vitamina E es lo siguiente que debes tomar. En grandes dosis, ayuda a fortalecer y regular los latidos del corazón. Actúa casi como los fármacos de dedalera. Necesitarás tomar bastante, probablemente 1.000 unidades al día, quizá 2.000. Puedes ir subiendo la dosis gradualmente.

—¿Alguna otra vitamina? –preguntó la madre.

—Creo que sería recomendable un complejo de vitaminas B y C. Algunos problemas cardiacos y musculares son consecuencia de bajos niveles de estas vitaminas. Don podría necesitar más que la media. O tal vez su dieta contenía muy pocas cantidades de estas vitaminas. También seguiría el ejemplo del doctor Hans Nieper y tomaría dosis de un gramo de orotato de calcio y magnesio. Dos de calcio y uno de magnesio.

Y así lo hicieron. Con precaución, inteligencia y a conciencia. No mucho tiempo después, los volví a ver en una sesión de seguimiento. Don sonreía. Su madre sonreía. Así que yo también sonreí.

—¿Cómo te va? –pregunté.

—¡Genial! –dijo Don–. No tengo en absoluto ningún síntoma del problema cardiaco.

Unas semanas más tarde, volvimos a hablar.

—No he vuelto a sufrir un ataque de arritmia desde que empecé con las vitaminas –dijo el muchacho.

Todos estábamos encantados. Le pregunté qué tomaba diariamente, y recitó de carrerilla:

—En total, 2.000 miligramos de vitamina C, 2.000 de aceite de semilla de lino, 2.000 de orotato de calcio en cuatro tomas diarias, 1.000

de orotato de magnesio en varias tomas, dos pastillas del complejo de vitamina B, una de multivitaminas y 1.600 unidades de vitamina E de una mezcla natural de tocoferoles.

No es una mala forma de deshacerse rápidamente de unos episodios crónicos y prolongados de taquicardias y arritmias. Sin marcapasos, sin fármacos peligrosos. Ha pasado bastante tiempo desde entonces, y solo ha tenido una recurrencia. Sucedió cuando Don se saltó el desayuno y los suplementos. Pero retomó su programa y los síntomas desaparecieron para siempre.

Artritis

Si Drácula fuera una mujer mayor, se parecería bastante a la señora Kelremor. Casi rozando los ochenta, esta inmigrante de Europa central trabajó durante décadas como ama de llaves. Con sobrepeso, agotada y sobrecargada de preocupaciones, vino a verme principalmente por un problema de osteoartritis.

Era la década de los ochenta: la música disco todavía se consideraba música, y se decía que la artritis no tenía cura y que no estaba vinculada a la nutrición. Durante siglos, los sanadores han sabido que no es así. En la actualidad, cada vez más profesionales de la medicina están captando la idea. Pero la señora Kelremor no podía esperar tanto. Me dijo con su fuerte acento de Transilvania:

—No puerdo trabajarr; paso todas noches despierrta; tengo dolorres todo tiempo.

Ahora que ya te has hecho una imagen de la situación, dejarré el akcento. La señora Kelremor inclinó su cabeza cubierta de cabellos grises y continuó:

—Mira cómo tengo las manos, ya no puedo cerrarlas. Mira cómo tengo las rodillas, completamente hinchadas. Me duele todo.

Por si eso no fuera suficiente, me mostró una gran diversidad de bultos en los brazos y las piernas. Su médico le había dicho que eran benignos, pero no era precisamente agradable contemplarlos. Me dijo:

—¿Qué puedo hacer? Mi marido no trabaja. Tengo que trabajar. Tengo que limpiar.

Le sugerí una puesta a punto dietética, comenzando con un ayuno a base de zumos vegetales. A veces, la línea entre las promesas irresponsables y el aliento estimulante es muy delgada. Traté de ampliar esa línea diciéndole que no perdía nada por probar con las verduras.

Por primera vez durante la entrevista, levantó la cabeza y dijo lentamente:

—Probaré cualquier cosa.

—¿Cualquier cosa? ¿Incluso alimentarse únicamente con zumos de verduras durante ocho días seguidos, continuar después con una alimentación muy ligera durante tres días y una dieta crudívora durante los diez días siguientes? ¿Una y otra vez? ¿Durante semanas y semanas?

—Sí, probaré cualquier cosa –repitió.

La tasa de abandono en este tipo de programas dietéticos es muy alta. Esta es probablemente el único inconveniente de lo que, de otra manera, sería un programa seguro, sencillo y magnífico. Demasiados ayunos a base de verduras, a veces, traen a la mente imágenes de inanición, desequilibrio de electrolitos, malnutrición y desfallecimiento. Por razones muy elementales, todas ellas son falsas.

Primero, los vegetales son alimentos especialmente nutritivos, y una buena variedad de verduras garantiza algo más que una nutrición adecuada. El hecho de que sean zumos no cambia nada. Segundo, es una dieta inofensiva. La dieta de verduras no tiene lado oscuro, en especial si va acompañada de un par de pastillas de vitaminas al día. Con el tiempo, se introducen en la dieta legumbres, brotes y frutos secos para obtener proteínas, pero eso será después de que se haya limpiado el organismo con los zumos.

Por tanto, uno se puede nutrir adecuadamente –en realidad, mejor que adecuadamente– solo con verduras durante semanas. «Pero ¿por qué en zumos?; ¿por qué no puedo simplemente comerlas?», puedes preguntar. La respuesta es que no lo harás. Los zumos garantizan la cantidad. Al tomar las frutas y verduras en zumo, simplemente consumirás más. Es más rápido y fácil beberse un zumo que sentarse y pacer sobre una mesa llena de verduras. Además, la absorción de las verduras y frutas en zumo es excelente, muy superior a la que obtienes masticándolas. Al no ser rumiantes, como las vacas o las jirafas, únicamente tenemos la posibilidad de masticar. Una licuadora hace ese trabajo muchísimo mejor.

Eso es todo. Una terapia segura y demasiado sencilla como para que funcione.

Pero sí funciona. Y la pobre señora Kelremor, totalmente doblada por el dolor, estaba dispuesta a probarla. Aunque no sin lucha previa. Se pasó varias semanas llamándome por teléfono:

—¿Puedo tomar sopa?

—Claro, si le apetece.

—¿Puedo tomar salchichas?

—No

—¿Puedo cocinar algunas verduras?

Algunas verduras como, por ejemplo, las batatas tienen que cocinarse. Y si nos alejamos del significado estricto de la palabra «verdura», también las alubias y el arroz. Si algunos de esos alimentos ayudan a que la persona se mantenga en el programa, perfecto. Sin embargo, los zumos vegetales deben ser siempre la parte más importante y voluminosa de las comidas. Y me preguntarás: «De todas las comidas? ¿Incluso del desayuno?».

Vamos a ver. En el desayuno, bebes extracto caliente de granos (café), comes embriones de pájaro (huevos) y ovarios maduros de árboles (frutas). Comes músculos de cerdo triturados (salchichas) colocados entre dos trozos de semillas pulverizadas y fermentadas con un hongo (panecillos) y una rodaja de leche de vaca cuajada (queso). Y resulta que si sugiero que tomes zumos vegetales, el bicho raro soy yo.

Así que hice alguna que otra concesión para asegurarme de que cumpliera con el programa. Que no te preocupen esas pequeñeces. Tras más de un cuarto de siglo trabajando de curandero, conozco a la gente.

Las llamadas telefónicas de la señora Kelremor continuaron durante una temporada. Al menos, así sabía que seguía con el programa. Con el tiempo, cada vez fueron menos. Parecía irle bien.

Pasó un año.

Un día, me encontraba de compras en la tienda de productos ecológicos de un amigo. Había unas cuantas personas en el mostrador, y una de ellas era una dama más o menos alta —si no era alta, al menos tenía una muy buena postura.

—¿Se acuerda de mí? —me dijo con su inconfundible voz de Bela Lugosi con tratamiento de estrógenos.

Recordé solo la voz. Sin embargo, no encajaba con aquella mujer tan elegante, con tanta soltura, que sonreía y compraba todo un mostrador de vitaminas. Pero, sí, era la señora Kelremor.

La saludé, pero no perdió su tiempo diciéndome: «Puedo trabajar, puedo agacharme, doblarme, sentarme, levantarme y caminar sin dolor. ¡Puedo trabajar! ¡Me siento una mujer nueva!». En realidad, dijo algo así como:

—Siento como mujerr nuevarr.

No pude evitar fijarme en que los bultos de sus brazos y piernas habían desaparecido. No había habido cirugía de por medio. El año y medio de zumos y dieta vegetariana había terminado con ellos. Eso fue algo inesperado. Y todo ese progreso, pasados los ochenta años.

La señora Kelremor no es la única persona que ha curado la artritis con zumos. Vi algo parecido en una mujer con la mitad de su edad.

Cuarenta y pocos años es un poco pronto para sufrir artritis reumatoide, especialmente si se trata de una artritis tan grave como la de Cynthia. Sobre todo, me acuerdo de sus manos: eran como las de una anciana, con los nudillos hinchados, y los dedos juntos y agarrotados. Apenas podía moverlas, y nunca sin dolor. Los médicos, y había ido a muchos, le dijeron que no se podía hacer nada. Bueno, le daban analgésicos, pero nada más. «¿Una dieta, tal vez?», les había preguntado. «No», le contestaron.

No les dio el suficiente crédito y vino a verme. Le sugerí lo mismo que a la señora Kelremor, y que esperara idénticos resultados. Y añadí:

—Y tú eres mucho más joven. Tal vez eso sea una ventaja.

Como poco, se quejaba mucho menos que la señora Kelremor. Después de la primera consulta, solo conversé con ella por teléfono un par de veces. Habían pasado dieciocho meses cuando volví a verla en persona. Tenía una cita de seguimiento, y cruzó resueltamente la puerta de mi despacho.

—Hola –dijo.

—Hola –respondí yo–. Pero ¿quién eres? ¿Eres quien yo pienso?

Reconozco que no tengo buena cabeza para recordar nombres ni rostros, pero aquello era extraordinario. Pensé que había un error, que me había equivocado en la agenda. Esa mujer no podía ser Cynthia. Esperaba otra cosa, alguien con, al menos, algún signo de artritis.

Aquella mujer no tenía ninguno.

—¡Mira! –me dijo–. ¡Mira qué puedo hacer!

Flexionó y giró las muñecas, y dobló y desdobló todos los dedos sin ningún esfuerzo. No soy ortopeda, pero cualquiera podía ver que disfrutaba de un nuevo y completo rango de movimiento.

—¡Increíble! –exclamé–. ¿Qué has hecho para estar así?

Me miró como si le hubiera preguntado algo extraño.

—Lo que me dijiste –respondió–. He tomado los zumos todos los días, y los ayunos a base de zumos cada dos semanas. ¡Durante el último año y medio! ¡Y fíjate en mi cutis!

Cynthia, o quienquiera que fuese esa mujer, casi no tenía arrugas. La tonalidad de su piel era perfecta, quizá un poco coloreada por el caroteno. El periódico *USA Today* describió este inofensivo efecto secundario de las dietas de zumos como «bronceado artificial». Es cierto. El *Manual Merck* para médicos describe la hipercarotenosis como inofensiva. También es cierto.

Yo la describo como «efectiva». Con los zumos se obtiene algo más que caroteno. Los carbohidratos complejos, las enzimas, los minerales, las vitaminas, las fibras solubles y otros nutrientes vegetales constituyen un antídoto perfecto para la dieta media norteamericana, generadora de artritis, cargada de azúcares y grasas, y dominada por las proteínas.

Hace tiempo mi madre tuvo artritis. Acababa de cumplir sesenta años. Los síntomas no eran graves, pero con el tiempo empeoraron. Entonces, comenzó a tomar vitaminas, a beber zumos y, sobre todo, a comer brotes de lentejas. Mi madre era una mujer especial, una rara avis, como solía decir el hombre de la vieja ferretería a la que íbamos. Si se aferraba a una idea, aunque fuera insostenible, la mantenía durante mucho tiempo. En aquella ocasión su talento para la testarudez halló un buen uso.

Por la mañana, mi madre desayunaba un cuenco grande de brotes de lentejas. Para que germinaran, las dejaba en remojo durante toda la noche. A la mañana siguiente, les quitaba el agua, las lavaba y las escurría. Más adelante, el mismo día, las volvía a lavar y escurrir. Así ya quedaban listas para el desayuno del día siguiente. Sé que esto puede sonar muy moderno, pero incluso llegó a añadirles melaza y comerlas con cuchara.

¿De dónde saca una mujer inteligente estas ideas?

Lo confieso. El culpable... *c'est moi.*

Sin embargo, yo me quedo con los resultados. Conocía sus manos, y a ella, demasiado bien. En mucho menos de un año, mi madre ya no tenía ni rastro de artritis. El programa de brotes crudos dio resultado. Los zumos funcionaron bien para Cynthia y la señora Kelremor. Suena a curanderismo. Lo es.

Pero así fue como desapareció la artritis en tres pares de manos. Compruébalo tú mismo empezando con «el superremedio de Saul», al comienzo de la segunda parte.

Asma

Algunas enfermedades se consideran mucho más difíciles de curar de lo que realmente son. Sorprendentemente, el asma es un buen ejemplo de ellas. La regla que hay que recordar es: pensar primero en la opción más sencilla y segura.

Seis formas de evitar un ataque de asma

1. **Toma más vitamina C.** Los bajos niveles de vitamina C pueden causar asma. Las altas dosis de vitamina C lo alivian. «El descenso en la preferencia de alimentos que contienen vitamina C y el descenso de las concentraciones de vitamina C en el plasma sanguíneo también se asocian con el asma», dice el *American Journal of Clinical Nutrition*. El doctor Robert Cathcart recomienda una dosis diaria de vitamina C de entre 15.000 y 50.000 mg, dividida en ocho tomas. Y escribió: «El asma a menudo puede aliviarse con ascorbato, con dosis cercanas al nivel de tolerancia intestinal. Un niño que sufra regularmente ataques de asma después de hacer ejercicio normalmente encontrará alivio con dosis altas de ascorbato. Hasta el momento, todos mis pacientes con crisis asmática asociadas con la aparición repentina de enfermedades virales han mejorado con este tratamiento». Una y otra vez he visto los resultados. En el capítulo «Terapia de megadosis de vitamina C» encontrarás más información.

   Si se consume de forma habitual, con dosis cercanas al nivel de tolerancia, la vitamina C es un potente antihistamínico. Hallarás más información sobre esto en el apartado de alergias.

2. **No al tabaco.** Fumar cerca de los asmáticos es una agresión, y hacerlo delante de niños es una forma de maltrato infantil. Fumar, o el simple hecho de respirar el humo del tabaco, destruye la vitamina C. ¡No fumes! Y no permitas que los asmáticos estén cerca de personas que estén fumando. En el caso de los niños, el riesgo es doble. A nadie le sorprende saber que muchos estudios científicos han confirmado la relación que existe entre la exposición al humo del tabaco y el aumento de casos de asma.

3. **Reduce el estrés.** Reducir el nivel de estrés ayuda enormemente a los asmáticos. Lee el capítulo «Reducción del estrés».

4. **Mantén la espalda recta.** Para ti, esto puede implicar tener que visitar a un buen quiropráctico. Para mí, supone estiramientos de yoga, ejercicio y utilizar el rodillo de madera (*MA roller*) a diario. En la sección sobre dolor de espalda, podrás encontrar más orientaciones e información.

5. **Evita los lácteos y la carne.** Come muchos alimentos crudos, como ensaladas y fruta fresca. Es un eficaz método natural totalmente comprobado.

6. **Busca remedios homeopáticos.** Yo empezaría por *Aconitum napellus*. Es un buen remedio de primeros auxilios en caso de ataque de asma. Sin embargo, si tomas altas dosis de vitamina C es posible que no llegues a necesitarlo.

Lecturas recomendadas

Browne, G. E. et al., *Improved mental and physical health and decreased use of prescribed and non-prescribed drugs through the Transcendental Meditation program*. Age of Enlightenment Medical Council, Christchurch, Nueva Zelanda; Heylen Research Centre, Auckland, Nueva Zelanda; y Dunedin Hospital, Dunedin, Nueva Zelanda (1983).

Cathcart, R. F., «Vitamin C, titrating to bowel tolerance, anascorbemia, and acute induced scurvy». *Medical Hypotheses* 7 (1981): 1359-1376. (Este artículo puede encontrarse en www.orthomed.com.)

Graf, D. y Pfisterer, G., «Der Nutzen der Technik der Transzendentalen Meditation für die ärztliche Praxis». *Erfahrungsheilkunde* 9 (1978): 594-596.

Honsberger, R. W. y Wilson, A. F., «The effect of Transcendental Meditation upon bronchial asthma». *Clinical Research* 21 (1973): 278.

Honsberger, R. W. y Wilson, A. F., «Transcendental Meditation in treating asthma». *Respiratory Therapy: The Journal of Inhalation Technology* 3 (1973): 79-80.

Kirtane, L., «Transcendental Meditation: A multipurpose tool in clinical practice». *General medical practice*, Poona, Maharashtra, India (1980).

Stone, I., *The Healing Factor.* Nueva York: Grosset and Dunlap, 1972.

Wilson, A. F., Honsberger, R. W., Chiu, J. T. y Novey, H. S., «Transcendental Meditation and asthma». *Respiration* 32 (1975): 74-80.

Cálculos renales

Hay cinco tipos de cálculos renales:

1. Las piedras de fosfato de calcio son bastante comunes y se disuelven fácilmente en la orina acidificada con vitamina C.
2. Los cálculos de oxalato de calcio también son comunes, pero no se disuelven en orina ácida.
3. Los cálculos de magnesio, amonio y fosfato (estruvita) son mucho menos frecuentes, y a menudo aparecen tras una infección. Se disuelven en la orina acidificada con vitamina C.
4. Los cálculos de ácido úrico aparecen como consecuencia de un problema en la metabolización de las purinas (la base química de la adenina, la xantina, la teobromina [del chocolate] y el ácido úrico). Pueden formarse con algunas dolencias, como la gota.
5. Los cálculos de cistina son consecuencia de una incapacidad hereditaria para reabsorber la cistina. La mayoría de los cálculos en niños son de este tipo. Son poco frecuentes.

Los habituales cálculos de fosfato de calcio solo pueden existir en tractos urinarios no ácidos. El ácido ascórbico (la forma más común de vitamina C) acidifica la orina, y, por lo tanto, disuelve los cálculos de fosfato y previene su formación.

La orina ácida también disuelve las piedras de magnesio, amonio y fosfato —las piedras de estruvita asociadas a las infecciones del tracto urinario—, que normalmente requieren cirugía para su extracción. Tanto la infección como las piedras desaparecen fácilmente con grandes dosis de vitamina C, y ambos problemas pueden prevenirse con dosis de ácido ascórbico mucho mayores que las CDR. ¡Piensa en gramos, no en miligramos! Un gorila obtiene de su dieta natural unos 4.000 mg de vitamina C al día. La CDR para los humanos solo es de 60 mg. Alguien se equivoca, y no creo que sea el gorila.

Los comunes cálculos de oxalato de calcio pueden formarse en la orina ácida tanto si se toma vitamina C como si no. Sin embargo, si una persona ingiere cantidades adecuadas de vitaminas del grupo B y magnesio, no tendrá problemas con este tipo de piedras. Cualquier complejo de vitamina B dos veces al día y 400 mg de magnesio suelen ser suficientes.

El ascorbato (el ion activo de la vitamina C) sí aumenta la producción de oxalato. Sin embargo, en la práctica, la vitamina C no contribuye a la formación de piedras de oxalato. Los doctores Emanuel Cheraskin, Marshall Ringsdorf, Jr. y Emily Sisley explican en *The Vitamin C Connection* que la orina ácida reduce la unión del calcio y el oxalato, disminuyendo así la posibilidad de cálculos: «La vitamina C en la orina suele captar el calcio y disminuir su forma libre. Eso significa que hay menos probabilidades de que el calcio se disgregue como oxalato de calcio». Además, el efecto ligeramente diurético de la vitamina C reduce las condiciones estáticas necesarias para la formación de piedras en general. Los ríos que se mueven rápido acumulan menos cieno.

Además, puedes evitar el exceso de oxalatos si no comes demasiado ruibarbo, espinacas y chocolate. Si existe cierta tendencia a la formación de cálculos de oxalato, es mejor tomar una forma «amortiguada» de vitamina C. En lugar de ácido ascórbico, se puede tomar vitamina C en la forma no ácida de ascorbato. Los ascorbatos de magnesio, calcio, sodio y potasio tampoco son ácidos. Otras preparaciones «amortiguadas» de vitamina C normalmente se elaboran con ácido ascórbico mezclado con caliza molida (dolomita). Linus Pauling decía que el ácido ascórbico se puede neutralizar tomando un poco de bicarbonato de sodio.

Formas válidas para todo el mundo para reducir el riesgo de cálculos renales

1. Aumenta la ingesta de líquidos, especialmente de zumos de frutas y verduras. Los zumos de naranja, uvas y zanahorias son ricos en citratos, los cuales inhiben la acumulación de ácido úrico y detienen la formación de sales de calcio.
2. Controla el pH de la orina. La orina ácida ayuda a prevenir las infecciones del tracto urinario, disuelve los cálculos de fosfato y estruvita, y no provoca cálculos de oxalato.
3. Come verduras. Los estudios han mostrado que el oxalato que obtenemos a través de la alimentación no es un factor relevante en la formación de cálculos. Sin embargo, yo no abusaría del ruibarbo ni las espinacas.

4. Elimina los refrescos gaseosos. A quienes padecen cálculos renales a menudo les aconsejan reducir la ingesta de calcio, porque la mayoría de las piedras en los riñones están compuestas de calcio. Parece sensato hasta que lo piensas bien. Los cálculos renales suelen encontrarse en pacientes con carencia de calcio. La mayoría de los norteamericanos tienen niveles bajos de calcio (en general, a través de la alimentación solo obtenemos entre 500 y 600 mg de calcio al día, y la CDR es de 800-1.200 mg). Y lo que es peor, el exceso de fósforo en la alimentación provoca una pérdida de calcio que no nos podemos permitir. Por lo tanto, en lugar de reducir la ingesta de calcio, disminuye el exceso de fósforo de tu alimentación eliminando los refrescos carbonatados, en especial las colas. Estos refrescos contienen cantidades excesivas de fósforo en la forma de ácido fosfórico. Es el mismo ácido que utilizan los dentistas para preparar el esmalte antes de aplicar el sellador dental.

5. Toma un suplemento de magnesio de, al menos, la CDR: 400 mg al día. (Sería aconsejable ingerir más para mantener la ratio de 1:2 de magnesio y calcio. Algunas fuentes recomiendan 1:1.)

6. Asegúrate de tomar un buen suplemento diario de vitaminas del grupo B que contenga piridoxina (vitamina B_6). La deficiencia de vitamina B_6 produce cálculos renales en los animales, y su carencia es muy frecuente en humanos. Por su parte, los niveles bajos de vitamina B_1 (tiamina) también se asocian con los cálculos renales.

7. Una alimentación baja en calcio puede *provocar* cálculos renales de oxalato. Si hay poco calcio en el tracto digestivo para combinarse en ese momento, el riñón tendrá que absorber y excretar mucho más oxalato después.

8. En caso de cálculos de ácido úrico/purinas (gota), ¡deja de comer carne! Las tablas y manuales de nutrición señalan la carne como la principal fuente de purinas. A los tratamientos naturistas, añádeles también los ayunos a base de zumos y muchas guindas. El alto consumo de vitamina C también ayuda a mejorar la excreción urinaria de ácido úrico. Usa la forma «amortiguada» de ascorbato.

9. Quienes padezcan cálculos de cistina (solo un 1% de todas las piedras renales) deberán seguir una dieta baja en metionina y tomar una forma «amortiguada» de vitamina C.

10. Los cálculos renales están asociados con la ingesta de azúcar, así que consume menos azúcares (o nada).

11. Las infecciones pueden provocar condiciones que favorezcan la formación de cálculos, como la orina muy concentrada (por la fiebre, el sudor, los vómitos y la diarrea). Bebe mucha agua. Adopta buenos cuidados preventivos, y el esfuerzo te será recompensado con intereses.

Lecturas recomendadas

Carper, J., «Orange juice may prevent kidney stones», artículo en prensa (5 de enero de 1994).

Cheraskin, E., Ringsdorf, M. y Sisley, E., *The Vitamin C Connection*. Nueva York: Harper and Row, 1983.

Hagler, L. y Herman, R. «Oxalate metabolism II». *American Journal of Clinical Nutrition* 26 (agosto de 1973): 882-889.

Pauling, L., «Are kidney stones associated with vitamin C intake?». *Today's Living* (septiembre de 1981).

Pauling, L., «Crystals in the kidney». Linus Pauling Institute *Newsletter* 1 (primavera de 1981).

Pauling, L., *How to Live Longer and Feel Better*. Nueva York: W. H. Freeman, 1986.

Smith, L. H. et al., «Medical evaluation of urolithiasis». *Urological Clinics of North America* 1 (junio de 1974): 241-260.

Thom, J. A. et al., «The influence of refined carbohydrate on urinary calcium excretion». *British Journal of Urology* 50 (diciembre de 1978): 459-464.

Williams, S. R., *Nutrition and Diet Therapy*, capítulo 28. St. Louis, MO: Mosby, 1989.

Cáncer

Es de sentido común elegir un método y probarlo. Si no da resultado, admitirlo con sinceridad y probar otro. Pero, por encima de todo, probar algo.

FRANKLIN DELANO ROOSEVELT

Joe padecía cáncer de pulmón en fase terminal, y no se engañaba a sí mismo. El día que hablé con él en el salón de su pequeña casa de las afueras, sangraba tanto cuando tosía que el pañuelo que llevaba en la mano estaba prácticamente teñido de rojo. Se sentía demasiado enfermo como para acudir a mi consulta. De hecho, se sentía demasiado enfermo como para levantarse de su sillón. Su vida transcurría en aquel sillón, día y noche. No podía caminar. El dolor incluso le impedía acostarse, por lo que pasaba las noches en aquel sillón. No quería comer. Pero todavía tenía ganas de vivir, y estaba dispuesto a probar cualquier cosa, incluso vitaminas, para poder sentirse algo mejor.

Era octubre, y las hojas naranjas y amarillas caían del otro lado de la ventana mientras hablábamos. La televisión estaba encendida, y algunos familiares habían ido a visitarlo. Nunca es fácil trabajar con los moribundos. Treinta años antes, cuando era estudiante, había visto demasiados en el hospital Brigham de Boston. Por entonces, escuchaba y observaba. Esta vez, escuché, observé y sugerí vitamina C.

—¿Cuánta? –gimió Joe.

—Tanta como sea humanamente posible teniendo en cuenta tus circunstancias –respondí.

Le expliqué el concepto de tolerancia intestinal, y respondí a las preguntas habituales que hace la familia. La mayoría de ellas se centraban en si la vitamina daría resultados. Algunas eran comprensivamente escépticas; otras caían en la negación optimista.

—Si tuviera la cura definitiva para el cáncer, aparecería en la portada de la revista *Time* –les advertí–. No puedo prometer nada, pero, considerando lo enfermo que está Joe, merece la pena probar la vitamina C.

Todos estuvieron de acuerdo en que no tenía nada que perder.

Y esto es lo que sucedió: en cuestión de unos días, Joe dejó de toser y escupir sangre. Si la vitamina C solo hubiera conseguido eso, ya habría sido un gran éxito. Pero, durante esa semana, se produjeron más buenas noticias.

—Joe ha recuperado el apetito —dijo su mujer—. Y ahora ya puede acostarse en la cama. Dice que duerme mucho mejor y que tiene menos dolor.

Eran unas noticias maravillosas, sobre todo para Joe. Una y otra vez, he visto como algunos pacientes terminales encuentran un profundo alivio del dolor y una mejora en el sueño al tomar grandes dosis de vitamina C. Lo digo de nuevo: si la vitamina C no hiciera nada más, estos efectos beneficiosos ya son una razón indiscutible para tomarla.

Aproximadamente una semana más tarde, tuve más noticias:

—Joe puede caminar con la ayuda de un bastón. ¡Incluso pasea por el jardín! —dijo su mujer, bastante emocionada.

En su interior sabía, al igual que todos, que no era probable que su marido sobreviviera a un cáncer tan grave. Y, al final, no lo logró. Pero consiguió alargar su vida, y la calidad de esa vida mejoró extraordinariamente con la vitamina C. Nunca hizo el resto de lo que recomiendo en este capítulo; no podía. Pero estaba decidido a tomar vitamina C, y lo hizo.

Ah, sí: ¿cuánta tomaba? Alrededor de 4.000 mg cada media hora cuando estaba despierto, día y noche. Esa cantidad se acerca a los 100.000 mg al día. Sobre la mesa que estaba al lado de su sillón, tenía una jarra de agua, una cuchara, un vaso grande y un gran bote de vitamina C en cristales. Y nunca llegó a padecer diarrea.

Tal vez no creas que fue la vitamina C la que provocó esos importantes cambios en Joe. No te culpo. ¿Cómo vas a creerme si nunca le has oído hablar a tu médico de esto? En realidad, todo lo que escuchas acerca de tratamientos naturales para el cáncer proviene de fuentes poco fiables, de charlatanes, ¿verdad?

Ahí está el problema.

Durante años me he preguntado: ¿quiénes son los verdaderos charlatanes? He insinuado claramente, y tal vez me quedo corto, que son los aduladores y cerriles profesionales convencionales de la dietética, la farmacología y la medicina. No soy él único en hacer este tipo de crítica. Cito lo que dijo el doctor Deepak Chopra, autor de muchos *bestsellers* relacionados con la salud: «Hay más gente que vive del cáncer que gente que muere a causa de él». La prevención no reporta beneficios, pero la enfermedad da muchísimo dinero. Al igual que los bomberos en *Fahrenheit 451*, de Ray Bradbury, la ciencia médica fomenta las enfermedades y después ensalza sus intentos fallidos por eliminarlas. Al ignorar las pruebas que no les agradan (y al rechazarlas tachándolas de no científicas), los médicos y los dietistas cierran la puerta a otras vías.

Laetril es un caso que merece la pena señalar. A este controvertido agente anticancerígeno, obtenido a partir de almendras y huesos de albaricoque, se le ha llamado erróneamente «vitamina B_{17}», aunque no es ninguna vitamina. En realidad, el Laetril es amigdalina, una sustancia que contiene cianuro. Este es el elemento activo que, de forma un tanto selectiva, mata las células cancerosas —una acción no muy diferente a los agentes que intervienen en la quimioterapia (lo cual explica tanto la necesidad de precaución como el riguroso rechazo que ha recibido por parte de las autoridades médicas)—. La exclusiva monarquía médica, en la cual se hallan la Asociación Médica Americana y la Administración de Alimentos y Fármacos, y sus leyes han hecho que resulte prácticamente imposible seguir una terapia de Laetril dentro de las fronteras estadounidenses.

En los capítulos 8 y 9 de *The Cancer Sindrome,* de Ralph Moss, se revelan todos los pormenores de algunas investigaciones tentadoramente exitosas sobre el Laetril realizadas en el Memorial Sloan-Kettering Cancer Center de Nueva York. Según parece, el experimentado doctor e investigador en materia de cáncer Kanematsu Sugiura, consiguió repetidamente aumentar el tiempo de vida en ratones con tumores mamarios espontáneos. También logró evitar que se extendieran a los pulmones e interrumpir temporalmente el crecimiento de pequeños tumores. El problema es que todo esto lo consiguió usando Laetril.

El trabajo del doctor Sugiura constituye un descubrimiento limitado, pero muy significativo. Los jefazos del Sloan-Kettering quisieron que silenciara todo este asunto y declararon en las ruedas de prensa que el Laetril no tenía ningún valor en el tratamiento del cáncer. En cierta ocasión, un reportero se dirigió al propio doctor Sugiura, que contradijo expresamente a sus jefes. ¿Cómo supo Ralph Moss todo eso? Era el segundo encargado de relaciones públicas del centro Sloan-Kettering.

Mi opinión personal es que Laetril probablemente es un tratamiento paliativo, que alivia el sufrimiento sin que necesariamente elimine la enfermedad. Sin embargo, el hecho de que tantas fundaciones «ortodoxas» contra el cáncer quieran silenciar este asunto es razón suficiente para querer investigar más.

Como muestra el ejemplo de Laetril, hay ciertamente más tratamientos alternativos contra el cáncer de los que las fuentes médicas convencionales permitirían. Sin embargo, en todo el mundo hay médicos con visión de futuro y pacientes autosuficientes que utilizan valiosas técnicas complementarias y alternativas a la quimioterapia, la radioterapia y las intervenciones quirúrgicas, aunque la medicina organizada no las tenga en cuenta. ¿Por qué? Porque se necesita considerar todas las posibilidades a la hora de someterse a un tratamiento para una enfermedad tan grave en la cual hay muy pocos supervivientes. En este apartado, mostraré algunas pruebas que he reunido y ofreceré un protocolo natural para un tratamiento complementario y preventivo del cáncer.

Vitamina C

El ganador del Premio Nobel Linus Pauling, junto con Ewan Cameron, un cirujano escocés especializado en oncología, demostraron la eficacia de las dosis de 10.000 mg de vitamina C al día para revertir el cáncer terminal en trece pacientes de un grupo de cien. Todos esos pacientes habían sido desahuciados por las autoridades médicas. Trece de cien tal vez no parezca un alto porcentaje de éxito, pero ten en cuenta que se consideraba que no había esperanza para esos trece, y, tal como se determinó después, se vieron libres de su enfermedad. Trece es un número infinitamente superior a cero. Los pacientes tratados con vitamina C vivieron, de media, cinco veces más tiempo que el grupo de control que no recibió vitamina C. No te dejes engañar por toda la propaganda mediática en contra de esta vitamina. Un par de estudios de la Clínica Mayo, redactados con claras motivaciones políticas, que condenan su uso contienen importantes errores de base. Tal vez quieras leer el libro de Cameron y Pauling, *Cancer and Vitamin C*, para conocer la verdadera historia. No hay nada como saber la verdad.

Es indudable que 10.000 mg de vitamina C es una cantidad muy superior a la que establece el gobierno federal como necesaria en una persona media. La lectura de *The Healing Factor: Vitamin C against disease*, del bioquímico Irwin Stone, te explicará por qué necesitamos tanta vitamina C, por qué puede considerarse normal consumir tantos gramos de esa vitamina al día y por qué su carencia es responsable del presente estado de salud de nuestra especie. Irwin Stone, dicho sea de paso, es la persona que hizo que Linus Pauling se interesara en un principio por la vitamina C. La clave para mejorar la calidad y la esperanza de vida es tomar suficiente vitamina C. Y no se logra con beber más zumos de naranja.

Los opositores a la terapia de la vitamina C harían bien en reconocer que el trabajo de Pauling y Cameron ha sido confirmado de forma muy notable en la Universidad Saga, de Japón, por Murata y otros (mira el apartado de «lecturas recomendadas» al final de esta sección). El doctor Murata administró más de 30.000 mg diarios y obtuvo incluso mejores resultados con los pacientes terminales de cáncer. En palabras del doctor Louis Lasagna, de la Facultad de Medicina de la Universidad de Rochester: «Con estos pacientes, es inexcusable no probar con grandes dosis de vitamina C».

Hay muchas buenas razones para administrar grandes cantidades de vitamina C a los pacientes de cáncer. El ácido ascórbico refuerza el «pegamento» del colágeno que mantiene unidas a las células sanas, y retrasa la expansión del tumor ya existente. La vitamina C también refuerza enormemente el sistema inmunitario y ofrece un sorprendente alivio del dolor.

Pero hay más. Se ha demostrado que la vitamina C resulta tóxica para las células cancerosas. Ciertos estudios clínicos y de laboratorio señalaron que, con dosis suficientemente altas, se pueden mantener concentraciones elevadas de ácido ascórbico en el plasma sanguíneo para matar de forma selectiva las células cancerosas. Si nunca has oído hablar de esto, probablemente se deba a que la mayoría de los estudios más publicitados (pero mal diseñados) sobre la relación entre la vitamina C y el cáncer simplemente no utilizaron dosis suficientemente altas. Ahora, sin embargo, el doctor Hugh Riordan y sus colegas han recogido datos de tratamientos que «demuestran la capacidad de mantener niveles de ácido ascórbico en plasma por encima de aquellos niveles que resultan tóxicos para las células cancerosas in vitro» y sugiere «la viabilidad de utilizar el ácido ascórbico como un agente quimioterapéutico citotóxico». En el apartado de lecturas recomendadas encontrarás tres estudios del doctor Riordan.

En la biblioteca de tu ciudad posiblemente podrás encontrar estos y otros estudios adicionales sobre vitamina C y cáncer. En mi página web también tienes un montón de referencias. Además, puedes solicitar al bibliotecario que te ayude a localizar algunos artículos pioneros, como los de William McCormick de los años cuarenta y cincuenta. Merece la pena buscar el excelente «Have We Forgotten the Lesson of Scurvy? (¿Hemos olvidado la lección del escorbuto?)» y «Ascorbic Acid as a Chemotherapeutic Agent (El ácido ascórbico como agente quimioterapéutico)». El doctor McCormick muestra que muchos síntomas del cáncer y de carencia de vitamina C coinciden. La similitud entre el escorbuto, que no es más que una carencia obvia de esta vitamina, y el cáncer (en especial algunas formas de leucemia) es tan grande que resulta increíble que las millonarias investigaciones realizadas en Estados Unidos no lo hayan advertido.

Desde hace un tiempo, en México, justo al sur de la frontera estadounidense, se ofrecen tratamientos hospitalarios para el cáncer basados en la nutrición. ¿No resulta extraño que los norteamericanos tengan que dejar «la tierra de la libertad y el hogar de los valientes» para poder elegir a su libre albedrío su terapia contra el cáncer? Es el mercado libre. El médico y nutricionista americano Frank Watts es uno de los muchos inconformistas que han utilizado un programa terapéutico a base de 20.000 mg de vitamina C al día, además de Laetril, vitamina A, complejo de vitamina B y una dieta estrictamente vegetariana, entre otras cosas. Según su experiencia, cerca de un 70% de un total de seiscientos enfermos terminales han respondido de forma positiva al tratamiento.

En Estados Unidos, son contados los hospitales que ofrecen terapias a base de altas dosis de vitaminas. El gobierno y la Asociación Médica Americana presionan fuertemente a los médicos que defienden este tipo de terapias, a pesar de las evidencias científicas. Esto, sin embargo, podría cambiar si los ciudadanos le expresaran sus puntos de vista a la Administración de Alimentos y Fármacos, la Asociación Americana de Medicina, la Sociedad Americana del Cáncer, el Instituto Nacional del Cáncer, quienes elaboran las leyes en el Congreso y las capitales de estados, las compañías aseguradoras y sus propios médicos de cabecera, e insistieran en una libertad sin restricciones para que los pacientes de cáncer puedan tener acceso a todas las opciones, incluyendo las terapias no ortodoxas.

Pero ¡atención! Ten cuidado con los lobos con piel de cordero: hospitales y otros centros que ofrecen programas terapéuticos «holísticos», «nutricionales» o «integrales». La mayoría de ellos aceptan de boquilla las peticiones de tratamientos alternativos contra el cáncer con la única intención de tener más clientes. Sus principales formas de abordar la enfermedad suelen ser la quimioterapia, la radioterapia y la cirugía. Para ponerlos a prueba, pregúntales primero si ofrecen inyecciones intravenosas de 30.000 a 100.000 mg de vitamina C al día. Eso te ayudará a separar la paja del trigo rápidamente.

Otras vitaminas

Las vitaminas de grupo B, por separado y en conjunto, parecen ser muy útiles tanto para el tratamiento como la prevención del cáncer. Al igual que la vitamina C, son solubles en el agua, es decir, son vitaminas que pueden perderse fácilmente en situaciones de estrés. Cada vez son más las evidencias que demuestran la estrecha relación entre el estrés y el cáncer —lo cual tiene sentido, ya que el estrés destruye las vitaminas C y B—. La «dieta equilibrada» que se espera que todos nosotros sigamos a diario solo nos provee de las cantidades necesarias de estas y otras vitaminas en teoría. Pero no se hace ninguna concesión realista a las verdaderas demandas psicológicas y fisiológicas que cada uno tiene a diario. Y esto todavía es más cierto en el caso de los pacientes de cáncer.

En Estados Unidos, las carencias vitamínicas son la regla, no la excepción. Tenemos deficiencia de vitaminas durante toda nuestra juventud, e incluso durante la gestación. Según el *Nutrition Action Healthletter* de noviembre de 1993, los investigadores del hospital infantil de Filadelfia descubrieron que era muy poco probable que las madres de niños con cáncer se hubieran alimentado con bastantes frutas y verduras; y aún menos probable que hubieran tomado un suplemento vitamínico durante los seis primeros meses de embarazo en relación con aquellas madres con niños sanos. Esta ingesta insuficiente de folato, una de las vitaminas del grupo B, parece ser una de las principales causas de la aparición de los llamados primitivos tumores neuroectodérmicos.

Según la revista *American Family Physician*, se ha descubierto que la vitamina B_6 es al menos tan eficaz como los fármacos que se utilizan normalmente para tratar el cáncer de vejiga recurrente. Muchos pacientes con cáncer de vejiga tienen deficiencia de B_6. El 99% de los adultos mayores de diecinueve años obtienen menos B_6 que la CDR de esta vitamina.

William McCormick cita a varios investigadores que descubrieron que los pacientes de cáncer que analizaron presentaban una deficiencia de vitamina C de aproximadamente 4.500 mg. Si la CDR de vitamina C es de 60 mg, ¿de qué extrañarse?

Sería un error centrar en una sola vitamina cualquier disertación sobre el cáncer. Las investigaciones continúan confirmando que se necesitan todos los nutrientes, y en especial todas las vitaminas, para prevenir y detener esta enfermedad. Al fin y al cabo, ¿puedes prescindir de alguna rueda de tu coche?; ¿qué ala del avión no vas a necesitar la próxima vez que tomes un vuelo?

Casi con toda seguridad, la ampliamente extendida carencia vitamínica de la población, aunque negada por los médicos, es el factor de predisposición al cáncer que más se está dejando pasar por alto. Podemos reducir nuestro nivel de estrés o aumentar nuestra ingesta de vitaminas, o preferiblemente ambas cosas. Se ha demostrado la eficacia de la meditación trascendental tanto en la reducción del estrés como en la prevención de la enfermedad. Las investigaciones realizadas por David Orme-Johnson han mostrado que los ingresos hospitalarios por tumores malignos y benignos se reducen a la mitad en el caso de personas que meditan desde hace años. (Para más información, lee el capítulo «Reducción del estrés».)

Si existiera un medicamento capaz de reducir los tumores en un 50%, lo habrían proclamado a los cuatro vientos. Sin embargo, las soluciones sencillas y naturales son enormemente infravaloradas.

Factores no vitamínicos

La clorofila, la sustancia que les da a las plantas su color verde, puede ayudar a controlar el cáncer al inhibir las mutaciones celulares. La doctora Ann Wigmore, en sus programas nutricionales, ha hecho uso de los brotes y las sustancias vivas alimenticias que hay en ellos, como las enzimas y la clorofila, para reducir el tamaño de los tumores. Principal autoridad mundial sobre las propiedades anticancerígenas de los brotes, los zumos de trigo germinado, el ayuno y los alimentos crudos, la doctora Ann Wigmore nos muestra cómo sus lecciones comienzan con su abuela letona y culminan con cómo se curó a sí misma de un cáncer de colon tomando alimentos vivos. Ha publicado varios libros, entre los que se encuentran: *Why Suffer?* (¿Por qué sufrir?), *Be Your Own Doctor* (Sé tu propio médico) y *Recipes for Longer Life* (Recetas para alargar la vida).

El zinc también podría desempeñar un importante papel en la prevención y el tratamiento de ciertas modalidades de cáncer. Un estudio realizado en el Instituto de Tecnología de Massachussets mostró que los animales que recibían una dieta baja en zinc tenían más probabilidades de desarrollar cáncer que aquellos que seguían una dieta normal. La mayoría de los estadounidenses no reciben un aporte adecuado de zinc. También parece que existe una conexión entre el selenio y el cáncer. En las regiones del país donde las tierras son más ricas en selenio la incidencia de esta enfermedad es menor que en aquellas donde los suelos son pobres en este mineral.

Por supuesto, todas estas carencias de vitaminas y minerales simplemente son un aspecto del gran problema: las dietas cargadas de azúcares, carnes y alimentos cocinados nos metieron en este lío. Esos «alimentos» —así como otros que solo sirven para llenar el estómago— no son buenas fuentes de lo que necesitamos para vivir sanos. Nuestra epidemia nacional de cáncer no es un misterio. No esperes a tener una enfermedad terminal. Hay mucho más para prevenir y tratar el cáncer que los «grupos alimenticios», la quimioterapia, las radiaciones o la cirugía. Por mucho que esos métodos puedan ayudar, hay muchas evidencias científicas que indican que los enfoques nutricionales alternativos para tratar el cáncer funcionan tan bien como ellos o mejor. Con toda probabilidad, la principal causa de esta afección son las dietas deficientes llevadas durante varios años.

Lo cual significa que ahora es el momento de cambiar, tanto si tienes cáncer como si no. No hay necesidad de esperar a obtener la aprobación de la Asociación Médica Americana, la Administración de Alimentos y Fármacos, *The New York Times*, la Sociedad Americana del Cáncer o cualquier otro organismo. La seguridad de los nutrientes es enorme. Lo peligroso es la deficiencia. Un paciente decidido, varias buenas lecturas, un médico de mentalidad abierta y determinadas pautas nutricionales pueden obrar milagros. Tal vez te cueste encontrar un médico de mentalidad abierta, pero el resto está totalmente en tus manos. La siguiente guía te ayudará a comenzar. *(Precaución basada en el sentido común: todo esto es mera información. Antes de embarcarte en un programa contra el cáncer, consulta con tus servicios de atención médica.)*

Apoyo nutricional para pacientes con cáncer: protocolo naturópata

A. *Cápsulas de enzimas digestivas*

Dos o más cápsulas de enzimas digestivas por comida. En teoría, el hígado de los pacientes de cáncer no produce suficientes enzimas. Ellos comen y comen y comen, pero no logran extraer «lo bueno» de los alimentos. Parecen morirse de hambre. Las enzimas ayudan a descomponer los alimentos de forma que puedas obtener sus nutrientes. Lo más eficaz es un preparado digestivo de multienzimas.

B. *Kelp*

De tres a cinco pastillas al día. Las pastillas de Kelp son un suplemento de yodo. Se sabe que ayudan a resistir el daño celular que producen los tratamientos de radioterapia.

C. *Zumo de zanahoria*

Comienza por beber, al menos, medio litro de zumo de zanahoria al día. Meta: llegar a un litro (ocho vasos). Los alimentos crudos tienen muchas enzimas, y las zanahorias están repletas de carotenos anticancerígenos. Con un kilo de zanahorias puedes obtener aproximadamente medio litro de zumo. Si es posible, cómpralas orgánicas y en grandes cantidades. Busca los paquetes de doce kilos, ya que las zanahorias se conservan bastante bien. Si eliges únicamente las más frescas, obtendrás un zumo más sabroso. Si tienen brotes amarillos, eso significa que están pasadas. Límpialas con un pequeño cepillo o ráspalas, no es necesario pelarlas.

D. Zumo verde

Bebe un vaso de zumo verde al día. Es decir, cualquier zumo recién hecho a base de vegetales verdes: apio, pepino (pélalo antes para quitarle la cera), pimientos verdes, repollo, brócoli, col, lechuga (de hoja, como la romana) o cualquier otra verdura verde que puedas encontrar. Los zumos verdes son clorofila líquida cruda, y, curiosamente, la clorofila y la hemoglobina tienen estructuras moleculares similares. Para elaborar este zumo, no utilices espinacas, ruibarbo ni hojas de remolacha, porque contienen ácido oxálico.

E. Tratamientos de vitamina B$_{12}$

Cualquiera de los siguientes procedimientos te garantiza la absorción de la vitamina B$_{12}$: gel, pasta o *spray* de B$_{12}$ para uso por vía nasal tres veces por semana; o inyecciones semanales de 1.000 mcg. Pide una receta para las inyecciones, o hazte tu propio *spray* nasal y ahórrate una fortuna. Para saber cómo, lee el capítulo sobre la vitamina B$_{12}$.

F. Potasio

La mayoría de las frutas y verduras contienen potasio. Lee detenidamente la información sobre el potasio (su símbolo es K) que figura en la tabla de *A Cancer Therapy: Results of 50 cases*, de Max Gerson. No tomes sal ni comas alimentos procesados o enlatados, ya que contienen mucha sal. Dice Max Gerson que a las células cancerosas les encanta la sal. En la próxima sección encontrarás más información sobre la terapia Gerson.

G. Proteínas

CARNE: evítala, especialmente las rojas. Intenta hacerte vegetariano. Si no puedes serlo por completo, el pescado es una fuente de proteínas excelente. Una receta deliciosa: asa el pescado a la parrilla o al horno, o cuécelo, en dos dedos de zumo de manzana, dejando que se haga a fuego lento durante dos minutos de cada lado.

TOFU: los productos a base de soja contienen sustancias que ayudan a combatir el cáncer. Corta el tofu en trozos pequeños, y añádelos a cualquier cosa que estés cocinando. Realzará el sabor de la receta.

QUESO: natural, sin colorantes. Come queso si eso te ayuda a mantenerte alejado de las carnes.

YOGUR: bajo en grasas, natural. Endúlzalo con un poco de fruta o miel.

MANTEQUILLAS DE FRUTOS SECOS: son deliciosas y fáciles de digerir. Cómpralas frescas y consérvalas en el frigorífico. La mantequilla de almendras puede inhibir el crecimiento tumoral, mientras que la de anacardo es rica en el aminoácido triptófano, útil para ayudarte a dormir. En cualquier caso, compra una variedad fresca, natural, sin grasas ni azúcares añadidos.

LECHE: fui granjero y sé que no hay nada como la leche cruda de buena calidad. Crié a mis hijos con ella, desde la primera infancia. La leche cruda certificada se inspecciona a diario. Puedes encontrarla en tiendas de productos ecológicos o comprarla directamente a un granjero. Si no la encuentras, la leche dulce con acidófilos o el yogur rebajado con agua se digieren mejor que la leche pasterizada.

SEMILLAS GERMINADAS: como dos tarros de brotes al día. No es un error de imprenta. Los brotes son una proteína completa, un alimento completo. Se podría sobrevivir comiendo únicamente diferentes variedades de brotes, y nada más. Compra semillas que no hayan sido tratadas. La alfalfa es un buen comienzo, pero también las lentejas. Añade brotes germinados de alubias mung, trébol, col y rábano para darles más sabor. Prepara dos tarros cada día. La alfalfa está lista en un periodo de entre cuatro y siete días; las otras tardan menos tiempo —el trigo y las lentejas necesitan solo un día o dos—. Cómelas en bocadillo o como base de una ensalada. Los aliños y las salsas les van bien. Hazte con unos doce tarros de boca ancha de un litro, y comienza tu cultivo. Los libros de Ann Wigmore explican cómo germinar, y por qué hacerlo.

H. Frutas

Come tantas como desees, de cualquier tipo y en cualquier momento. Antes de comerlas, lávalas con agua jabonosa, y acláralas a conciencia.

I. Granos

Elige panes elaborados únicamente con granos integrales. ¡Lee las etiquetas! También opta por el arroz y la pasta integrales en lugar de sus homólogos refinados.

J. Verduras especiales

Come toda la coliflor, col, coles de Bruselas, repollo y brócoli que puedas. Las investigaciones confirman que estas verduras cruciformes son ricas en sustancias fitoquímicas que combaten los tumores. Las legumbres –habas, alubias y lentejas– también son alimentos excepcionales. Contienen mucha fibra, proteínas, minerales e hidratos de carbono complejos. Además son realmente económicas. Cómelas en grandes cantidades.

K. Tentempiés sanos

Las palomitas de maíz frescas y sin sal son muy saludables. Si las espolvoreas con dos cucharadas de copos de levadura, les darás un sabor similar al queso y, además, les estarás añadiendo vitaminas del grupo B, cromo y selenio. Los vegetales crudos son los tentempiés más saludables. Guarda siempre una bandeja con tus verduras favoritas en el centro del frigorífico, para tenerlas a tu alcance las veinticuatro horas del día. El apio, las zanahorias, los pimientos, el brócoli, los pepinos, los tomates y las judías son las mejores opciones.

L. Bebidas

Toma zumos de verduras frescas y crudas. (Cada vez que cueces, envasas o enlatas un alimento, el calor destruye sus enzimas naturales.) Otras bebidas saludables son los zumos de frutas frescas, el agua de manantial o mineral, las infusiones, el té verde o el té negro descafeinado.

M. Vitaminas

Las vitaminas son nutrientes concentrados. No son fármacos, así que su margen de seguridad es excelente.

VITAMINA E: comienza con 200 U.I. al día de una mezcla natural de tocoferoles, y aumenta gradualmente la dosis hasta llegar a 1.000 U.I. diarias. Si tomas fármacos anticoagulantes (como Coumadina), o medicación para la hipertensión, probablemente tengas que ajustar las dosis de fármacos y vitaminas durante varias semanas. Puedes controlar fácilmente en casa tu tensión arterial, y tu médico puede, y debe, controlar frecuentemente el tiempo de protrombina.

Ocasionalmente, la tensión arterial puede subir ligeramente en aquellas personas que no están acostumbradas a la vitamina E. Por lo general, es algo temporal. En ese caso, reduce la dosis de vitamina C durante un tiempo, y después auméntala lentamente. Si el tiempo de protrombina es demasiado largo, pídele a tu médico que te reduzca la dosis del fármaco, pero no la de la vitamina. La vitamina E reduce enormemente los efectos secundarios de la radioterapia; es el antioxidante número uno del cuerpo, con capacidad para ralentizar el crecimiento tumoral y la propagación de las células malignas. Te gustará leer *Vitamin E for Ailing and Healthy Hearts,* del doctor Wilfrid Shute, o cualquier otro libro suyo o de su hermano, Evan. Con ellos, podrás aprender todo lo que necesitas saber acerca del mecanismo de esta vitamina.

HIERRO: si tu médico te dice que debes tomar hierro, hazlo en pastillas de gluconato ferroso o fumarato ferroso. Es posible que sustituyan a la receta que te acaba de dar del poco asimilable sulfato ferroso. Las pastillas de hierro quelado se absorben mejor y, por lo tanto, el organismo puede utilizarlo de una forma más óptima. El hierro se absorbe más fácilmente si se toma con vitamina C, pero no al mismo tiempo que la vitamina E.

VITAMINA C: comienza con 1.000 mg en cada comida (3.000 mg al día). Tu meta es llegar al nivel de tolerancia intestinal, que puede estar entre 20.000 y 120.000 mg diarios. Sería ideal que pudieras tomar algo de vitamina C cada media hora que pasas despierto, pero es un fastidio. Haz todo lo que puedas para dividir las dosis de forma que consigas la máxima absorción. Para evitar las molestias estomacales con estas dosis tan altas, se recomienda «amortiguar» la vitamina C. La mejor forma de lograrlo es tomar un suplemento de magnesio y calcio (de cualquier tipo) junto a la vitamina.

Por razones económicas y para no sentir que estás todo el día tomando pastillas, prueba a utilizar vitamina C en polvo. Mézclala con una bebida dulce, como zumo de frutas. Toma la cantidad que necesites para sentirte bien, para mejorar los resultados de tus análisis y para recuperarte. Los pacientes en remisión deberán seguir tomándola durante toda la vida. Procura que algunas tácticas poco científicas basadas en el miedo no te disuadan del valor de esta terapia complementaria. Asegúrate de leer *Cancer and Vitamin C*, de Ewan Cameron y Linus Pauling.

Carotenos y licopeno: hasta que consigas una licuadora, puedes hacer muchas cosas con las verduras cocinadas al modo tradicional. Come mucho ñame, batata y calabaza. Estas verduras tienen un contenido muy alto de carotenos naturales, no solo en la conocida forma beta. Los tomates, consumidos como más te guste, son muy ricos en licopeno, que además es mucho más valioso que el caroteno. No dejes que nadie te aparte de los tomates con la vieja historia de que pertenecen a la familia de la belladona y, por consiguiente, no son buenos. El tomate es un buen alimento. Ciertas investigaciones llevadas a cabo en Italia (¡desde luego, tenía que ser allí!) mostraron que los hombres que comían entre cinco y diez tomates frescos al día no llegaban a desarrollar cáncer de próstata. Las uvas negras (así como las frutas rojas, naranjas y amarillas) tienen un alto contenido en otros agentes antioxidantes y anticancerígenos relacionados con los carotenos.

Selenio: solo se necesita una cantidad minúscula, por lo general de 300 mcg. Un microgramo es la millonésima parte de un gramo. El selenio actúa estrechamente con la vitamina E. Evita excederte con él; en este caso más no equivale a mejor.

Zinc: el zinc que contienen los complejos multivitamínicos (¿tal vez 15 mg?) es escaso. Toma 50 mg de gluconato de zinc o, preferiblemente, monometionina de zinc, y ve aumentando gradualmente la dosis hasta llegar a unos 100 mg diarios. Este metal ayuda a reducir el tiempo de recuperación posquirúrgica y fortalece profundamente el sistema inmunitario. Tómalo con las comidas.

Calcio y magnesio: las pastillas de calcio y magnesio pueden utilizarse para amortiguar las dosis de vitamina C que tomes entre comidas. Un total de 1.500 mg de calcio y 500 mg de magnesio es una buena cantidad que puedes tener en cuenta como meta. Divide las dosis tanto como puedas, y tómalas también antes de ir a dormir y cuando comas un tentempié. De ese modo el cuerpo las absorberá más fácilmente.

Complejo de vitamina B: toma una pastilla del complejo B-50 con cada comida. Si sigues una terapia farmacológica intensa o te encuentras muy fatigado, puedes tomar una dosis extra entre las comidas y con los tentempiés. Los pacientes que reciben quimioterapia afirman que tomar vitamina C y del grupo B les ayuda a reducir las náuseas y a perder menos pelo. Tienes que probarlo para creerlo.

N. Sugerencias

Si tienes diarrea, baja la dosis de vitamina C o bebe menos zumos de verduras. Si no estás seguro de cuál de los dos debes reducir, prueba primero con uno y luego con otro para descubrir al culpable. Ten en cuenta que también puede deberse a la radioterapia o a la quimioterapia. El queso suele ayudar a detener la diarrea simple. La crónica requiere atención médica.

Si necesitas endulzar algo, prueba con un poco de miel, melaza o sirope de arce.

Utiliza este protocolo durante un mes, esforzándote al cien por cien, antes de evaluar sus resultados.

No comas nada sin leer antes la etiqueta. No comas nada si no sabes qué es. Si no puedes pronunciarlo, recházalo.

Si tu médico de cabecera no está familiarizado con la nutrición ortomolecular, pásale algunos libros, con marcadores que señalen lo que te interesa, y pregúntale: «¿Has leído lo que yo he leído?». Deja que los doctores Pauling, Riordan, Gerson y Cameron hablen por ti. Si tienes que acudir a la batalla, no vayas sin tus mejores soldados. Si todavía no conoces a estos médicos ni sus trabajos, no estás preparado para luchar.

O. Prohibido

Azúcar, tabaco y bebidas alcohólicas. (Puedes tomar vino tinto de elaboración orgánica con moderación, aunque es mejor diluirlo en dos partes de agua antes de beberlo. Sin embargo, es mejor beber zumo de uva.) Evita los colorantes artificiales y los conservantes. No consumas aspartamo (NutraSweet), ni ingieras ningún producto que contenga sacarina, pues se ha descubierto que provoca cáncer en animales de laboratorio.

¿Quién se lleva el mérito (o la culpa) de esta terapia? Yo no, ciertamente, aunque ¿a quién no le gustaría llevarse los honores? Pero no, es el resultado del trabajo de muchos investigadores. No soy lo suficientemente listo como para elaborar todo esto. Solo soy lo suficientemente listo como para averiguar a quién le está dando buenos resultados... y copiar.

Para conocer más alternativas, comentadas por personas que han tenido la ocasión de probarlas, merece la pena ponerse en contacto con miembros de la Asociación Internacional de Víctimas del Cáncer y Amigos, el Instituto Gerson, la asociación Alternative Cancer Treatments, o Cancer Control Society. En la biblioteca de tu ciudad o en Internet podrás encontrar sus direcciones y números de teléfono actualizados.

Consuelda contra el cáncer

En un viejo número de *Let's Live* (octubre-diciembre de 1956), el doctor H. E. Kirschner publicó un artículo casi increíble sobre los importantes usos clínicos de la consuelda (*Symphytum officinale*). El doctor Kirschner la utilizaba en su profesión para estimular la cura de úlceras y heridas. Rastreó el origen del uso de la consuelda hasta 1568: el manual de plantas de W. Turner decía que «las raíces de la consuelda *Symphytum* machacadas y maceradas son buenas para quienes escupen sangre. También son buenas para cicatrizar las heridas recientes, y en caso de inflamación».

Después habla del manual de Gerald, de 1597, que indica el uso de esta planta en caso de úlceras pulmonares o renales, y del *Theatrum Botanicum* de Parkinson, de 1640, que afirma: «Las raíces de consuelda frescas, machacadas y extendidas sobre un trozo de cuero que se aplica sobre cualquier zona aquejada de gota alivian el dolor, y, aplicadas de la misma forma, alivian las articulaciones doloridas, y es adecuada para las úlceras sangrantes, gangrenas y similares».

Más significativa es la mención que hace Tournefort en *Compleat Herbal,* de 1719, en el que habla de alguien que «curó a un paciente de una úlcera maligna, acerca de la cual los cirujanos dictaminaron que se trataba de cáncer y lo daban por incurable, al aplicar dos veces al día la raíz de consuelda machacada, a la que previamente habían quitado la corteza negruzca externa. Pero el cáncer no sobresalió hasta pasadas ocho o diez semanas». Incluso si se trata de un diagnóstico incorrecto, lo que cuenta resulta muy interesante.

El doctor Kirschner observó personalmente el poderoso poder anticancerígeno de la consuelda en una paciente moribunda a causa de un cáncer externo muy avanzado. Le recetó cataplasmas de hojas frescas de consuelda machacadas a lo largo del día. Para sorpresa de la paciente y su familia, se produjo una evidente sanación durante los dos primeros días del tratamiento, y la mejoría continuó siendo totalmente visible durante las siguientes semanas. «Pero hay más —escribió—: gran parte del terrible dolor que normalmente acompaña a las fases avanzadas de cáncer desapareció»; además, la hinchazón disminuyó de forma drástica. El doctor Kirschner concluye lamentándose de que el cáncer ya se había extendido a los órganos internos, «a los cuales las cataplasmas de consuelda no podían llegar, y la mujer falleció».

En términos de calidad de vida, el grado de curación que se produjo con el tratamiento a base de cataplasmas de consuelda tiene una importancia tremenda. Se trata de un remedio «popular» que ofrece, como mínimo, un significativo alivio paliativo y cierta notable capacidad para invertir el crecimiento canceroso. No podemos ignorar todo el potencial de las cataplasmas de hojas de consuelda para curar llagas y heridas de todo tipo, incluso quemaduras y gangrena, así como «tumores, tanto benignos como malignos», como asegura el doctor Kirschner.

Se dice que tomada internamente en decocciones (infusión de raíces hervidas), es efectiva en caso de tuberculosis, tumores internos y úlceras, además de estimular la curación de las fracturas óseas. Si piensas que es difícil de entender cómo una simple planta puede llegar a tener tantas propiedades curativas, recuerda lo que decían los partidarios de la penicilina sobre el moho de las naranjas.

El doctor Kirschner cuenta en su artículo cómo preparar las hojas y raíces de consuelda para uso doméstico. Las hojas se utilizan para uso externo, y las raíces, internamente. Todos podemos plantar consuelda en el jardín. De hecho, lo difícil es conseguir que esta planta perenne y prácticamente indestructible deje de crecer. Cuando era joven, decidí plantar consuelda en mi jardín. Tardé unos quince minutos. Pero creció tanto que, finalmente, decidí que tenía que arrancarla. Necesité más de veinte años para erradicar completamente las plantas. Bueno, casi del todo. Todavía me queda una zona en el jardín... Fue un amigo quien me dio mis primeras consueldas, y ahora ya sé por qué sonreía tanto cuando me entregó aquel saco lleno de raíces.

En todas partes se pueden conseguir. Pregunta y busca quién puede darte algunas plantas. O acude a un vivero, una tienda de jardinería o una herboristería.

Instrucciones para plantar consuelda: entierra la raíz y vuelve al cabo de un mes o dos.

Instrucciones para que crezca: apártate un poco y observa.

Para usar las hojas, limítate a recogerlas, machacarlas hasta obtener una agradable pasta de color verde esmeralda y aplicarla localmente. Aunque en las herboristerías puedes obtener fácilmente las hojas secas, es mucho mejor utilizar las frescas recién recogidas del jardín.

Puede prepararse hirviendo entre 14 y 28 gramos de raíces molidas o machacadas en dos tazas de agua. Primero hay que cepillarlas y lavarlas a conciencia debajo del grifo. Después, se colocan los trozos en una olla de pyrex o acero inoxidable con agua. Una vez que se alcanza el punto de ebullición, se deja hervir entre cinco y diez minutos, y después se deja reposar hasta que se haya enfriado lo suficiente para beberla. Esta forma de decocción es mucho más eficaz que limitarse a echar las raíces en agua caliente. Dosis: un vaso de 17 cl, varias veces al día, según se necesite. Lo mejor, sin duda, es utilizar la raíz fresca, pero la seca también conserva algunos beneficios terapéuticos.

Precaución: aunque las hierbas son el más natural de los medicamentos, no dejan de ser medicamentos. Importantes cantidades de consuelda sin hervir podrían producir efectos secundarios potencialmente perjudiciales para la salud. Esta advertencia tiene que tenerse especialmente en cuenta con los preparados de «infusión de hojas de consuelda», que aconsejo no consumir. En mi opinión, las mujeres embarazadas o en periodo de lactancia deberían abstenerse de tomar cualquier tipo de medicina. En caso de duda, consulta con tu médico o un buen manual de plantas medicinales (como *El libro de las hierbas,* de John Lust) antes de emplear cualquier remedio herbal. Es importante enfrentarse a cualquier posible objeción por parte del médico con una clara comprensión de la «norma de la consuelda»: hojas frescas, externamente; decocción de raíces hervidas, internamente.

La alantoína, una sustancia muy abundante en la consuelda, puede tener mucho que ver con la gran eficacia de esta planta. La alantoína ayuda a las células a crecer, y a crecer juntas. Puesto que eso es precisamente lo que se necesita para curar úlceras, tumores, quemaduras, cortes y huesos fracturados, no debe extrañarnos que la consuelda se haya ganado el respeto de la medicina popular de todo el mundo. Si deseas saber cómo, por qué y qué cura la consuelda, además de información detallada sobre la estructura química de la alantoína, pues leer el olvidado trabajo de sesenta páginas titulado *Narrative of an Investigation Concerning an Ancient Medicinal Remedy and its Modern Utilities,* de los doctores Charles J. MacAlister y A. W. Titherley. Está repleto de historiales médicos, investigaciones e información histórica, observaciones clínicas, apuntes sobre el cáncer e instrucciones para preparar los remedios. Este libro de 1936 es todavía más singular que el artículo del doctor Kirschner que cité anteriormente. Es posible conseguir reimpresiones de ambos con microfilm. Tal vez sea una buena idea pedirle al responsable de los servicios interbibliotecarios de tu ciudad que te ayude a conseguir una copia de cada uno.

Lecturas recomendadas

Cameron, E. y Pauling, L., *Cancer and Vitamin C*, edición revisada. Filadelfia: Camino Books, 1993.

Harold, W., «Manner: the man who cures cancer». *Mother Earth News.* (noviembre-diciembre de 1978): 17-24.

Hanck, A., *Vitamin C: New Clinical Applications*. Bern: Huber, 1982, 103-113.

Hoffer, A., *Vitamin C and Cancer: Discovery, Recovery, Controversy*. Kingston, ON: Quarry Press, 1999.

Kulvinskas, V., *Survival into the Twenty-First Century*. Wethersfield, CT: Omangod Press, 1975.

Moss, R., *The Cancer Syndrome*. Nueva York: Grove Press, 1980.

_____*The Cancer Industry*. Nueva York: Paragon Press, 1989.

Murata, A., Morishige, F. y Yamaguchi, H., «Prolongation of survival times of terminal cancer patients by administration of large doses of ascorbate». *Int J Vitamin and Nutrition Res Suppl* 23 (1982): 103-113.

Orme-Johnson, D., «Medical care utilization and the transcendental meditation program». *Psychosom Med* 49 (1987): 493-507.

Pauling, L., *How to Live Longer and Feel Better.* Nueva York: W. H. Freeman, 1986.

Riordan, H. D., Jackson, J. A. y Schultz, M., «Case study: high-dose intravenous vitamin C in the treatment of a patient with adenocarcinoma of the kidney». *J Ortho Med* 5 (1990): 5-7.

Riordan, N. H., Riordan, H. D., Meng, X., Li, Y. y Jackson, J. A., «Intravenous ascorbate as a tumor cytotoxic chemotherapeutic agent». *Medical Hypotheses* 44 (marzo de 1995): 207-213.

Riordan, N., Jackson, J. A. y Riordan, H. D., «Intravenous vitamin C in a terminal cancer patient». *J Ortho Med* 11 (1996): 80-82.

Stone, I., *The Healing Factor: Vitamin C against Disease.* Nueva York: Grosset and Dunlap, 1972.

Wigmore, A., *Why Suffer?* Nueva York: Hemisphere Press, 1964.

_____*Recipes for Longer Life.* Garden City Park, NY: Avery, 1982.

_____*Be Your Own Doctor.* Garden City Park, NY: Avery, 1983.

Williams, R. J. y Kalita D. K., eds. *A Physician's Handbook on Orthomolecular Medicine.* New Canaan, CT: Keats Publishing, 1977.

Cáncer (La terapia Gerson)

Max Gerson fue un genio de la medicina que estuvo entre nosotros.

ALBERT SCHWEITZER, premio Nobel.

El doctor Max Gerson comenzó su actividad profesional como un distinguido médico y terminó considerado un charlatán. Este experto científico le dio la espalda a la medicina convencional y nunca se retractó de ello.

Un doctor renegado no encaja muy bien con la imagen que se tiene de un charlatán. Deseamos que los charlatanes sean vilipendiados, al igual que Homer Simpson desearía que sus conocidos gays también lo fueran. Solo un verdadero charlatán fanático, un embaucador fraudulento, un delincuente extravagante totalmente inculto puede provocar el suficiente rechazo como para asustar a sus potenciales pacientes y hacer que estos se arrojen a los brazos abiertos de los médicos convencionales. Max Gerson, por lo tanto, fue un problema desde el principio, así que lo mejor era dejarlo en el olvido. Estaba demasiado cualificado, tenía demasiada experiencia y era demasiado radical. Si desearas encontrar alguna referencia positiva sobre él en algún manual de medicina o historial médico, tendrías que buscar durante mucho tiempo y la tarea sería muy ardua. Sin embargo, este hombre desarrolló el tratamiento contra el cáncer más exitoso que existe... y lo hizo hace más de sesenta años.

Gerson fue cirujano del ejército alemán durante la primera guerra mundial. Allí, trabajaba junto a otros médicos veinticuatro horas al día, casi sin parar, haciendo lo que podía con lo que quedaba de sus compatriotas evacuados de los frentes. El bloqueo a Alemania por parte de la armada británica provocó una nefasta escasez de morfina para los pacientes en fase posoperatoria. Los médicos, que bebían café para mantenerse despiertos día y noche y poder operar, descubrieron que también aliviaba el dolor de los soldados heridos. Hasta la fecha, la cafeína es un ingrediente activo en muchos analgésicos fuertes. Puesto que bastantes soldados habían perdido parte del rostro, la garganta o el estómago, tenían que alimentarlos por vía rectal —una práctica que no era inusual en aquella época—. A las desesperadas enfermeras les indicaron que añadieran café al agua que preparaban para los enemas de los soldados. Y funcionó: todo vale en las situaciones de emergencia.

Esa fue la primera razón por la que, más adelante, el doctor Gerson recomendaría enemas de café a los pacientes de cáncer: alivio del dolor. Después, habló de otro beneficio: el café por vía rectal parecía estimular el hígado para que eliminase residuos del organismo. No fue ni el primero ni el último en creer que la «acumulación de toxinas» es una de las causas del cáncer. Los charlatanes insisten mucho en esa idea... y probablemente sea muy acertada.

La cualidad preventiva del cáncer que presentan las dietas con alto contenido en fibra respalda esa idea. Un estudio mostró que la tasa de cáncer de mama en las mujeres hispanas era inferior a la de las mujeres blancas y negras. Una vez se consideraron todos los posibles factores, solo se pudo encontrar una diferencia: las hispanas comían considerablemente más alubias que las blancas y las negras. Casi con toda seguridad, el secreto es la fibra. Otra investigación mostró la otra cara de esta conclusión: las dietas bajas en fibra son cancerígenas. Si se sigue una dieta baja en fibra, cualquier agente cancerígeno que se ingiera permanece durante más tiempo en el tracto digestivo. Este hecho equivale a mayores probabilidades de carcinogénesis.

La fibra en abundancia también ayuda a que el cuerpo elimine el exceso de sustancias químicas endógenas, como el estrógeno, disminuyendo así la posibilidad de desarrollar algunos cánceres hormonodependientes. Además, la fibra soluble elimina el exceso de ácidos biliares (residuos de la digestión de grasas), los cuales también se relacionan con el cáncer. En *Save your Life Diet*, del doctor David Reuben, se habla en detalle del papel que desempeña la fibra como anticancerígeno. El libro salió en la década de los setenta: esta información no es nueva. Sin embargo, ¿por qué no se sabe más de esto? La fibra es demasiado barata como para que cualquier compañía farmacéutica haga con ella su agosto. Se gana más dinero con la quimioterapia que con el salvado de trigo.

La meta del enfoque Gerson, que la convierte en el extremo opuesto de la quimioterapia, es tratar de desintoxicar el cuerpo, centrándose en restablecer y reforzar la función hepática. ¿Se trata de un enfoque razonable? Bueno, puesto que pesa alrededor de dos kilos, el hígado es la glándula más grande del cuerpo. En él se produce la desintoxicación del alcohol y las drogas, y podría desintoxicar al paciente de cáncer. En ese caso, el hígado podría ser el órgano clave a la hora de centrar la terapia del cáncer.

A fin de estimular la capacidad del cuerpo para luchar contra esta enfermedad, el doctor Gerson empleó la terapia más maldita del siglo XX: las vitaminas. Y por si fuera poco, fue de los primeros en recomendar un abundante consumo de zumos de verduras.

Aunque parezca mentira, Max Gerson empezó a estudiar las vitaminas y los zumos a causa de sus graves migrañas crónicas. Los fármacos que había en aquel momento no le ayudaban. Recuerda que era médico y conocía muy bien los medicamentos. Nada daba resultados, de modo que Gerson intentó seguir la lógica de ese gran personaje que nunca existió, Sherlock Holmes: si todas las explicaciones razonables fallan, la respuesta debe de ser la que no tiene lógica. Inmerso en la sinrazón que solo el dolor es capaz de generar, Gerson probó con diferentes alimentos, creando así una primera versión de lo que probablemente se parece mucho a un test de alergias. Y descubrió que los zumos vegetales, y no los medicamentos, eran la cura para sus dolores de cabeza. Se quedó tan sorprendido como lo estarías tú, quizá incluso más, porque era un médico que recetaba fármacos, al que no le habían enseñado nada relacionado con la medicina natural, a excepción, tal vez, del desprecio.

El éxito llama al éxito. Se corrió la voz y la gente empezó a buscar a aquel médico que curaba migrañas que otros facultativos no habían podido curar. Gerson comenzó a darse cuenta de que muchos de sus pacientes con migrañas también se curaban de toda una variedad de dolencias que en un principio no le habían comentado. Llegó a la conclusión de que el régimen de zumos era una «terapia metabólica» inespecífica y de gran alcance. Si este concepto te molesta, piensa en la cantidad de enfermedades que se supone que puede curar un determinado antibiótico.

Hasta ese momento, Gerson ni siquiera había pensado en tratar el cáncer. Cuando finalmente le pidieron que probara, rechazó la oferta, pues no tenía intención de que se le conociera como un charlatán más, relacionado con esa enfermedad. Pero la presión por parte de algunos pacientes que la padecían, le llevó a cambiar de opinión. No muy convencido, comenzó a utilizar su terapia metabólica para limpiar y restablecer el organismo, y curó a más de un 50% de pacientes terminales de cáncer. Esta extraordinaria tasa de éxito fue en parte la base de la comparecencia ante el Congreso de 1946 sobre las terapias para tratar el cáncer. Gerson presentó cincuenta de sus cuidadosamente documentados historiales ante el comité de investigación. La radioterapia, la cirugía y la quimioterapia fueron aprobadas para «combatir el cáncer». Las vitaminas, los zumos y el propio Gerson quedaron excluidos por apenas unos votos.

Bueno, ¿qué esperabas? Su error, y era un gran error, fue recomendar enemas de café a los pacientes de cáncer. El hecho de que se recuperaran era algo secundario. Aquello parecía propio de charlatanes. Los zumos y las vitaminas solo añadían más insultos a esa injuria. En el Congreso, lo malinterpretaron y no separaron el grano de la paja. Gerson se convirtió así en un intruso de la medicina durante el resto de su vida.

A lo largo de más de sesenta años, las investigaciones y los tratamientos del cáncer se han limitado exclusivamente a cortar, destruir y drogar: cirugía, radioterapia y quimioterapia. Se gastan miles y miles de millones de dólares en investigar cualquier tipo de tratamiento, excepto los nutricionales. Es el ridículo, y no la ciencia, lo que aleja a la terapia Gerson de las consultas de los oncólogos de tu ciudad. Haz una sencilla prueba: pregunta a diez médicos qué piensan del uso de la terapia Gerson como tratamiento contra el cáncer. Hay muchas probabilidades de que todo lo que sepan de él es que administraba enemas de café. «¿Lo quieres con leche y azúcar?», me dijo en cierta ocasión un médico. Y tal vez oigas cosas peores.

Posiblemente, el mejor comentario que han hecho de Gerson proviene del gran premio Nobel Albert Schweitzer:

Veo al doctor Max Gerson como uno de los más eminentes genios de la historia de la medicina. Logró mucho más de lo que parece posible bajo condiciones realmente adversas. Se han adoptado muchas de sus principales ideas sin que su nombre figure vinculado a ellas. Nos deja un legado que exige atención y que, en algún momento, le garantizará el lugar que le corresponde. Aquellos a quienes ha curado darán fe de la validez de sus ideas.

Lecturas recomendadas

Gerson, C. y Walker, M., *The Gerson Therapy*. Nueva York: Kensington, 2001.

Gerson, M., *A Cancer Therapy: Results of Fifty Cases and the Cure of Advanced Cancer*. San Diego, CA: The Gerson Institute, 2000.

Straus, H., *Dr. Max Gerson: Healing the Hopeless*. Kingston, ON: Quarry Press, 2002.

Cortes, heridas y astillas (¡ay!)

Cuando recibí la carta de una mujer que me pedía instrucciones para practicarse ella misma una operación quirúrgica torácica –por correspondencia– me di realmente cuenta de la absoluta necesidad de ser claro a la hora de escribir una sección como esta. Por tanto, tengo que decir que no me opongo al uso de las legítimas habilidades de los expertos profesionales de la medicina. Por supuesto, pídele siempre primero consejo a tu médico. Existen límites a lo que puedes hacer. (Dicho sea de paso, le dije a la mujer que fuera a ver a un cirujano. Y pensé seriamente en sugerirle que acudiera también a un psiquiatra.) Sin embargo, todavía hay muchas cosas que podemos hacer nosotros mismos –y sin duda mucho mejor que un médico presionado y apresurado.

A continuación te ofrezco uno o dos de los encantadores dramas médicos de mi infancia, o tal vez debería decir traumas médicos.

De niños, siempre estábamos construyendo algo en el bosque que había detrás de la casa de mis padres. Tras edificar nuestro fortín en un árbol (¡nada que ver con una simple casita!), prácticamente vivíamos en él. Como los guantes de trabajo eran cosa de «mariquitas», éramos candidatos preferentes a todo tipo de cortes. Especialmente en las manos.

La primera línea de tratamiento venía de mi padre. Al fin y al cabo, era quien siempre le hacía las curas a nuestro viejo gato, *Tony*. Las aficiones nocturnas de *Tony* le hacían regresar a casa sin varias porciones de pelo, piel y orejas. Nos las arreglábamos con una botella de agua oxigenada, puesto que los veterinarios solo eran para las mascotas de los niños ricos.

Para las astillas de madera, papá utilizaba el probado y eficaz método militar: esterilizar una aguja de coser (cuanto más grande, mejor) y, sin más ceremonias, pinchar y sacar las astilla. Esta forma de ataque frontal daba buenos resultados, aunque, por supuesto, dolía. En una ocasión, sin embargo, me clavé una astilla justo debajo de la uña, y hasta mi padre se echó atrás. Me sentí encantado cuando me llevaron al médico. Estaba seguro de que allí recibiría los cuidados expertos e indoloros de un profesional comprensivo.

En mi caso, no fue así.

El médico me sentó en su anticuada y polivalente camilla de cuero, y me tiñó el dedo de naranja con un montón de mercurocromo (23% de mercurio en una solución coloreada). Después, se dirigió a su pequeña vitrina blanca de tesoros y, con calma, extrajo unas tijeras de ojales negros. El aspecto de los filos es tremendo cuando ves cómo se acercan a las pequeñas puntas de tus dedos.

Sin una palabra, y sin anestesia, el médico comenzó a extirparme la uña. Me quedé tan sorprendido que casi no pude gritar... durante unos instantes. En unos cuantos minutos agonizantes, me quitó la mitad de la uña junto a la astilla. Llegué a la conclusión de que el verdadero papel del mercurocromo era ocultar el color de la sangre, y casi lo consigue. Sin duda, el dolor cuando te quitan una uña a la brava tiene más que ver con las historias de tortura de los prisioneros de guerra que con la consulta de un médico.

Casi inmediatamente después de ese episodio decidí no solo que mi padre podría haberlo hecho igual de bien, sino que yo también. Al fin y al cabo, en casa teníamos unas tijeras casi tan grandes como las que el médico había utilizado.

La siguiente vez que me clavé una astilla debajo de la uña, tuve la inspirada idea de evitar de forma activa las tijeras, la aguja, el hacha de guerra o lo que fuera que quisieran echarme encima. Ya tenía alguna experiencia con «el ungüento negro» (creo que la marca que se utilizaba por entonces se llamaba Ichthamol). Se trata de una pomada negra que ayuda a extraer el pus de la herida o el forúnculo. Me pregunté si también ayudaría a sacar una astilla de madera, así que apliqué una pequeña bolita de ungüento en la zona, la cubrí con una gasa y esperé.

A la mañana siguiente, por debajo de la uña sobresalía una parte de la astilla lo suficientemente grande como para agarrarla con unas pinzas y extraerla.

Sin dolor. Sin sangre. Sin necesidad de habilidades especiales.

¿Cómo funciona el ungüento? No tengo ni idea. Pero he visto sus resultados una y otra vez.

Equipo necesario: ungüento negro (disponible en algunas farmacias), las pinzas de depilar de tu madre y una tirita.

Subamos ahora las apuestas iniciales y consideremos los cortes profundos y las heridas. ¿Cómo podemos cerrarlos sin puntos de sutura?

Con vendajes o apósitos mariposa, también disponibles en cualquier farmacia.

Los apósitos mariposa parecen lacitos de papel blanco para muñecas. Se estrechan en el centro, de ahí el nombre, y en la parte posterior llevan un potente adhesivo. Para usarlos correctamente, primero debes restañar la sangre para poder ver lo que haces y asegurarte de que pegue bien. Para ello, suele bastar con presionar sobre la herida, o algo más arriba. Después, con una gasa o un trapo limpio seca la zona lo mejor que puedas. No utilices pañuelos de papel ni papel higiénico, ya que se deshacen cuando se empapan y lo dejan todo perdido. Las toallas de papel sí pueden servir. Quita el plástico que protege el adhesivo de un lado del apósito; esto resulta más fácil si alguien puede ayudarte. Luego, coloca el apósito como si fuera un puente sobre la herida para mantener el corte unido. El *truco* consiste en estirar un poco al ponerlo. Para ello, tienes que colocar la primera parte del apósito más lejos del corte de lo que crees que deberías. Así, al tirar hacia el otro lado del corte, lo cerrarás. Mantenlo ahí, quita el protector del adhesivo del otro lado y presiona para finalizar la maniobra. Si lo prefieres y te resulta más cómodo, puedes quitar los dos plásticos protectores del adhesivo al principio, pero así es como lo hago yo.

No esperes que te quede bien la primera vez. Ten a mano al menos media docena de apósitos mariposa y no te preocupes si tienes que desechar unos cuantos e intentarlo de nuevo. Sin embargo, si mantienes la zona del corte tan seca como sea posible, es probable que te salga bien en los primeros intentos.

Aunque haya cerrado bien, normalmente suelo aplicar un segundo apósito mariposa. Siempre lo hago, aunque el corte sea pequeño. Aplico el segundo en ligero ángulo con el primero, para abarcar diferentes zonas de piel y aumentar la probabilidad de éxito. El resultado tiene forma de X e impresiona mucho a los niños. Después, cubro la X con una tirita ancha, o dos. Esto ayuda a que los apósitos mariposa se mantengan en su sitio, y, hasta cierto punto, también evita que se humedezcan —los apósitos húmedos pierden el pegamento y se caen antes—. Siempre es mejor cambiar las tiritas externas que los apósitos mariposa, porque resulta más fácil ponerse una tirita normal. Lo ideal es retirar las suturas mariposa cuando ya hayan pasado varios días o una semana, dependiendo de la gravedad del corte. De ese modo, las capas profundas de la piel se cierran tan bien como las de la superficie, y es improbable que la herida vuelva a abrirse.

Si se trata de una herida grande, puedes repetir el proceso de «hacer puentes» con unas cuantas cruces de apósitos mariposa. Siempre hay un límite en cuanto a lo que tú puedes hacer, así que busca asistencia médica siempre que la necesites.

Un consejo: a medida que la piel se cura, tiende a secarse, tirar y picar. Un poco de vitamina E en la herida, extraída de una cápsula que hayas pinchado previamente, será de ayuda. No hagas esto demasiado pronto, y no solo porque el aceite de las cápsulas de vitamina E estropearían el adhesivo de los apósitos, sino también porque las modestas propiedades anticoagulantes de esta vitamina retrasarían la cicatrización. Espera unos días o una semana, hasta que la herida esté sólidamente cerrada y puedas retirar los apósitos. Como nota al margen, quisiera mencionar que puedes ahorrarles a tus hijos el dolor de quitarles las tiritas (tanto de golpe como poco a poco, siempre duele si hay vello debajo) con esta técnica de la vitamina E. Nunca volverás a oír un ¡ay!, porque las tiritas caen fácilmente por sí solas y, además, los niños se beneficiarán de las propiedades curativas de la vitamina E.

Por si esto fuera poco, si no dejas de poner dos veces al día una cantidad diminuta de vitamina E, no habrá complicaciones (ni infecciones, ni cicatrices, ni formación de queloides). Una vez más, asegúrate siempre de que la zona está seca. La vitamina E y el agua no pueden mezclarse. También puedes aplicarla a los puntos de sutura convencionales, pues reduce rápidamente la irritación y la hinchazón en toda la zona tratada.

El sangrado limpia de forma natural las heridas, así que rara vez hay necesidad de recurrir a los antisépticos o antibióticos. Si la herida no está perfectamente limpia, suelo aplicarle tintura de yodo. ¡Pero no inmediatamente, que duele! Espera un par de días a que la herida esté ligeramente roja. La tintura de yodo, al contrario que la vitamina E, no suele estropear los apósitos, y puede aplicarse antes, pero siempre en poca cantidad. (Deberás retirar antes los apósitos externos, pero así podrás ver cómo evoluciona la herida.) No necesitas quitar los apósitos mariposa; simplemente, pon el aplicador de yodo encima de un extremo de la herida y el líquido irá hacia dentro por sí solo. Por lo general, una o dos aplicaciones son suficientes si después continúas con el tratamiento de vitamina E que mencioné anteriormente.

En resumen:

1. Presiona para detener el flujo de sangre.
2. Seca la herida.
3. Aplica el apósito o los apósitos mariposa.
4. Cubre con tiritas.
5. Aplica vitamina E por vía tópica cuando el proceso de cicatrización ya ha comenzado.

Confieso que odio tener que comprar tiritas. Eso me pasa porque soy padre, y sé muy bien para quiénes las compro. En especial, siempre me quejo cuando adquiero apósitos mariposa. Lo único bueno que tienen es que funcionan tan bien o mejor que su alternativa: los puntos de sutura. Solo los utilizo muy de vez en cuando. En cierta ocasión, cuando mi hija estaba en la escuela primaria, se cayó y se hizo un corte en el mentón. Al bajarse del autobús, vimos que llevaba puesta una tirita. Se la quitamos y observamos que el corte era demasiado profundo; dejaba expuesta la capa de grasa amarillenta. Le puse dos apósitos mariposa para mantener la piel firmemente unida. Unos cuatro o cinco días después, comenzamos a aplicar vitamina E en la zona. La curación fue tan buena que es imposible encontrar lo que con toda seguridad habría sido una cicatriz si hubiéramos optado por los puntos de sutura. Años antes de este episodio, yo mismo sufrí un profundo corte en la barbilla y me dieron puntos (no conocía entonces los apósitos mariposa). Hasta el día de hoy conservo la cicatriz (que escondo muy bien debajo de la barba).

He observado personalmente cómo les ponen puntos de sutura a los niños en las salas de urgencias. Es un panorama que debemos evitar. En el caso de mi hija, lo conseguimos. La herida se cerró eficazmente sin agujas, sin el dolor que estas causan y sin el estrés de tener que acudir a urgencias. No es una tarea que me agrade, pero prefiero ser yo quien les haga esas curas a mis hijos. Y creo que ellos también lo prefieren.

Si es una cuestión de preparación, entonces debemos estar preparados, porque es posible que el personal de urgencias no lo esté. «Muchas salas de urgencias de Estados Unidos están llenas de médicos a los que nunca les enseñaron a tratar un infarto, practicar la reanimación a un niño o parar una hemorragia», dice *Democrat and Chronicle*, de Rochester, Nueva York. Según «el doctor L. Thompson Bowles, presidente del Colegio Profesional de Médicos Forenses y presidente de un grupo de treinta y ocho autoridades médicas que analizaron este problema... muchos [médicos de servicios de urgencias] carecen de entrenamiento y experiencia en todo lo relacionado con la atención primaria».

Sin embargo, si realmente necesitas una ambulancia, ¡llámala! Para las lesiones graves y otro tipo de problemas serios necesitamos la tecnología médica. Aunque los médicos residentes no tengan experiencia, es posible que las enfermeras y los auxiliares sí la tengan. No obstante, sostengo que podemos responsabilizarnos de gran parte de nuestra salud, más de lo que la mayoría de los médicos nos dejarían y de forma más simple de lo que admitirían. De hecho, aprendí a usar los apósitos mariposa hablando por teléfono con un amigo y leyendo las instrucciones del envoltorio. Fue un tiempo bien empleado que me sirvió para evitarle dolor y una cicatriz facial a mi hija.

Lecturas recomendadas

Werner, D., *Where There Is No Doctor: A Village Health Care Handbook*. Berkeley, CA: Hesperian Foundation, 1992. (Aunque el enfoque es alopático, se trata de uno de mis libros favoritos. Contiene información sobre cómo fabricar tus propios apósitos mariposa, ponerle suturas a una herida, curar fracturas y mucho más de lo que te puedas imaginar.)

Dedo en gatillo

Gracias a los almacenes J. J. Newberry, evité una operación quirúrgica en la mano. Dos veces. Newberry, en Batavia, Nueva York, era una tienda de todo a un dólar con un suelo de madera que crujía y el techo de metal. Desde la desvencijada barra cromada de comidas, en la que vendían perritos calientes empapados de grasa, hasta el claustrofóbico sótano, donde estaba el departamento de mascotas (y de iguanas), cada visita a los almacenes Newberry era como un viaje a los años cuarenta. Mis amigos y yo peregrinábamos hasta allí cada vez que íbamos a la ciudad.

Llevaba un tiempo con problemas en la mano izquierda. Un quiropráctico amigo mío me dijo que estaba desarrollando dedo en gatillo, y estoy seguro de que no se equivocaba. Cada vez que giraba la mano, el dedo anular se quedaba agarrotado hacia abajo. Eso me resultaba especialmente molesto, porque tanto a mi madre como a mi padre los habían operado de este problema —en el caso de mi padre, nueve veces—. «Genial —pensé—, ahora mi toca a mí, con treinta años, y en los estudios de posgrado».

Una tarde, estaba en clase de estadística, tratando de mantenerme despierto. La mano me dolía tanto y estaba tan agarrotada que me movía y me retorcía constantemente. Mis compañeros de clase probablemente pensaron que quería ir al cuarto de baño. Flexioné la mano, la estiré y la giré. Chasqueé los nudillos (en silencio) y doblé la muñeca. Comencé a sentirme un poco mejor, pero no demasiado. Continué esporádicamente con este improvisado experimento, estimulado por el aburrimiento de las desviaciones estándar, las pruebas de dos colas y el *ji* cuadrado.

Después, me agarré la muñeca con la otra mano y tiré hacia abajo. Sentí un tirón y después un sonido en la muñeca. Me sujeté una parte más ancha del brazo, cerré la mano, giré los dedos y tiré, y volvió a suceder otra vez. A esas alturas, ya casi había perdido el hilo de la clase, al igual que mis compañeros, aunque por un motivo diferente. Detuve mi experimento y me apresuré a tomar notas de nuevo y hacer preguntas.

Ahora volvamos a Newberry, los almacenes de todo a un dólar, ¿recuerdas? Era un viernes por la tarde, sobre las cinco y media. Estaba husmeando por la tienda, en busca de gangas. En un desvencijado expositor con estantes de metal, vi unas pelotas de goma dura, de unos ocho centímetros de diámetro. Probablemente habían sido diseñadas como juguete para un perro de tamaño medio. Eran de goma sólida, no tenían pintura, y te daban tres por un dólar. Hice acopio de ciertos instintos desconocidos, me lancé y compré dos.

Todavía tenía el problema del dedo en gatillo, pero me había quedado con la experiencia de la clase de estadística de que agarrar algo, doblar la mano y estirar la muñeca producía un chasquido en esta que me aliviaba. Comencé a practicar el mismo procedimiento mientras sostenía una pelota en la mano. Descubrí que, si la agarraba con todos los dedos excepto el pulgar, podía hacerla rodar desde la punta de los dedos hasta la muñeca, y doblar esta cada vez más. Además, si me agarraba la muñeca con la otra mano, podía decidir hacia dónde doblar la mano y la muñeca, y estirarlas más. Las recompensas tangibles fueron inmediatas: un chasquido en la muñeca y un profundo alivio en la mano.

Entre las dos manos, hay más de cincuenta huesos, casi una cuarta parte de los que forman el cuerpo. La muñeca se compone de muchos huesos pequeños, a través de los cuales pasa un complicado sistema de nervios, vasos sanguíneos, ligamentos y tendones. La fisioterapia para el tratamiento del síndrome del túnel carpiano y otros trastornos de movimiento es una idea bastante nueva, pero el tratamiento con «pelota dura» para el dedo en gatillo era algo de lo que nunca me habían hablado.

El resultado final, sin embargo, fue un éxito rotundo. Tras un periodo de tres semanas como mucho, el problema desapareció por completo. Sin dolor, molestias ni rigidez. Ya no había agarrotamiento. Únicamente con una pelota de treinta y cuatro centavos (más impuestos) de almacenes Newberry, que utilizaba dos veces al día.

Aunque los almacenes Newberry ya han cerrado, todavía hay más. Durante el chequeo médico que me hago una vez cada década, informé al médico de un pequeño bulto que tenía en la muñeca. Era pequeño y duro, en la zona externa, a unos cinco centímetros de la parte baja del pulgar.

—Un quiste ganglionar —dijo.

Ah, claro, el quiste «bíblico». Antiguamente, los médicos los eliminaban a golpes con la ayuda de cualquier libro grande que tuvieran a mano. Sin embargo, el mío me envió a un especialista.

El cirujano me explicó cómo me arreglaría el brazo, el tipo de anestesia que utilizaría, cómo cortaría el suministro de sangre y dónde haría la incisión. Añadió más detalles que me dejaron muy sensibilizado.

—¿Qué sucedería si decido no operarme? —pregunté.

—Puede empeorar. Probablemente nunca mejore.

Cuando salía, uno de los asistentes me pidió que me quedara un momento y fijara una fecha para la operación, pero seguí caminando. No estaba seguro de querer pasar por todo eso por un quiste en la muñeca.

Continué practicando los ejercicios con la pelota varias veces a la semana como prevención para el dedo en gatillo. Y el tiempo pasó.

Un día, advertí que el bulto de la muñeca había desaparecido. Nadie me lo había golpeado con el Viejo Testamento, ni me lo habían operado. El bulto todavía no ha regresado, nunca ha vuelto, todavía no sé qué habrá sido de él.

Los almacenes Newberry le ahorraron un montón de dinero a mi seguro médico y me ayudaron a evitar dos intervenciones quirúrgicas. Todavía conservo las pelotas. Coste total de mi terapia: sesenta y siete centavos. Más impuestos.

Depresión

Antes de que la Administración de Alimentos y Fármacos retirara del mercado todos los suplementos de triptófano debido a un fallo en el proceso de elaboración, millones de personas tomaban asiduamente, y con total seguridad, este aminoácido a la hora de la cena, normalmente entre 500 y 2.000 mg, para que les ayudara a dormir. Dentro del organismo, el triptófano se descompone y se convierte en niacina, inductora del sueño y reductora de la ansiedad. Y lo que es todavía más importante: el triptófano también se convierte en serotonina, uno de los neurotransmisores más esenciales. La serotonina es responsable de la sensación de bienestar y sosiego. Provoca un efecto tan profundo que Prozac, Paxil y otros antidepresivos similares están concebidos para mantener esos niveles de serotonina artificialmente altos. Sin embargo, puedes conseguir el mismo efecto de forma natural a través de la dieta. ¡Nadie podrá decirte que las alubias, los guisantes, el queso, las semillas de girasol y los beneficiosos brotes de trigo son tóxicos si los comes en abundancia!

Si tomas muchos hidratos de carbono en tus comidas, ayudarás a que el triptófano vaya a donde más bien hace: el cerebro. Para que este aminoácido pueda atravesar la barrera de sangre del cerebro y llegar allí, se necesitan carbohidratos. De forma que es más eficaz tomar queso con galletitas saladas que únicamente queso. Ahora, amigos de los animales, tapaos los oídos, porque voy a permitir que se coma de vez en cuando algún pájaro muerto. Las aves, especialmente las de carne oscura, son muy ricas en triptófano (y también económicas). Añade patatas y guarnición, y sabrás la razón por la cual todo el mundo se tumba a la bartola en el sofá y emite una tormenta de ronquidos tras la típica comida del Día de Acción de Gracias. Pero, para que puedas seguir mirando a tu periquito a los ojos después del cuarto jueves de noviembre, te contaré cómo hacer para cargarte de triptófano sin dejar de ser vegetariano.

Piensa que cinco raciones de alubias, unas cuantas porciones de queso o mantequilla de cacahuete o varios puñados de anacardos proveen entre 1.000 y 2.000 mg de triptófano, que darán el mismo resultado que los antidepresivos con receta —no se lo digas a las compañías farmacéuticas—. Algunos escépticos piensan que los gestores de las farmacéuticas ya lo saben, y por esa razón la Administración de Alimentos y

Fármacos no permite que se vendan suplementos de triptófano. Como prueba, aquí tienes dos citas:

> Prestad especial atención a lo que sucede con los suplementos dietéticos en términos legislativos... Si esos esfuerzos dan resultado, se podría crear un tipo de producto que compitiera con los fármacos autorizados. El establecimiento de una diferente categoría reguladora para los suplementos podría sesgar los derechos de exclusividad que disfrutan los titulares de las patentes de fármacos autorizados.
>
> David Adams,
> subdirector de la comisión política de la Administración
> de Alimentos y Fármacos en la reunión anual de la
> Asociación Informativa sobre Fármacos, 12 de julio de 1993

> El grupo de trabajo ha considerado muchos factores en sus deliberaciones, entre ellos garantizar que la existencia de suplementos dietéticos en el mercado no constituya una traba para el desarrollo de los fármacos.
>
> Informe del grupo de trabajo sobre
> dietética de la Administración de Alimentos y Fármacos,
> publicado el 15 de junio de 1993

Recuerda que el triptófano es uno de los diez aminoácidos esenciales que necesitas para estar vivo. Por ley, ha de añadirse a los alimentos líquidos para ancianos y a todos los preparados infantiles. No obstante, los suplementos de triptófano siguen siendo ilegales. En las tiendas de alimentación natural, puedes comprar de forma legal L-5-hidroxitriptófano (5-HTP), uno de sus derivados que no requiere receta médica. Lamentablemente, el 5-HTP es bastante caro. La buena noticia es que la vitamina C, tomada en grandes cantidades, hace que el organismo convierta el triptófano que obtienes a través de la dieta en 5 HTP, y después en serotonina.

Así que, ¡adelante!, come y sé feliz.

Alimentos ricos en triptófano

La información sobre el contenido de este aminoácido de los alimentos proviene del Departamento de Agricultura de Estados Unidos, y las cantidades están expresadas en miligramos por cada 100 gramos de alimento, una porción del tamaño de una baraja de cartas. No es una ración grande, por lo que, si así lo deseas, en una comida puedes duplicar o triplicar las cifras que aquí figuran.

LEGUMBRES Lentejas 215 Guisantes secos 250 Judías blancas 200 Judías pintas 210 Judías rojas 215 Soja 525	**FRUTOS SECOS Y SEMILLAS** Nueces de Brasil 185 Anacardos 470 Avellanas 210 Cacahuetes 340 Mantequilla de cacahuete 330 (natural, no la de elaboración industrial) Semillas de calabaza 560 Semillas de sésamo 330 Tahini (semillas de sésamo molidas) 575 Semillas de girasol 340 El resto de los frutos secos proveen al menos 130 mg por cada pequeña ración; normalmente, algo más
CEREALES Germen de trigo 265	**HUEVOS** 210
QUESOS Cheddar 340 Parmesano 490 Suizo 375 El resto de los quesos son menos ricos en triptófano, pero siguen siendo una buena fuente de este aminoácido	**AVES** 250 (Observa que las fuentes vegetarianas son tan buenas como las cárnicas, y a menudo mejores)

LEVADURA DE CERVEZA 700
Las carnes en general se consideran buenas fuentes de triptófano, y las vísceras parecen ser las más ricas. Sin embargo, la mayoría de las carnes contienen entre 160 y 260 mg por cada 100 gr, y las vísceras entre 220 y 330. ¡Con esas cifras no estamos obligados a ingerir carnes, sino alubias, quesos y anacardos!

Dermatitis

Cuando estaba en la universidad, un amigo mío acudió a un dermatólogo muy caro porque tenía un ligero sarpullido. El especialista le dijo que era «dermatitis» y le recetó una crema. La consulta le costó la mitad de su paga semanal, y cuando se dio cuenta de que «dermatitis» significa «piel que pica», se puso hecho una furia. Tal vez puedas ahorrarte algo de dinero, y también tiempo en la sala de espera, con mi receta «diez maneras de esquivar al dermatólogo»:

1. Usa champú con menos frecuencia. Si estás preocupado por algunos ligeros, pero molestos, problemas en el cuero cabelludo, merece la pena probar esto antes de gastarte un dineral en el médico. Un médico al que acudo una vez cada década me prescribió no uno, sino dos antibióticos (uno de uso tópico y otro oral) por una simple irritación crónica del cuero cabelludo. También me recomendó un champú muy caro y me dijo que lo usara muy a menudo. Tonterías. El problema desapareció en cuanto dejé de usar champú a diario y lo empecé a utilizar una vez a la semana. ¿Tendrá tu cabello un aspecto asqueroso? Vamos, ¿acaso lavas con champú a tu gato todos los días?

2. Usa menos jabón. No digo nada de jabón, ¡sino menos! No estoy sugiriendo que te conviertas en modelo de vagabundos, simplemente que emplees menos ese producto del que todo el mundo sabe que seca la piel. Utilizas jabones y detergentes para disolver la grasa y el aceite cuando lavas la ropa y friegas los platos. Todos sabemos que los jabones y los detergentes «cortan la grasa». ¡Bien! Eso mismo hacen con tu piel: quitarle los aceites naturales que la protegen, además de la hidratación y la suavidad que ningún producto del mercado podrá reemplazar. En cierta ocasión, un naturópata me dijo que todos deberíamos ducharnos sin jabón, a excepción de una sensata aplicación en ciertas partes que verdaderamente lo necesitan.

3. Los filtros solares no son suficientes para protegerte del sol. Para evitar las quemaduras solares, ponte un sombrero de ala ancha y utiliza ropas sueltas, frescas y cómodas. Sencillo, ¿verdad? Te quedarías verdaderamente sorprendido si supieras cuánta gente todavía no es consciente de que la capa de ozono no es lo que era hace treinta

años. En la actualidad, nos alcanzan más rayos ultravioletas (en especial UV-B) que hace una o dos generaciones. Puedes evitar prácticamente cualquier carcinoma de células basales o células escamosas simplemente poniéndote ropa. Me gusta el bronceado tanto como a cualquiera, pero tienes que utilizar el sentido común. Si te diagnostican cáncer de piel, incluso aunque fuera de fácil extirpación, ¿no harías cualquier cosa para volver atrás y poder prevenirlo? ¿No llevarías entonces sombrero y una falda de vuelo? Bueno, es el momento de empezar a hacerlo.

4. PÁSATE A LOS PERFUMES, JABONES Y DESODORANTES NATURALES. Para ello, tal vez tengas que dejarte caer por tu tienda favorita de productos naturales. ¡Hay muchas alternativas a los cosméticos químicos baratos y cáusticos que irritan tu piel! Conozco a dos personas que solían tener numerosas pequeñas formaciones de aspecto polipoide en el cuello y las axilas. Simplemente eran un poco antiestéticas –digamos que no quedaban bien con un traje de fiesta–. En un caso desaparecieron cuando la persona dejó de utilizar antitranspirantes, y en el otro cuando dejó de echarse perfume directamente sobre la piel. Lee las etiquetas: algunos desodorantes «naturales» no son tan naturales. Sin embargo, muchos suponen una gran mejoría y solo cuestan un poco más que los convencionales.

5. CUIDA LA SALUD DE TU PIEL DESDE DENTRO. Para tener una piel sana, cuídala. La piel es un órgano, como los pulmones o el corazón, solo que mucho más visible y de mayor tamaño. La piel, de hecho, es el órgano más grande del cuerpo. Aliméntala con nutrientes comiendo más fibra, probando una dieta vegetariana y ¿por qué no un ayuno a base de zumos? Comprueba tú mismo si un interior sano equivale a un exterior sano.

6. CHOCOLATE. Deja de comerlo. No es un mito, sino un hecho comprobado que comer un poco de chocolate de más afecta a la piel. Si dejas de consumirlo, tu piel mejorará con toda seguridad. Esto se debe en parte a las grasas que contiene, y en parte a la estructura química del cacao. Prueba y verás. Las fábricas de chocolate se las arreglarán bien sin tu ayuda.

7. USA MENOS POTINGUES PARA LA PIEL Y EL PELO. Te ahorrarás un montón de dinero y, además, si sigues las sugerencias anteriores, no los

necesitarás. Recuerdo un cómic de *Nancy* en el que se baña, se lava y se seca el pelo, y después lo llena de lacas, geles, espumas y todas esas cosas. Se mira en el espejo y, al darse cuenta de lo pegajoso que tiene el cabello, regresa a la bañera para lavárselo de nuevo. Vale, no es que sea el cómic más divertido que haya visto (ese, sin duda, es el de *Far Side* sobre «la verdadera razón de la extinción de los dinosaurios»), pero aclara lo que quiero decir.

8. TOMA VITAMINAS. A la piel le encanta la vitamina E (interna y externamente), las del grupo B y toda una variedad de nutrientes que normalmente no está presente en la dieta moderna.

9. TOMA MÁS LECITINA. La lecitina contiene ácidos linolénico y linoleico, ácidos grasos absolutamente esenciales. En la edad adulta, los norteamericanos tratan de reducir su ingesta de grasas (una buena idea en términos generales), pero nadie les ha contado que así pueden crearse una deficiencia de ácidos grasos. Puesto que los gobiernos, los profesionales de la salud y la mayoría de los dietistas no pueden admitir la necesidad que tenemos de suplementos alimenticios, será mejor que pensemos en ello nosotros mismos. La piel irritada, seca y agrietada, como resultado de la carencia de ácidos linoleico y linolénico, es algo muy común. Yo mismo me curé de una dermatitis en pocos días tomando tres cucharadas de lecitina al día. Con unas cuantas cucharadas a la semana evitas que vuelva a surgir. Sin necesidad de dermatólogos.

10. REDUCE EL ESTRÉS. (En el capítulo «Reducción del estrés» encontrarás sugerencias específicas.) Una observación personal: durante cuatro años sufrí mucho estrés en mi trabajo y advertí cuatro cosas: primero, el cabello se me volvió gris; segundo, se me caía el pelo cada vez que me peinaba; tercero, se me dejó de caer cuando comencé a tomar vitaminas; y cuarto, dejó de ponerse cada vez más gris cuando empecé a trabajar en lo que me gustaba. Creo que, en la actualidad, mi cabello es menos gris que en 1989. Puedes echar un vistazo a mi foto sin retocar de mi página web, maravillarte de mi peluquín, adivinar mi edad y enviarme tu respuesta. El ganador no recibirá absolutamente nada.

Bromeo con lo del peluquín. Todo el pelo es mío.

Diabetes

Una de cada dieciséis personas padece diabetes. Casi tres millones de norteamericanos necesitan insulina. Muchos casos de ceguera, amputaciones y muertes (más de ciento sesenta mil anualmente) son consecuencia de las complicaciones circulatorias que produce esta enfermedad. La diabetes mellitus consiste en un conjunto de desórdenes metabólicos que hacen que el cuerpo no produzca suficiente insulina.

La diabetes se divide en dos modalidades: la diabetes de tipo 1, a menudo llamada insulinodependiente o juvenil, que parece ser una enfermedad autoinmune (las propias células inmunitarias atacan al organismo) y es la más grave de las dos. Y la diabetes de tipo 2, con frecuencia denominada no insulinodependiente o de inicio en la edad adulta, que generalmente se presenta más adelante, en especial en personas obesas, y es el resultado de una dieta y unos hábitos de vida inadecuados: llega un momento en que el páncreas, enfrentado a un aluvión de carbohidratos simples, procedentes de dulces y almidones refinados que se han ido acumulando durante toda la vida, se agota y ya no puede producir insulina. Incluso muchos médicos ortodoxos están de acuerdo en que este tipo puede aliviarse a través de la dieta y los suplementos.

Las cinco obligaciones del diabético

1. **Elimina el azúcar.** Nadie le diría a un niño con una pierna rota que saltara desde el tejado del garaje. Pero quizá ni siquiera deberíamos permitir que los niños que no tienen una fractura en la pierna saltaran de los tejados de los garajes. Los dietistas nunca recomendarían que los diabéticos tomasen habitualmente grandes cantidades de dulces. Aunque, en realidad, nadie debería hacerlo. La gran mayoría se excede en el consumo de azúcar de una forma alarmante. ¿Podría esto no solo agravar la diabetes, sino también provocarla? En el caso de la diabetes de tipo 2, esto es casi seguro. Y con la de tipo 1, el riesgo está ahí. Eliminar el azúcar no tiene nada de negativo, a excepción, tal vez, de que tu dentista se quedaría sin trabajo. Evita también los almidones simples, como la pasta, el arroz y el pan blancos, porque se convierten rápidamente en azúcares. En su lugar, elige carbohidratos

complejos como el pan y el arroz integrales, que tardan más tiempo en convertirse en azúcares.

2. **Evita la leche.** El consumo de leche durante la infancia puede contribuir al desarrollo de la diabetes de tipo 1. Ciertas proteínas de la leche se parecen a las moléculas de las células beta del páncreas que segregan la insulina. En algunos casos, el sistema inmunitario crea anticuerpos contra la proteína de la leche, los cuales, por error, atacan y destruyen las células beta. Incluso una autoridad tan solemne como el ya fallecido doctor Benjamin Spock cambió sus recomendaciones en los últimos años de su vida y desaconsejó que se diera leche a los niños.

3. **Evita el fluoruro.** Se sabe que incluso una décima parte del máximo nivel de «seguridad» permitido por el gobierno de Estados Unidos (0,4 ppm) interfiere con la función renal, y en diabéticos se ha descubierto cierto grado de incapacidad para eliminar el fluoruro con normalidad. El fluoruro se acumula en los sistemas vivos –como, por ejemplo, tus hijos–, y puede hacerlo de forma especialmente acelerada en personas con diabetes nefrogénica, a causa del síndrome de polidipsia y poliuria que resulta de su mayor consumo, además de la tendencia excepcionalmente alta a retener fluoruros. Albert Burgstahler, profesor de química de la Universidad de Kansas, afirmó: «Se ha descubierto que los niños con diabetes insípida nefrogénica o diabetes pituitaria sin tratar desarrollan graves fluorosis dentales con aguas potables que contengan solo 1, o incluso 0,5, ppm de fluoruro» y que los diabéticos «son especialmente susceptibles a los efectos tóxicos del fluoruro». Aunque este resulta todavía más tóxico que el plomo, la Agencia de Protección Medioambiental permite que el agua contenga doscientas cincuenta veces más cantidad de fluoruros que de plomo (4,0 ppm frente a 0,015 ppm). Y su meta es reducir el nivel del plomo a cero. No tenemos tanta suerte con el fluoruro.

4. **Evita la cafeína.** La cafeína es una droga, y puede interferir en los niveles normales de azúcar en sangre. Incrementa el efecto de las hormonas glucagón y adrenalina, provocando que el hígado libere más azúcar en el torrente sanguíneo. Esto se traduce en un aumento de los niveles de glucosa en sangre. Cuanta más cafeína se consuma, mayor será el efecto.

5. **Cuestiónate la inmunización.** Ten cuidado con las vacunas. El historiador médico Harris Coulter ha observado que, en la actualidad, en Estados Unidos la diabetes es diez veces más frecuente que en 1940. En particular, la vacuna para la tos ferina incide especialmente en los centros productores de insulina del páncreas. La excesiva estimulación, y finalmente agotamiento, de estos centros puede llevar a la diabetes. El riesgo de padecer la de tipo 1 puede también verse incrementado con la administración de la vacuna de la hepatitis B a bebés de seis semanas.

Complejo de vitamina B

Uno de los comentarios sobre nutrición más mordaces que he leído es el del doctor Carlton Frederick en *Food Facts and Fallacies* (Hechos alimentarios y falacias), en el que afirma que los diabéticos podrían abandonar paulatinamente la insulina con dosis extremadamente altas de vitaminas del grupo B. Soy una persona bastante conservadora, y sinceramente tengo mis dudas de que un diabético de tipo 1 pueda alguna vez verse libre de la necesidad de inyectarse insulina. Por otra parte, he visto con mis propios ojos cómo esos diabéticos, cuando toman un complejo de 100 mg de vitaminas del grupo B cada dos o tres horas, necesitan cantidades de insulina significativamente menores. Los beneficios potenciales son tan grandes que pienso que los diabéticos deberían solicitar una prueba, prudentemente adaptada a su enfermedad, de la terapia megavitamínica, *con ajustes de las dosis de insulina realizados y supervisados por su médico.*

Una dosis diaria de entre 1.500 y 2.500 mg de niacina o niacinamida (una de las vitaminas del grupo B) puede mejorar la tolerancia a los hidratos de carbono en los diabéticos. Las personas con carencia de niacina pueden mostrar hipersensibilidad a la insulina, y, tras una inyección de insulina, sus niveles de azúcar en sangre descienden con más rapidez que en el resto de los pacientes. Esto significa que la niacina o la niacinamida ayudan a reducir la cantidad de insulina necesaria para mantener normalizados los niveles de azúcar en sangre de los diabéticos. La dosis, al principio, puede dividirse en varias tomas de 500 mg de tres a cinco veces al día, y después reducirla a medida que los niveles de azúcar en sangre bajen.

Un quiropráctico de Pennsylvania me escribió para contarme: «Recientemente, un farmacéutico hizo que una paciente mía diabética dejara la niacina (después de una terapia con niacina extremadamente exitosa que le ayudó a superar un problema de insomnio que llevaba arrastrando muchos años), porque le dijo que le desajustaría los niveles de azúcar en sangre. Tengo otra paciente diabética cuya depresión mejoró mucho con la niacina, pero su farmacéutico le aseguró que, al tener diabetes, no podía tomarla. Sin embargo, yo no encuentro ninguna razón para no usar niacina en caso de diabetes».

Esto sucede, simplemente, porque la niacina funciona, y, al hacerlo, crea problemas. Si las megadosis de esta vitamina reducen la necesidad de insulina, nos encontramos ante un éxito, pero también un inconveniente (y quizá también una vergüenza) para los profesionales de la salud amantes de los fármacos. Pero no debemos perder de vista lo principal: una disminución de la necesidad de insulina es algo bueno para el paciente. Me gustaría recibir información sobre estudios que demuestren que realmente hay problemas con la administración de niacina o niacinamida a pacientes de diabetes. Por favor, enviadla a drsaul@Doctor-Yourself.com.

Vitamina C

En su reciente libro *Vitamin C: Who Needs it?* (Vitamina C: ¿quién la necesita?), Emanuel Cheraskin afirma:

¿Qué nos cuentan los expertos sobre el papel de la vitamina C en el control del metabolismo del azúcar? Recurrimos a cinco de los principales manuales sobre diabetes mellitus publicados en los últimos cinco años. ¿Puedes creer que no había ni una sola palabra sobre la conexión o falta de correlación entre el ácido ascórbico y el metabolismo de los hidratos de carbono? Y esto todavía resulta más incomprensible cuando uno se da cuenta de que, si nos remontamos a la década de los cuarenta, encontramos reseñas en los manuales de medicina que muestran que el azúcar en sangre puede reducirse de manera previsible con ascorbato por vía intravenosa». Un estudio sugiere que por cada gramo (1.000 mg) de vitamina C por vía oral, la necesidad de insulina se reduciría en dos unidades. La vitamina C también puede ayudar a evitar que los capilares se rompan, una de las principales causas de complicaciones en la diabetes, al aumentar la elasticidad de los vasos sanguíneos más pequeños. Un grupo de médicos investigó el efecto de 600 mg al día de magnesio y 2.000 de vitamina C en un grupo de cincuenta y seis diabéticos no insulinodependientes. La vitamina C mejoró el control de los niveles de azúcar en sangre; también bajó los niveles de colesterol y triglicéridos y redujo la fragilidad capilar. Además, el magnesio redujo la tensión arterial de los pacientes.

Magnesio

El magnesio tiene una importancia excepcional para los diabéticos; se necesita para metabolizar los hidratos de carbono, e interviene en la producción y utilización de la insulina. La carencia de magnesio puede aumentar la resistencia a la insulina y, por lo tanto, empeorar el control de los niveles de azúcar en sangre en la diabetes de tipo 2. Para agravar el problema, los niveles altos de azúcar en sangre aumentan la pérdida de magnesio a través de la orina en aquellas personas que ya no tenían suficiente. Aunque todavía no hay un acuerdo sobre hasta qué punto es importante la carencia de magnesio en caso de diabetes, ¿cuándo la falta de un nutriente a largo plazo ha demostrado ser beneficiosa? En mi opinión, tomar un suplemento que ofrezca al menos la CDR de magnesio (alrededor de 400 mg) es esencial.

Ejercicio y control del peso

¡Simplemente, hazlo! Te ayudará muchísimo. En el capítulo «Eludiendo el ejercicio» encontrarás algunas sugerencias. La diabetes de tipo 2 está claramente relacionada con la obesidad.

Reducción del estrés y meditación

Los diabéticos (y todo el mundo) descubrirán que la práctica habitual de la relajación profunda produce una gran variedad de beneficios en términos físicos y mentales. En el capítulo «Reducción del estrés» hallarás las mejores técnicas de relajación que conozco.

Cromo

Este mineral traza se puede encontrar en la piel, la grasa, los músculos, el tejido cerebral y las glándulas adrenales. En tu interior, solo hay 6 mg, ¡pero es una cantidad importantísima! La absorción intestinal de este mineral es muy pobre, y se elimina mediante la orina. El cromo es un componente esencial del factor de tolerancia a la glucosa (FTG), que ayuda a la insulina a realizar mejor sus funciones al hacer de puente entre las membranas celulares. El cromo en calidad de FTG mejora la tolerancia a la glucosa en los diabéticos, tanto si son niños como adultos.

Sin lugar a dudas, la mejor fuente de cromo es la levadura de cerveza. También puedes usar levadura nutricional, que es similar y sabe mejor. La levadura de cerveza es un derivado del proceso de elaboración de esta bebida y suele ser algo amarga; la nutricional se cultiva principalmente como alimento. Pruébala en copos sobre las palomitas de maíz. Su sabor es tan parecido al del queso que es posible que te guste. Un viernes por la noche, sin decir nada, les ofrecí mis «saludables palomitas de queso» a un grupo de amigos, algunos de ellos verdaderamente maniáticos con la comida. Se las zamparon tan contentos mientras me daban una paliza a las cartas.

Una de las mejores cosas que puedes hacer por tu familia, aparte de enseñarles a saber cuándo hay que sacar el as para ganar la partida, es darles una o dos cucharadas de esta levadura al día. Además de cromo, es una buena fuente de vitaminas del grupo B. Sin embargo, consumida en exceso puede provocar irritaciones cutáneas temporales aunque inofensivas en personas especialmente sensibles. Si empiezas con pequeñas cantidades y las aumentas poco a poco, es probable que eso no llegue a suceder.

Otras fuentes de cromo son los frutos secos, las ciruelas, los champiñones, la mayoría de los cereales integrales y muchos alimentos fermentados, como la cerveza y el vino. Por favor, recuerda los aspectos negativos del alcohol, y elige mejor la levadura. Si debes ofrecer algo de alcohol, elige al menos bebidas sin aditivos y de cultivo ecológico, y bebe con moderación.

Si eres abstemio y tu interés en la levadura se desvanece rápidamente, los mejores suplementos normalmente combinan el cromo con la niacina, que parece mejorar su absorción. Un ejemplo de ello es el polinicotinato de cromo, que ha demostrado gran capacidad de absorción y retención. No obstante, con cualquier suplemento de cromo se pueden obtener buenos resultados.

Siempre que hay algún indicio de hipoglucemia (algo que nos sucede a la mayoría) recomiendo un suplemento de 200 a 400 mcg de cromo al día. De hecho, tomo esa cantidad a diario. La CDR es de 50 a 200 mcg al día. Incluso los manuales de nutrición más convencionales admiten que la dieta habitual norteamericana ni siquiera llega a cubrir esta cantidad. Para el diabético, los suplementos de cromo son esenciales... a menos que adoren los copos de levadura.

Fibra

Se ha observado que en aquellas personas que consumen suplementos de fibra se produce una reducción de la hiperglucemia. Esto se traduce en un probable descenso de las necesidades de insulina para la diabetes de tipo 1, y todavía más en el caso del tipo 2. Haz la prueba y observa lo bien que te sientes. La fibra soluble, como la pectina (un espesante utilizado para elaborar la gelatina), también puede ser de ayuda. Parece que el «eternamente delicioso» Kaopectate, de venta sin receta, se ha utilizado en el tratamiento de la diabetes. ¡Puaj! Pero la buena noticia es que las paredes celulares de todas las frutas y verduras están llenas de fibras como la pectina. Los diabéticos deberían comer muchas más verduras.

Vitamina E

Las personas con bajos niveles de vitamina E corren cuatro veces más riesgo de padecer diabetes de tipo 2. Se ha comprobado que las grandes cantidades de vitamina E (1.800 U.I. al día) pueden restablecer la normalidad del flujo sanguíneo en la retina en los pacientes de diabetes de tipo 1 (insulinodependientes). Los que presentaron las peores condiciones al comienzo del estudio fueron los que más mejoría obtuvieron. La vitamina E también reduce el riesgo de desarrollar retinopatías o nefropatías diabéticas. Las cualidades extraordinariamente protectoras de la vitamina E sugieren que la causa de estas complicaciones en los diabéticos puede estar en el daño provocado por los radicales libres. En las obras de Evan y Wilfried Shute, en especial en *Vitamin E for Ailing and Healthy Hearts*, puedes encontrar más información sobre la vitamina E y la diabetes.

Vanadio

Hace algunos años, tuve el placer de dar clases de nutrición clínica con Wes Canfield, investigador de la Universidad de Cornell. Los minerales traza son su principal interés, y sostiene que el vanadato es un importante elemento en la prevención y el tratamiento de la diabetes. De momento, sin embargo, no corras a atiborrarte de vanadato, pues existen ciertas inquietudes sobre sus potenciales efectos secundarios tóxicos. En la página web de la Biblioteca Nacional de Medicina (conocida como PubMed, www.nim.nih.gov) tienes a tu disposición, de forma gratuita, unos doscientos artículos sobre el vanadio.

Diabetes Iatrogénica (provocada por los médicos)

Algunos casos de diabetes son consecuencia de graves efectos secundarios de antibióticos y otros medicamentos comunes. Aunque normalmente se pensaba que esta enfermedad tenía un origen principalmente genético o nutricional, se empieza a sospechar que la causa del aumento del número de casos experimentado en las últimas décadas tiene que ver con el uso y abuso de fármacos. En la medida en que esto sea cierto, se deberían explorar nuevas alternativas. Considero de lectura obligatoria *Nutricional Influences on Illness* de Melvyn Werbach, y su más reciente *Textbook of Nutricional Medicine*. Werbach ofrece valiosos resúmenes de investigaciones sobre el valor terapéutico de varios suplementos nutricionales, además de indicar las dosis específicas para diabéticos.

Lecturas recomendadas

Balch, J. F. y Balch, P. A., *Prescription for Nutritional Healing*. Garden City Park, NY: Avery Publishing, 1990.

Barnard, R. J. et al., «Response of non-insulin-dependent diabetic patients to an intensive program of diet and exercise». *Diabetes Care* 5 (1982): 370-374.

Bennett, P. H. et al., «The role of obesity in the development of diabetes of the Pima Indians», en J. Vague y P. H. Vague, eds. «Diabetes and Obesity». *Excerpta Medica*, Amsterdam.

Bruckert, E. et al., «Increased serum levels of Lipoprotein(a) in diabetes mellitus and their reduction with glycemic control». *JAMA* 263 (1990): 35-36.

Cheraskin, E., *Vitamin C: Who Needs It?* Nueva York: Arlington Press, 1993.

Cheraskin, E. et al., «Effect of caffeine versus placebo supplementation on blood glucose concentration». *Lancet* 1 (junio de 1967): 1299-1300.

Cheraskin, E. y Ringsdorf, W. M., «Blood glucose levels after caffeine». *Lancet* 2 (septiembre de 1968): 21.

Classen, J. B., «Childhood immunization and diabetes mellitus». *New Zealand Medical Journal* 195 (mayo de 1996).

Corica, F. et al., «Effects of oral magnesium supplementation on plasma lipid concentrations in patients with non-insulin-dependent diabetes mellitus». *Magnes. Res.* 7 (1994): 43-46.

Coulter, H., «Childhood Vaccinations and Juvenile-Onset (Type-1) Diabetes». Testimony before the Congress of the United States, House of Representatives, Committee on Appropriations, Subcommittee on Labor, Health and Human Services, Education, and Related Agencies, 16 de abril de 1997.

Cunningham, J. J., Mearkle. P. L. y Brown, R. G., «Vitamin C: an aldose reductase inhibitor that normalizes erythrocyte sorbitol in insulin-dependent diabetes mellitus». *J Am Coll Nutr* 13 (agosto de 1994): 344-345.

«Dental fluorosis associated with hereditary diabetes insipidus». *Oral Surgery* 40 (1975): 736-741.

Dice, J. F. y Daniel, C. W., «The hypoglycemic effect of ascorbic acid in a juvenile-onset diabetic». *International Research Communications System* 1 (1973): 41.

Eriksson, J. y Kohvakka, A., «Magnesium and ascorbic acid supplementation in diabetes mellitus». *Annals of Nutrition and Metabolism* 39 (julio-agosto de 1995): 217-223.

Fredericks, C. y Bailey, H., *Food Facts and Fallacies*. NY: Arco, 1995.

Garrison, R. H. y Somer, E., *The Nutrition Desk Reference*. New Canaan, CT: Keats, 1990, 216-222.

Hoffer, A., *Vitamin B-3 (Niacin) Update; New Roles For a Key Nutrient in Diabetes, Cancer, Heart Disease and Other Major Health Problems*. New Canaan, CT: Keats Publishing, 1990.

Hoffer, A. y Walker, M. *Orthomolecular Nutrition*. New Canaan, CT: Keats Publishing, 1978, 14, 21-26 y 100-101.

Junco, L. I. et al., «Renal Failure and Fluorosis», Fluorine and Dental Health. *JAMA* 222 (1972): 783-785.

Kapeghian, J. C. et al., «The effects of glucose on ascorbic acid uptake in heart, endothelial cells: Possible pathogenesis of diabetic angiopathies». *Life Sci* 34 (1984): 577.

Mather, H. M. et al., «Hypomagnesemia in diabetes». *Clinical and Chemical Acta* 95 (1979): 235-242.

McNair, P. et al., «Hypomagnesemia, a risk factor in diabetic retinopathy». *Diabetes* 27 (1978): 1075-1077.

Pfleger, R. y Scholl, F., «Diabetes und vitamin C». *Wiener Archiv für Innere Medizin* 31(1937): 219-230.

Salonen, J. T. et al., «Increased risk of non-insulin dependent diabetes mellitus at low plasma vitamin E concentrations: a four year follow-up study in men». *BMJ* 311 (octubre de 1995): 1124-1127.

Setyaadmadja, A. T. S. H, Cheraskin, E. y Ringsdorf, W. M., «Ascorbic acid and carbohydrate metabolism: II. Effect of supervised sucrose drinks upon two-hour postprandial blood glucose in terms of vitamin C state». *Lancet* 87 (enero de 1967): 18-21.

Sinclair, A. J. et al., «Low plasma ascorbate levels in patients with type 2 diabetes mellitus consuming adequate dietary vitamin C». *Diabet Med* 11 (noviembre de 1994): 893-898.

Snowdon, D. A. y Phillips, R. L., «Does a vegetarian diet reduce the occurrence of diabetes?», *Am J Public Health* 75 (1985): 507-512.

Som, S. et al., «Ascorbic acid metabolism in diabetes mellitus». *Metabolism* 30 (1981): 572-577.

Stone, I., *The Healing Factor: Vitamin C Against Disease*. Nueva York: Grosset & Dunlap, 1972, 146-151.

Timimi F. K. et al., «Vitamin C improves endothelium-dependent vasodilation in patients with insulin-dependent diabetes mellitus». *J Am Coll Cardiol* 31 (marzo de 1998): 552-557.

«Toxicological Profile for Fluorides, Hydrogen Fluoride, and Fluorine (F)». Agency for Toxic Substances and Disease Registry, U. S. Dept. of Health and Human Services, abril de 1993, 112.

Werbach, M., *Nutritional Influences on Illness*. New Canaan, CT: Keats Publishing, 1988.

Werbach, M., *Textbook of Nutritional Medicine*. Con Jeffrey Moss. Tarzana, CA: Third Line Press, 1999.

Williams, S. R., *Nutrition and Diet Therapy*, St. Louis, MO: Mosby, 1989.

Disfunción inmunitaria

Muchos médicos prefieren mantenerse al margen y ver morir a sus pacientes antes que emplear ácido ascórbico.

FREDERICK KLENNER

Como si fuera un veterinario rural, me dirigía con mi furgoneta Ford roja del 78 por una carretera vacía hacia la casa de un cliente, cerca de las afueras de Pavilion, Nueva York. Conducir en medio de la nada (incluso en el estado de Nueva York todavía quedan lugares así) para realizar una visita a domicilio no entraba dentro de mi rutina, pero, en un día de primavera tan soleado, era una oportunidad para hacerme una idea de cómo era la vida de James Herriot.

Me detuve en el camino de entrada a la casa, jalonada por cedros, donde tenía la cita. Al pasar por la puerta lateral me encontré con los padres. Ambos me condujeron al comedor, donde vi a un niño de nueve años con un aspecto totalmente normal. Era rubio, de piel pálida y estaba un poco delgado. Se llamaba Charles.

Por decirlo de alguna forma, Charles no tenía sistema inmunitario. Su madre me contó su historia:

—Se ha pasado la vida entrando y saliendo del hospital infantil, una y otra vez. Está en casa, se resfría, después se congestiona y no puede respirar; eso deriva en neumonía, y de vuelta al hospital. Eso se repite cada pocas semanas, sin ninguna tregua, y llevamos años así. Los médicos dicen que no hay nada que puedan hacer, a excepción de administrar antibióticos. Aseguran que su sistema inmunitario no funciona. No saben por qué. No se les ocurre nada, y ya no saben qué hacer. –Parecía verdaderamente exhausta.

—¿Qué podemos hacer? –preguntó el padre, que también parecía crispado–. Hasta el momento, nada le ha ayudado. Lo único que nos dicen los médicos es que lo pongamos en una ducha de vapor cuando no pueda respirar, y a veces tenemos que dejarlo allí toda la noche. Entonces, enferma de bronquitis. La última vez fue meningitis.

—¿Toma vitaminas? –pregunté.

—Un complejo multivitamínico, casi a diario —respondió la madre—. A veces le doy vitamina C, pero no le ha ayudado.

—Tal vez su cuerpo necesite mucha más —dije arriesgándome—. Hay cincuenta años de estudios científicos sobre el éxito de la terapia con altas dosis de vitamina C. Gran parte de ellos son las dos docenas de artículos publicados por el doctor Frederick Robert Klenner, de Reidsville, Carolina del Norte.

—¿Qué cantidades empleaba? —preguntó el padre.

—Grandes cantidades. Mucho más de lo que jamás podrías imaginarte en un niño de nueve años.

—A veces le damos a Charlie 500 mg —dijo la madre.

—El doctor Klenner administraba esa cantidad o más al día por cada kilo de peso —expliqué—. ¿Cuánto pesas, Charlie?

—Treinta y tres kilos, tal vez un poco menos —contestó el niño.

—Bien. Pues el doctor Klenner te daría entre 11.000 y 30.000 mg.

—¿Al día?

—Sí.

—Me parece una cantidad tremenda de vitamina C —dijo el padre—. ¿Es eso seguro?

—El doctor Klenner era un médico muy competente que ejerció durante treinta y cinco años. Escribió que la vitamina C es la sustancia más segura y eficaz con la que podía contar un médico. Podéis comenzar por aumentar la dosis diaria de Charlie, y subirla bastante si enferma.

—¿Qué dosis? —preguntó el padre.

—¿Si se pone enfermo? Al menos 11.000 mg al día, tal vez el doble. La cantidad suficiente para que los síntomas desaparezcan.

Si el asaltante de bancos John Dilinger le hubiera dicho a J. Edgar Hoover, entonces director del FBI, que nunca había pisado un banco, no habrías visto una mirada más escéptica que la que me lanzaron a mí.

—De acuerdo, muchas gracias —dijo el padre.

Me marché sin demasiada confianza en que hicieran algo. Apenas unos días más tarde, recibí una llamada por la mañana. Era la madre de Charlie, y no parecía contenta.

—Ha empezado otra vez —me dijo—. Charlie estornuda, tose y respira con dificultad. Acabamos de ponerlo en la ducha. ¿Qué tenemos que hacer?

Le expliqué el protocolo una vez más: darle tanta vitamina C como pudiera retener, al menos 11.000 mg antes de que terminara el día.

—De acuerdo —dijo—. Será mejor que funcione.

Eso era lo que yo también pensaba. Aquella noche recibí otra llamada.

—No puedo creerlo. —Era la voz de la madre de Charlie—. No puedo creerlo. Se está poniendo mejor. ¡Está mejor!

Me contó que los síntomas habían desaparecido durante la tarde. En todo el día, había tomado entre 12.000 y 14.000 mg de vitamina C. Sin medicamentos. Sin más duchas. Sin visitas al hospital.

—Eso es realmente fantástico —dije.

—¿Y ahora qué?

—De forma preventiva, continúa con una dosis alta de vitamina C, tal vez alrededor de 4.000 mg. El doctor Klenner dijo que los niños pueden tomar la misma cantidad de gramos que sus años como dosis de mantenimiento. A mis hijos les va bien con la mitad. La cantidad exacta será aquella que mantenga sano a Charlie. Recuerda que no debemos tomar la dosis que pensamos que deberíamos tomar, sino aquella que da resultados. Mi lema es: toma toda la vitamina C que necesites para deshacerte de tus síntomas, sea cual sea la cantidad.

—Entonces, cuando esté enfermo, tengo que darle tanta como necesite para recuperarse, y cuando esté bien, la que necesite para mantenerse así, ¿verdad?

—Exactamente —respondí.

—Parece demasiado sencillo —dijo la madre.

—En el hospital ya lo intentaron todo, ¿no es cierto? —le recordé.

—Sí.

—¿Y funcionó?

—La vitamina C es lo único que ha dado resultado —reconoció—. Normalmente, ahora mismo ya estaría en el hospital. Debe de pasar algo raro con todo esto.

—Así es. Para ser una idea tan buena, esta información se ha extendido con una lentitud excepcional. Además, los obstáculos médicos y políticos a esta terapia han sido enormes. Esto es especialmente evidente en el caso del doctor Linus Pauling.

El doctor Linus Pauling ha sido uno de los más grandes químicos de la historia, y sus manuales y gran cantidad de artículos científicos siguen ejerciendo una importante influencia en generaciones de investigadores. Pauling es la única persona que ha recibido dos premios Nobel no compartidos. El primero, ya de por sí suficiente, fue por su trabajo pionero sobre la naturaleza de los enlaces químicos. El segundo fue el de la Paz, tras comprobarse que su postura contra las pruebas con armas nucleares era correcta. Ninguno de esos premios preparó al mundo para lo que vendría después: Pauling sugirió que la vitamina C era efectiva contra el resfriado común. Cuesta imaginar que las aplicaciones médicas del ácido ascórbico provocaran más alboroto que la revisión que hizo de nuestro conocimiento de la química o la atroz lista negra del gobierno de Estados Unidos cuando se opuso a las pruebas nucleares. Sin embargo, así fue.

Pauling revisó varias docenas de artículos supuestamente evidentes que concluían que la vitamina C era aparentemente incapaz de ralentizar, detener o prevenir el resfriado común. Detectó que los investigadores no habían interpretado sus propios trabajos con imparcialidad, ni siquiera con precisión. Prácticamente en todos los casos, descubrió que el efecto de la vitamina C era, al menos estadísticamente, significativo. Una y otra vez, los autores de los estudios habían expuesto opiniones sesgadas y las presentaban como los resultados válidos de sus trabajos.

Aquellos autores simplemente estaban equivocados: la ciencia ha demostrado reiteradamente que la vitamina C es un antiviral eficaz. Hay otros hechos muy conocidos, pero completamente falsos, sobre esta vitamina. Aquí tienes dos de ellos:

Mito n° 1 de la vitamina C: *el cuerpo no absorbe los excedentes de vitamina C; todo lo que consigues al tomarla es una orina muy cara.*

La orina es lo que queda una vez que los riñones purifican la sangre. Si la orina contiene una cantidad extra de vitamina C, esa vitamina estaba antes en la sangre. Si estaba en la sangre, la has absorbido perfectamente. Piensa en ello.

Puedes tragarte una canica (por favor, no lo hagas) y encontrarla unos días después en el inodoro. Esto sucede porque el tubo digestivo, o canal alimentario, es en esencia una tubería de siete metros que conecta la boca con el ano. La canica que has tragado se encuentra «localizada» en tu cuerpo, pero no está en tu cuerpo de la misma forma que la sangre. Si pasas un dedo por el agujero de un *donut*, podrías decir que el dedo está dentro del *donut*, pero no de la misma forma que la harina o el azúcar. Podemos darte la vuelta y sacudirte, y probablemente vomites tu última comida, y tal vez también la canica. Sin embargo, tu sangre no saldrá. Si algo está en tu sangre, está realmente en ti, completa y profundamente absorbido.

Si sale agua del aliviadero de un dique desbordado es porque el embalse está lleno y vierte el exceso. Cuando no hay suficiente agua en el embalse, no sale nada. Esa pérdida indica que está lleno, de la misma forma que una taza que desborda es una taza verdaderamente llena. El vertido de vitamina C en la orina indica que desperdicias una parte; sin embargo, no indica la saturación. Esta viene indicada por la tolerancia intestinal (deposiciones líquidas). En terapia, se debe tomar la dosis de vitamina C que permita estar justo por debajo de ese nivel.

La ausencia en la orina de vitaminas solubles en el agua, como la vitamina C, indica deficiencia vitamínica. Si el cuerpo elimina vitamina C a través de la orina, esta es una señal de que está bien alimentado y puede derrochar algunos nutrientes. Es fácil echar una moneda de veinte centavos en la hucha del Ejército de Salvación si tienes unos cuantos miles para gastar. Muchos estadounidenses compran con tarjetas de crédito y gastan a pesar de tener un déficit en su cuenta corriente. También tenemos déficit en la alimentación, y pretendemos obtener las ridículamente bajas CDR de una selección de alimentos nutricionalmente vacíos que no satisfacen plenamente nuestra necesidad de vitaminas y minerales. Los suplementos de vitaminas son la solución, no el problema.

Mito nº 2 de la vitamina C: *la vitamina C provoca piedras en el riñón*.

Jamás he visto una prueba científica que respalde esa afirmación. Durante años, he solicitado a cientos de estudiantes y profesionales de la salud que buscaran cualquier estudio controlado que demostrara que la vitamina C provoca cálculos renales, y hasta el momento he recibido... casi un informe. En otras palabras, nada. El mito de los cálculos renales provocados por la vitamina C es una de las falsedades más extendidas que existen. Todos los médicos han oído hablar de alguien a quien le sucedió eso, pero ninguno ha visto a esa persona. La vitamina C no provoca problemas renales; los previene (lee la sección «Enfermedad renal» para saber más).

Es difícil de creer que una vitamina pueda hacer estallar una guerra civil científica, pero Pauling habla desde su amplia experiencia cuando aborda este tema en su interesante libro *How to Live Longer and Feel Better*. Este trabajo y *Clinical Guide to the Use of Vitamin C,* de Lendon Smith, son sin duda los tratados definitivos del siglo xx sobre la «charlatanería» de la vitamina C.

Leí tanto el libro de Klenner como el de Pauling. Y después los necesité desesperadamente a causa del problemilla de la neumonía que sufrí.

La primera vez que tuve neumonía vírica, estuve muy enfermo. En aquel momento, mi mujer tenía bronquitis. Presentábamos un aspecto tan horrible que mi padre nos llevó a ambos al médico. Este vio primero a mi mujer y le recetó eritromicina, un antibiótico. Cuando llegó mi turno, me dio también eritromicina.

—¿Esto no es inútil en caso de virus? –le pregunté.

—Sí. Es para la infección bacteriana que con frecuencia sigue a la infección vírica —me dijo—. No hay mucho que se pueda hacer con el virus, a excepción de permanecer en cama.

Y eso hice, totalmente atontado por la codeína del medicamento para la tos. Durante dos o, quizá, tres días, estuve en el mundo del ensueño, sin saber y sin preocuparme de si comía o no, o si era de día o de noche. Apenas podía distinguir si estaba despierto o dormía. Aunque eran unas bonitas vacaciones, ni la codeína ni la eritromicina me curaron realmente la neumonía. Lo hizo mi cuerpo, y la recuperación me llevó menos de dos semanas.

La siguiente vez que enfermé de neumonía, lo hice a mi manera (bueno, su manera) y seguí el protocolo de Klenner/Pauling: tomar toda la vitamina C que necesitara para ponerme bien, fuera cual fuese la cantidad. Inicialmente esto es mucho más razonable si estás realmente enfermo. La neumonía, en ese sentido, facilita que esto sea así.

Así que ahí estaba, tosiendo sin parar, con una fiebre de casi 40º C, y jugando al Scrabble. Vacié un bote de pastillas de 1.000 mg de vitamina

C sobre la mesa, las agrupé de dos en dos y me tomé 2.000 mg cada seis minutos. En tres horas, eso equivale a 60.000 mg. Y tres horas fue todo lo que necesité para bajar la fiebre tres grados y dejar de toser completamente.

Aquí tienes otra verdadera confesión de mi sórdido pasado: cuando cursaba mi último año en la universidad, vivía fuera del campus. Aquello era muy divertido. Éramos cuatro amigos y tenía casi la tercera parte de una casa alquilada; estaba cerca de la universidad, pero bien lejos del departamento local de salud. Diariamente, manifestábamos nuestro pragmatismo, nuestro existencialismo y nuestra pereza. Redujimos las tareas del hogar a lo más rudimentario.

> Plan A: si los platos del fregadero tenían una capa de moho negro de más de dos centímetros de espesor, era el momento de hacer limpieza.
> Plan B: olvidarse de eso y tirar los platos.
> Plan C: salir a comprar pizza.

Utilizamos mucho el plan C.

Nunca estábamos enfermos. Claro, éramos jóvenes y nuestros sistemas inmunitarios estaban en plena forma. Pero nos encontrábamos rodeados de gérmenes, como toda la gente que vive fuera de una burbuja. Esa es la cuestión: vivimos en un mundo lleno de agentes patógenos, pero solo algunos enfermamos. En cualquier masacre, siempre hay supervivientes. Como antiguo profesor, puedo asegurar que cuando la gripe llega al colegio, la ratio de faltas puede elevarse a una tercera parte de los alumnos. Pero las otras dos terceras partes, expuestas a los mismos virus, toses y flemas voladoras del comedor del colegio, están bastante bien.

La peste bubónica podría ser la típica enfermedad contagiosa. La muerte negra terminó con más de uno de cada cuatro europeos en el siglo XIV. Hablo de treinta millones de personas, además de cuarenta y cinco millones más de muertos en Asia. Bastante horrible. Sin embargo, ten en cuenta que casi tres de cada cuatro *sobrevivieron*. ¿Cómo? ¿Por qué *no murió* la gran mayoría?

Todo se reduce a lo siguiente: si tu sistema inmunitario es fuerte (y el factor vitamínico y nutricional aquí es indiscutible), estás entre aquellos a los que no les afecta la plaga. O el resfriado. Si tu grado de resistencia es bajo, hay algo que puedes hacer inmediatamente para remediarlo: toma vitamina C hasta el nivel de saturación, como recomiendan los charlatanes de la vitamina C.

La terapia vitamínica se enfoca en curar las verdaderas enfermedades. No se limita a la prevención, y sin duda no puede reducirse a unas cuantas perogrulladas sobre la elección de los alimentos. Un claro ejemplo de ello es el estudio publicado en diciembre de 1993. En el hospital Johns Hopkins, se hizo un estudio con doscientos ochenta y un hombres VIH positivos durante seis años. La mitad recibió suplementos vitamínicos. La otra mitad no. Del grupo que tomaba vitaminas desarrolló totalmente el sida sólo la mitad de los que lo desarrollaron en el otro grupo. Si se hubiera tratado de un nuevo fármaco capaz de reducir a la mitad el número de casos de sida, lo habrías visto en la primera página de los periódicos. Pero apuesto a que no has visto que la televisión, los periódicos o las revistas hablaran de ello. Más de sesenta mil norteamericanos mueren cada año a causa de la neumonía o la gripe. ¿No crees que les hubiera gustado saber sobre las propiedades antivirales de las vitaminas?

Lecturas recomendadas

Levy, T., *Vitamin C, Infectious Diseases, and Toxins: Curing the Incurable*. Filadelfia: XLibris, 2002.

Pauling, L., *How to Live Longer and Feel Better*. Nueva York: W. H. Freeman, 1986.

Smith, L., *Clinical Guide to the Use of Vitamin C*. Tacoma, WA: Life Sciences Press, 1988.

Displasia cervical

Estudiar la displasia es estudiar el escorbuto. Cuando existe carencia de vitamina C, no se produce suficiente colágeno, el fuerte pegamento que mantiene unidas las células. Tanto si la displasia ha sido desencadenada por un virus como por una irritación física o cualquier otra causa, el problema fundamental radica en la debilidad de la sustancia base intercelular, debida a la falta de ácido ascórbico. El doctor en medicina William J. McCormick trató este tema en una serie de artículos hace más de cuarenta años. (En el capítulo «Terapia de megadosis de vitamina C» se ofrecen las instrucciones específicas para la megadosificación.)

A veces, se teme que la displasia crónica sea un síntoma previo al cáncer. Además de la vitamina C, otro importante factor para prevenirlo es el aminoácido L-lisina. He visto informes médicos que muestran que las mujeres que toman varios miles de miligramos de L-lisina al día tienen menos riesgo de desarrollar cáncer cervical. Mientras esperamos a que esto se confirme, no hay nada malo en tomar alimentos ricos en L-lisina. Puedes obtener grandes cantidades de este aminoácido si comes muchas alubias. Las alubias, así como todas las legumbres, tienen un alto contenido de lisina. También los guisantes, las lentejas, los frijoles fritos, las alubias pintas, las judías, las ensaladas de habas, la sopa de alubias, los burritos de frijoles, las hamburguesas vegetales a base de alubias e incluso los garbanzos. La judía blanca es relativamente baja en lisina; por el contrario, la soja (y cualquier producto elaborado con soja) es especialmente rica en este aminoácido. La dosis eficaz ronda entre los 3.000 y los 4.000 mg de lisina diarios. Esto equivale a una taza y media de alubias al día.

¡Espera! Antes de que comiences con la canción del «musical de las alubias», tienes que escucharme. Sé lo que me vas a preguntar, y ya tengo preparada la respuesta.

Sugerencias para reducir el bochorno en situaciones sociales tras seguir el programa de alubias de Saul

Primero, ¡escúrrelas! Nunca consumas el líquido que viene en las latas, ni el agua que utilizas para dejarlas en remojo o cocerlas. Ese líquido es muy rico en rafinosa, productor de gases por excelencia. ¿Por qué? Porque a las bacterias les encanta la rafinosa. Los gases malolientes son producidos por las bacterias del intestino delgado al merendarse aquellos alimentos que no han sido totalmente digeridos. Sin duda estarás encantado de saber que la mayoría del gas intestinal es metano, hidrógeno y dióxido de carbono inodoros. Sin embargo, también está el sulfuro de hidrógeno (de las bacterias que se comen las proteínas), que la nariz humana puede detectar a leguas.

El olor también proviene de las aminas, formadas por las bacterias intestinales a partir de los aminoácidos (otra vez proteínas). Comer menos proteínas en general, y menos proteínas cárnicas en particular, produce un gran beneficio olfativo. Las deposiciones de las vacas son mucho menos desagradables que las de los perros. Puesto que el norteamericano medio come entre dos y tres veces más proteínas de las necesarias, no debes preocuparte por quedarte en los huesos a causa de una reducida ingesta de proteínas.

¿Sabías que una persona media produce entre medio litro y litro y medio de gas intestinal cada día, con una media de catorce emisiones de gases?

¿Sabías que este es uno de los hechos que más citaban mis alumnos durante mis clases de nutrición clínica?

De acuerdo, ahora vienen las conclusiones.

Receta para los gases

Uno: mastica los alimentos lentamente y a conciencia. Los almidones no digeridos son los principales culpables de la flatulencia. Cuanto más despacio comas y mejor digieras, menos problemas tendrás.

Dos: deja germinar las alubias o cuécelas bien. Recuerda: escurre el agua de cocción o de la lata.

Tres: deja un tiempo para que las bacterias intestinales se adapten a los cambios dietéticos. Muchos nuevos casi-vegetarianos todavía tienen el cuerpo lleno de residuos de sus viejos días de juerga. La transición puede llevar un tiempo, pero enseguida te sentirás mejor. Cuando las bacterias comedoras de proteínas de tu intestino (así como toda la flora intestinal) comiencen realmente a florecer, apenas te darás cuenta de que te has convertido en un verdadero rey de las alubias.́ Y el siempre preocupante «síndrome del ascensor lleno de gente» disminuirá drásticamente.

Cuatro: reduce la ingesta de dulces. Si deseas un exceso de bacterias, los carbohidratos simples son un buen campo de cultivo. Es mejor que las bacterias pasen hambre.

Lecturas recomendadas

Liebman, B., *Out of gas?* Center for Science in the Public Interests Nutrition Action Healthmatter, (marzo de 1991).

McCormick, W. J., «Cancer: The preconditioning factor in pathogenesis». *Archives of Pediatrics of New York*, 71 (1954): 313

_____«Cancer: A collagen disease, secondary to nutritional deficiency?», *Archives of Pediatrics of New York*, 76 (1959): 166.

_____«Have we forgotten the lesson of scurvy?», *Journal of Applied Nutrition*. 15 (1.2) (1962): p. 4-12.

Dolor de espalda

No hay nada como caminar con la espalda cómodamente recta, erguido y orgulloso de ser bípedo. Si tienes problemas de espalda, hay dos maneras de conseguir caminar así. Una de ellas es visitar a un buen quiropráctico. La otra consiste en poner en práctica las técnicas que te muestro a continuación. (*Importante precaución: para tratar un problema de espalda, el sentido común impone la necesidad de buscar los cuidados apropiados. Consulta a tu médico, quiropráctico u osteópata antes de proceder con estas técnicas o con cualquier método de autocuración.*)

1. **Realiza estiramientos en la cama.** Hay dos formas de hacerlos:

MÉTODO UNO: siéntate en el centro de la cama, con las piernas juntas y extendidas. Después, de la cintura hacia arriba, flexiona hacia la derecha tanto como puedas, pero sin forzar. A continuación acuéstate boca arriba. Tu cuerpo habrá adoptado la forma de un bumerán, y deberás notar una profunda sensación de tirantez en la parte baja de la espalda, la cadera y el muslo. Relájate y permanece cinco minutos en esa posición. Repite el proceso con la parte izquierda.

MÉTODO DOS: túmbate en la cama con el rostro hacia abajo y en diagonal. Coloca los pies cerca del borde y sujeta el colchón con los dedos de los pies. Aunque no seas un orangután, puedes hacerlo. Mientras mantienes los pies juntos, flexiona el tronco hacia la derecha tanto como puedas, pero sin forzar nada. Ahora tendrás el aspecto de la otra parte del bumerán. Con la ayuda de los brazos, haz un estiramiento extra hacia la derecha y mantenlo durante uno o dos minutos. Relájate y repite el proceso con la parte izquierda.

Estas técnicas dan mejores resultados si son lo primero que se hace por la mañana y lo último antes de ir a dormir por la noche.

2. **Duerme en un buen colchón firme (pero no duro).** Si no puedes permitirte un buen colchón, ve pensando en pedirle a Papá Noel un futón (una colchoneta gruesa). Mientras tanto, también puedes poner un tablero debajo de tu pobre colchón.

3. **Haz ejercicios beneficiosos para la espalda.** Prueba a practicar de forma habitual (o no habitual) posturas de hatha yoga. El *arado* y los estiramientos de *corredor de obstáculos* son especialmente útiles.

Para empezar la postura del ARADO, túmbate sobre un suelo alfombrado y deja que los hombros soporten el peso de tu cuerpo. Es como la postura de apoyo sobre la cabeza (trípode), con la excepción de que aquí son los hombros los que soportan el peso del cuerpo, con la cabeza hacia dentro y los brazos doblados apoyados en la espalda. Yo no soy capaz de apoyarme sobre la cabeza, pero sí puedo hacer esta postura. Una vez has apoyado los hombros, deja que el peso de las piernas lleve los pies directamente hacia el suelo, por detrás de la cabeza. Parecerás un seis volcado en el suelo. Mantén la postura mientras cuentas hasta veinte. Después, repítela dos veces más. Es un ejercicio fantástico para practicar antes de irse a dormir.

Los ESTIRAMIENTOS DE CORREDOR DE OBSTÁCULOS son fáciles de realizar. Con ropa cómoda, siéntate con las piernas cruzadas. Extiende una pierna de manera que forme un ángulo natural de cuarenta y cinco grados con la cadera. Inclínate en dirección a la pierna, baja la cabeza e inclínate un poco más. Si consigues llegar a los tobillos, agárralos y relájate. En caso contrario, agarra la parte de la pierna que puedas y relájate. Mantén un ligero estiramiento mientras cuentas hasta veinticinco. Después, haz lo mismo con la otra pierna. Para obtener buenos resultados, repite estos estiramientos varias veces, mañana y noche.

ENCOGERSE DE HOMBROS. Es tan sencillo como suena. Simplemente, encógete de hombros con una pesa en cada mano. Por lo general, se puede utilizar bastante peso en este ejercicio. Los principiantes pueden comenzar con un peso de entre dos y medio y cuatro kilos por mano. Yo utilizo pesas de doce kilos, porque ya llevo un tiempo practicando. Los encogimientos básicos de arriba y abajo pueden completarse con rotaciones de hombros hacia delante y hacia atrás. También puedes probar a encoger un hombro hacia arriba y el otro hacia abajo. Estos movimientos ayudan a aflojar el cuello, los hombros y la parte alta de la espalda.

APERTURAS CON MANCUERNAS. Para este ejercicio, usa pesas más ligeras. Una apertura con mancuernas es como un bostezo teatral y expansivo con pesas en las manos. Otra manera de describirlo es hacer como si fueras un pájaro enorme que estira las alas, o Batman desplegando toda su capa. Busca un lugar donde tengas mucho espacio a tu alrededor, y pruébalo. Al variar de posición (un brazo hacia arriba y el otro hacia abajo; ambos hacia arriba o ambos hacia abajo; del revés, hacia atrás, etc.) puedes relajar toda la parte superior del cuerpo como nunca hubieras imaginado. Comienza con unas cuantas aperturas y ve incrementando poco a poco el número de repeticiones o el peso de las mancuernas. También puedes usar mancuernas más pesadas y mantenerlas cerca del cuerpo con los brazos doblados, como un pollo bailando y después, de forma repetida, llevar los codos hacia atrás tanto como puedas sin que llegue a resultarte molesto. ¿Qué pasa?, este libro se titula *Cúrate tú mismo*, y no *Haz ejercicio elegantemente*.

ABDOMINALES LATERALES. Túmbate en el suelo sobre una alfombrilla y adopta la vieja y conocida posición de «rodillas dobladas para hacer flexiones». Pero con un cambio: deja que ambas rodillas vayan a un lado y haz las flexiones «a la amazona». Después, realiza un número similar de flexiones con las rodillas hacia el otro lado. Al llevar las rodillas hacia el mentón, o al extender las piernas flexionadas a un lado u otro, sentirás alivio en la parte baja de la espalda, además de la consabida reducción de los michelines por la cual las flexiones son tan populares.

Si realizas un conjunto de posturas de yoga o ejercicios de calentamiento nada más despertarte por la mañana, y después por la noche antes de irte a dormir, trabajarás, dormirás y te sentirás mejor. Hazlos todos los días, y con el tiempo advertirás que llegas a tocarte los dedos de los pies con mayor facilidad. Mi profesor de educación física del instituto me dijo hace mucho tiempo que una prueba sencilla para saber cuál es la condición física de una persona es ver si puede tocarse los dedos de los pies. ¿Eres capaz de hacerlo? Si no puedes, haz flexiones. Si puedes, sigue haciendo flexiones.

En el capítulo «Eludiendo el ejercicio» puedes encontrar más información sobre este tema.

4. **Elimina el exceso de peso.** Si te sobran doce kilos, eso es como si cargaras con una bolsa tamaño ahorro de comida para perros todo el día. Veinticuatro kilos es como llevar dos de esas bolsas de comida para perros. Todo ese peso tira de la espalda y se apoya en la región sacroilíaca. Sé realista, tienes que eliminarlo. Si reduces solo 120 calorías de tu ingesta diaria (una cantidad ridícula, y tú lo sabes), perderás medio kilo al mes. Si haces algo de ejercicio, los kilos que pierdas se multiplicarán por tres. Y que no te parezca poco perder kilo y medio al mes. Eso equivale a dieciocho kilos al año.

5. **Usa un *MA roller*.** Un *MA roller* es una herramienta de madera para el automasaje con forma de carrete largo y delgado. Las dos zonas más abultadas del centro masajean profundamente la espalda a ambos lados de la columna vertebral. La sensación que produce recuerda a un tratamiento de acupresión en toda la espalda realizado por un amante con los pies descalzos. Con paciencia y el uso habitual de esta herramienta, podrás llegar a sentir cómo los huesos de la espalda se ponen en su sitio. No tengo ningún tipo de vínculo económico o financiero con el fabricante de este producto. Puedes adquirir uno en Internet o, probablemente, en tu tienda favorita de productos ecológicos. Su precio equivale más o menos a lo que se paga por una visita al quiropráctico. Tengo el mío desde hace más de veinte años y lo uso todas las noches antes de ir a dormir.

6. **Consejos rápidos, totalmente gratuitos y sin esfuerzo para la espalda:**

MUJERES, DEJAD DE USAR TACONES ALTOS. Nada estropea más la postura, y los músculos y huesos asociados, que caminar de puntillas todo el día.

ELEVA, PALEA, O RASTRILLA CON TU OTRO LADO. Esto realmente funciona. Lo aprendí observando a mi padre, cuando un día utilizó la mano derecha para levantar un aparato de televisión grande. Su espalda se torció y sintió molestias hasta que se agachó y empleó la mano izquierda para levantarla —y la espalda «volvió a su sitio»—. Yo solía tener dolor de espalda después de palear la nieve, algo muy común donde yo vivía (sur de Canadá). Entonces, empecé a palearla hacia atrás. Con esto quiero decir que cambiaba la posición de las manos en la pala, cavaba en sentido contrario y tiraba la nieve impulsando el otro hombro. Me sentía un poco raro al principio, y solo podía quitar una cuarta parte de la que solía quitar antes, pero con la práctica mejoré la técnica y ahora no sabría decir qué lado es mi «otro lado». Ahora puedo quitar una tonelada de nieve (literalmente) sin hacerme daño. Si no tienes nieve que retirar (¡eres un tío con suerte!), puedes aplicar esta técnica cuando tengas que palear tierra, cemento, estiércol o cualquier otra cosa.

LLEVA EL BOLSO O LA MOCHILA EN EL «OTRO» HOMBRO. Se trata de la misma idea que vimos en el punto anterior.

Haz algo para revisar periódicamente tu postura cuando permaneces sentado, tanto si estás trabajando como leyendo o viendo la tele. ¿Puedes mejorar la postura? Una vez que eres consciente de ella, por supuesto que sí.

Conozco un número excepcionalmente grande de quiroprácticos. Esto se debe a que di clases en un colegio de quiropráctica. Uno de mis mejores amigos, Kenneth Hack, es un quiropráctico excelente. Ha «enderezado» a toda mi familia durante años y es muy bueno en su trabajo. Pero Ken vive demasiado lejos de mi casa como para acudir a su consulta cada vez que tengo molestias en la espalda. Así que he tenido que aprender a cuidármela yo solo. No me gusta el ejercicio, pero lo hago. Ken me aseguró que debía hacerlo, y descubrí que tenía razón. Los buenos quiroprácticos son aquellos que te dicen qué tienes que hacer para no necesitarlos. De modo que ahora practico casi a diario todo eso que expuse anteriormente, porque, cuando termino de hacerlo, me siento genial.

Puedes incluso dar un paso más si quieres. Hace veinticinco años, aprendí una técnica suave de primeros auxilios para la espalda, «liberación espontánea a través de la postura», desarrollada por Lawrence Hugh Jones. En la siguiente sección, tienes las instrucciones de la técnica paso a paso.

El dolor de espalda es una molestia muy habitual, uno de los problemas crónicos de salud más comunes. Ciertamente, es una de las principales causas de baja laboral. La mayoría de la gente sufre dolor de espalda alguna vez en la vida. Pero los procedimientos anteriores son poderosas guías que puedes seguir para prevenirlo y aliviarlo.

Yo solía tener dolor de espalda. Ahora ya no.

Primeros auxilios para el dolor de espalda

Una de las técnicas más prácticas para poner en su sitio esa molesta vértebra que se ha salido de lugar se llama liberación espontánea a través de la postura. El canadiense Lawrence Hugh Jones, doctor en osteopatía, desarrolló esta técnica y la publicó en *The D.O.*, en enero de 1964 (páginas 109-116). Es un procedimiento no invasivo y muy eficaz que cualquiera puede aprender y utilizar.

Precaución importante: el sentido común impone la necesidad de buscar los cuidados apropiados a la hora de tratar cualquier problema de espalda. Consulta a tu médico, quiropráctico u osteópata antes de proceder con esta técnica o con cualquier método de autocuración.

Irónicamente, la primera vez que necesité esta técnica fue mientras asistía a un curso para aprender a hacerla. No estuve verdaderamente convencido de su efectividad hasta que la utilicé. Suele suceder así, ¿verdad? Un día, al bajar el bordillo de la acera para cruzar la calle, sentí de repente que la espalda me fallaba y las piernas se debilitaban. Debí de hacer un mal movimiento que me desestabilizó la espalda gravemente. Una vez en casa, probé con varios ejercicios para corregirla, pero ninguno dio resultado. Sentía mucho dolor en los grandes músculos de la parte inferior de la espalda, en la zona lumbar, y no podía hacer nada al respecto. Así que, en la siguiente clase, le pedí al profesor que me utilizara como caso práctico.

Me pidió que me relajara. Después, me hizo enroscarme como una bola y rodar, con las piernas dobladas por debajo del pecho, una posición rara pero extrañamente cómoda. Sabía que el profesor estaba presionando un punto al lado de las vértebras inferiores, pero solo porque él me lo dijo. No sentía ningún tipo de dolor con esa postura; y créeme que eso era sorprendente teniendo en cuenta las molestias previas. Tras un par de minutos de relajación, el profesor hizo que mi postura recuperara la normalidad. El dolor desapareció, y no volvió. Descansé un momento y me levanté. Desde entonces utilizo la liberación espontánea porque es una técnica suave que da muy buenos resultados.

«Liberación espontánea» es una forma de decir «curado por la naturaleza», referido a la espalda. De vez en cuando, una vértebra ligeramente desplazada puede volver a su lugar por sí sola. Una posición poco habitual para dormir o un movimiento fortuito pueden hacer que la vértebra vuelva a su sitio, aunque no con tanta facilidad como con la que suelen salirse. Esta realineación espontánea de la columna no debe confundirse con la idea de «aprender a vivir con ello» o cualquier idea relacionada con tolerar el dolor o la incomodidad que ocasionan los huesos desplazados. Una cosa es que el cuerpo compense un problema, y otra que lo corrija.

Entonces, ¿por qué se necesita una técnica para que el cuerpo se corrija a sí mismo? En primer lugar, porque la liberación espontánea rara vez ocurre por sí sola. Sería genial que así fuera, pero legiones de personas con dolor de espalda nos demuestran que no es así. Parece que es más fácil que un hueso se salga a que se ponga en su sitio, del mismo modo que es más fácil romper un reloj que arreglarlo, o romper un huevo que unir de nuevo la cáscara. Mandan las leyes de la entropía, al menos en este universo. Cuando un hueso se sale de sitio, los músculos circundantes también se ven afectados. El doctor Jones explica esto muy bien en su artículo. Parece que, una vez que el hueso se ha desplazado, los músculos tienden a mantener esa nueva posición. El hueso solo podrá volver a su lugar de forma casi inadvertida a través de una determinada postura acompañada de la relajación de los músculos implicados.

Eso es precisamente lo que busca la «liberación espontánea a través de la postura»: esta técnica reproduce la posición corporal que provocó que el hueso se desplazara al principio para que el cuerpo, por sí mismo, la sustituya por otra. Es como volver sobre tus propios pasos cuando has perdido las llaves del coche.

Al colocar cuidadosamente los brazos o las piernas hacia arriba o abajo, mover la espalda de una u otra forma, girar las caderas o el cuello hacia la derecha o la izquierda, un paciente con dolores de espalda agudos podrá encontrar una posición cómoda, una posición en la que sentirá poco dolor o ninguno. Tal vez parezca una posición extraña, pero las molestias suelen aliviarse o desaparecer por completo. Utilizamos la misma postura que provoca que el hueso se desplace para hacer que vuelva a su sitio. Es fácil averiguar cuál es esa postura, porque con ella el paciente se sentirá cómodo, incluso si anteriormente apenas podía sentarse o estar de pie. La misma postura que inicialmente creó tensión en la espalda, ahora quita esa tensión. El doctor Jones dice:

> Incluso en las lesiones más graves se tolera fácilmente volver a adoptar la postura con la que, en un principio, se formó la lesión, pero solo esa posición. Cuando la articulación vuelve a esa posición, los músculos se relajan enseguida. Las articulaciones no duelen porque se hayan torcido, sino porque están obligadas a permanecer demasiado rectas. Ese es el mecanismo de la tensión.[1]

En otras palabras, los músculos «ayudan» a la tensión, y se contraen para mantener el hueso fuera de sitio. Cuando una persona trata de enderezarse, los huesos no lo harán, porque los músculos no lo permiten. Y los músculos no se relajan porque los huesos han perdido su alineación. Es por esa razón por lo que los parches de calor, las friegas, los medicamentos y la técnica de «aprender a vivir con ello» no solucionan el problema. Como ninguno de estos métodos ayuda a recolocar el hueso, el músculo no puede relajarse y recuperar la normalidad. Y por eso se experimenta el dolor.

¿Cómo eliminar el dolor? La solución es hacer que el hueso vuelva a su posición habitual. ¿De qué manera? Haciendo que el cuerpo retome esa postura extrema, pero ahora cómoda, de forma que los músculos se relajen. Después, hay que dejar que el paciente se mantenga en esa posición, a medida que se relaja, durante noventa segundos. Pasado ese tiempo, se debe ayudar a que, todavía relajado, vuelva poco a poco a adoptar la postura normal. El hueso anteriormente desplazado habrá regresado, junto al resto de la columna, a su posición habitual.

Para averiguar con facilidad qué vértebra está desplazada, y también para demostrarte a ti mismo que los huesos se realinean y el dolor desaparece, puede resultar de gran ayuda utilizar los llamados puntos desencadenantes a lo largo de la columna. Si se observa la espalda, podemos ver la columna como un montón de protuberancias. Al lado de cada bulto hay un punto desencadenante. El doctor Jones detalla las ubicaciones específicas de estos puntos en su artículo, y explica cómo usarlos.

---

1. Pág. 110. Texto reproducido con el permiso de la Asociación Americana de Osteópatas.

Cada vértebra tiene proyecciones laterales, como si fueran alas. Si una determinada vértebra no está alineada, el tejido a uno o ambos lados del hueso será más sensible. Esto es así porque el hueso desplazado tensa la musculatura e incluso puede presionar el nervio que sale a ambos lados. Si aprietas en ese lugar, puede ser un poco doloroso. De ese modo puedes saber qué huesos están desplazados. Recorre suavemente la columna de arriba abajo y presiona ligeramente a unos dos centímetros alrededor de cada protuberancia. El lugar dolorido nos muestra dónde el nervio está tenso, dónde está bloqueado el músculo y desplazado el hueso. Es el punto desencadenante para ese hueso.

Por lo general, verás que un lado de la vértebra está más sensible que el otro. En ese caso, sigue presionando ligeramente en el lugar más sensible mientras llevas al paciente a la nueva posición. Una vez adopte la posición exacta, te dirá que ya no siente dolor aunque sigas presionando. Esta prueba te indica que has encontrado el punto desencadenante y la posición exacta. Luego, asegúrate de que el paciente está relajado y mantiene la postura mientras presionas el punto durante al menos noventa segundos. Después, lleva al paciente a una posición normal mientras continúas presionando. Si has corregido el problema, no sentirá ningún tipo de incomodidad ni dolor aunque continúes presionando el punto desencadenante que anteriormente tanto dolor ocasionaba.

Resumen de los pasos para la liberación espontánea a través de la postura:

1. Busca el punto desencadenante exacto presionando a ambos lados de la vértebra. El dolor te ayudará a encontrarlo.

2. Mientras presionas en ese punto, comienza a recolocar al paciente y pídele que te indique cuándo cesa el dolor.

3. Cuando el paciente encuentre una posición cómoda, continúa presionando el punto desencadenante mientras él mantiene esa postura poco habitual.

4. Asegúrate de que la persona está relajada. Eres tú, y no el paciente, quien debe mantener esa posición. Si es él quien la mantiene, estará usando los mismos músculos que necesita relajar.

5. Tras noventa segundos o más, haz que el paciente adopte una postura normal mientras continúas presionando en el mismo lugar.

6. Si se siente mejor y ya no experimenta dolor en el punto desencadenante, el hueso habrá vuelto a su sitio.

Consejos paso a paso:

Paso 1: la espalda del paciente debe estar descubierta. Algunas personas sentirán dolor ante la mínima presión en el punto desencadenante. En otros casos, tendrás que presionar bastante para encontrar el punto. Los individuos muy musculosos a menudo necesitarán más presión. Aquellos con mucho dolor tal vez solo requieran un toque muy ligero. En cierta ocasión trabajé con un paciente que sufría tanto dolor en la espalda que hasta la esponja que usaba cuando se duchaba le causaba molestias. Tras media hora de liberación espontánea, mejoró tanto que pude presionar los mismos puntos de su espalda hasta que las puntas de los dedos se me quedaron blancas. ¡Eso sí que es verdadero alivio!

Paso 2: asegúrate de preguntarle al paciente si en la postura de prueba se siente mejor, peor o igual. Algunos no te dirán si lo que haces les alivia o les causa más dolor, así que pregunta. Pregunta continuamente: «¿Mejor, peor o igual?». Si trabajas en el cuello, es mejor que el paciente comience en la posición de sentado. Si trabajas en la zona superior o media de la espalda, puede estar sentado o, mejor, acostado boca abajo. Para la zona inferior puede tumbarse de lado o boca abajo. Comienza a trabajar simétricamente, y termina de la misma forma. Es decir, el paciente debe empezar sentado o tumbado, siempre con la espalda recta, y terminar también recto, nunca encorvado ni con las piernas cruzadas.

Paso 3: la única posición cómoda para el paciente puede ser muy rara o inusual, y eso es algo que debes esperar. Puede que únicamente deje de sentir dolor cuando está enroscado como una bola o doblando una pierna por encima de la otra, o con la cabeza hacia arriba y el mentón hacia delante, o ¡con el brazo doblado hacia atrás por encima del hombro! Debes probar con cualquier postura hasta encontrar la única señal que te garantice que has encontrado la adecuada: la ausencia de dolor.

Paso 4: el doctor Jones dice: «Los pacientes tratarán de ayudarte. No se lo permitas». Esto se debe a que la liberación espontánea a través de la postura debe ser algo pasivo para el paciente; todo lo que él puede hacer es informarte de si el dolor se ha ido o no, y relajarse. Eso es todo. Tras la manipulación, debe descansar un rato y después comprometerse a mantener una postura correcta en el trabajo y el descanso. Esto es importante, porque el hueso recolocado tenderá a salirse otra vez de su sitio si se adopta la misma postura inusual que provocó que se saliera anteriormente.

Paso 5: el tiempo durante el cual deberás mantener la postura variará dependiendo de la situación, y puede ir de noventa segundos a cinco minutos. Por lo general, cuanto más tenso esté el paciente más tiempo necesitará mantenerla. La experiencia te mostrará cómo proceder con cada situación.

Paso 6: con la liberación espontánea a través de la postura, al igual que sucede con las matemáticas, siempre puedes verificar tu trabajo. El punto desencadenante que ocasiona dolor cuando se presiona te muestra qué vértebra está fuera de sitio; el que, aunque lo presiones, no duele cuando la persona está en la posición adecuada, te señala cuál es esa posición; el que no provoca dolor aunque se presione, cuando la persona ha vuelto a una postura normal, te indica que la liberación ha tenido éxito.

No se puede practicar la liberación espontánea en uno mismo. No puedes relajar los músculos si tienes que usarlos. Debes hacer fuerza para recolocar las extremidades o presionar los puntos desencadenantes. Puedes utilizar un músculo o relajarlo, pero no ambas cosas a la vez. Por esa razón es muy útil enseñarles esta técnica a tus familiares: tal vez algún día la necesites. Si todos la aprenden, os podéis ayudar mutuamente. Cuando trabajaba de granjero, y cargaba, arrastraba y levantaba objetos, a veces voluminosos, continuamente, mi mujer me daba sesiones de liberación espontánea casi a diario. Pero tuvo su recompensa: cuando se quedó embarazada, y en especial durante el octavo y el noveno mes, tuve que devolvérselas dos veces al día. Esto ayudó a prevenir las considerables molestias de espalda, tan comunes en las mujeres durante el embarazo, provocadas por el exceso de peso que tiene que soportar la columna.

(Caballeros, solo tenéis que ataros dos bolsas grandes de comida de perros alrededor de la cintura para saber qué se siente.) Todo ese peso extra lo tienen que soportar los mismos huesos de antes.

La liberación espontánea es mi manera preferida de aliviar el dolor de espalda, y los estiramientos y el yoga son mis formas de prevención favoritas. Mira la sección anterior si deseas más información.

Todavía me sorprende que los quiroprácticos y los osteópatas no muestren más interés en la liberación espontánea a través de la postura. Tal vez esto se deba a que esta técnica tiene un nombre muy largo. Tal vez a que aprenderla lleva más tiempo del que les gustaría a muchos terapeutas ocupados. O tal vez a que la autogestión de la salud reduce los beneficios que estos profesionales obtienen con sus consultas.

En otras palabras, posiblemente se deba a lo bien que funciona esta técnica. Es un gran método. Ayúdame a difundirlo.

Embarazo y lactancia

La mejor preparación posible para el embarazo es haber llevado una buena dieta durante toda la vida. Esto es especialmente cierto durante los años inmediatamente anteriores a la concepción. Podría decirse que un bebé, cuando nace, ya casi tiene un año. Sin embargo, muchas mujeres solo comienzan a alimentarse correctamente y a tomar suplementos vitamínicos cuando descubren que están embarazadas. Esto supone un retraso de varios meses o semanas —y ya sabes que las primeras semanas de gestación son especialmente importantes para el embrión.

Echemos ahora un rápido vistazo a lo que cualquier futuro padre teme más: el incómodo tema de los defectos de nacimiento. Aquí tenemos un sombrío dato del Instituto Nacional de Consumo de Drogas: cerca de un 11% de los bebés nacidos en Estados Unidos tienen madres que consumen drogas. Aquí tienes otro dato: las madres que fuman tabaco perjudican a sus hijos todavía no nacidos. Los agentes carcinógenos y otras sustancias químicas perjudiciales que entran en el organismo de la fumadora embarazada pasan al feto. Se sabe que muchas sustancias químicas presentes en el tabaco, como el benceno y el formaldehído, son teratógenos (provocan defectos de nacimiento).

El alcohol que consume la madre también daña al feto. Dos de cada tres adultos consumen alcohol, y uno de cada diez es alcohólico. Las autoridades sanitarias afirman que *no existen cantidades mínimas seguras de consumo de alcohol durante el embarazo*. El síndrome alcohólico fetal es la manifestación más grave de lo que esta sustancia puede llegar a hacer al bebé. Y existen millones de niños con otro tipo de daños congénitos asociados al alcohol, tal vez menos obvios pero igualmente discapacitantes.

Además, los agentes contaminantes en el ambiente y la exposición continua a ciertas sustancias químicas también provocan defectos de nacimiento. Y todavía no hemos hablado de los efectos secundarios de algunos fármacos: ¿te acuerdas de la talidomida? Después, está la malnutrición y la desnutrición, que constituyen los factores de mayor peso. Pienso que la mayoría de las mujeres embarazadas evita de forma estricta cualquier tipo de comportamiento dañino. Pero hay otras que no abandonan sus múltiples hábitos perjudiciales durante el embarazo. Esto constituye una forma de maltrato infantil, y debe detenerse inmediatamente antes de que sea demasiado tarde.

Junto al consumo de sustancias químicas, la pobreza y la maternidad en edades extremas constituyen tradicionalmente las tres áreas de problemas más comunes en el embarazo. La alimentación con biberón, el exceso de medicamentos innecesarios y las enfermedades por desnutrición constituyen tres áreas adicionales de problemas. Si deseas conocer las escalofriantes consecuencias derivadas de la carencia de vitaminas durante la gestación, lee los artículos de Howard Hillemann cuyas referencias figuran más adelante, en el apartado de lecturas recomendadas.

Por supuesto, las necesidades nutritivas aumentan durante el embarazo. Incluso las CDR son mayores. Esto puede parecerte obvio, pero son muchas las mujeres que, en general, no se alimentan correctamente. Después, durante el embarazo, suelen ingerir más cantidad de la misma comida asquerosa de siempre, en un intento de «comer por dos» y de «obtener todos los nutrientes que necesitan». Una auténtica tragedia de la que no podemos excusar tan fácilmente a los médicos y profesionales dietéticos. Como mínimo, el embarazo aumenta las necesidades de proteínas, calcio, hierro y todas las vitaminas. Lo mismo ocurre durante la lactancia. Y, papá, recuerda: la concepción es más probable si el futuro padre toma suplementos de vitamina C, zinc, lecitina y un poco de extracto de ginseng coreano (*Panax ginseng*) cada día. Lee la sección sobre fertilidad si deseas más información.

Diez formas de evitar la mayoría de los problemas de nacimiento y primera infancia

1. Un par de comadronas muy modernas me enseñaron que el dolor es una consecuencia de la tensión durante el parto. Prueba la meditación para reducir el estrés y la tensión (lee el capítulo «Reducción del estrés»).
2. Evita todo tipo de drogas: alcohol, tabaco, drogas ilegales y todos los medicamentos excepto aquellos que resulten indispensables.
3. Cuida a tu bebé desde el primer día. ¿Sabías que la leche materna cambia su composición para adaptarse a las necesidades del bebé? Por ejemplo, los prematuros beben una leche con un contenido más rico en proteínas y grasas que los que nacen a los nueve meses.

Aparentemente, existe una relación muy compleja y sensible entre la fisiología de la madre y el bebé ya nacido, al igual que antes del nacimiento. La inmunidad que transmite el calostro forma parte de este proceso. La leche materna cambia más adelante en las últimas fases de la lactancia y durante la etapa el destete, ofreciendo todavía más proteínas y algo de hierro. No hay necesidad de complementar la alimentación del bebé con preparados infantiles: los pechos, y si vamos al caso las ubres, elaboran más leche si hay demanda de ella. Señoras, si usáis «también» leches maternizadas, comenzaréis a producir menos leche. Esto crea una espiral que termina con la ausencia de producción de leche. Siempre le agradeceré a mi cuñada que le dijese a mi mujer: «Deja al niño sobre el pecho y aguanta un día o dos. Tendrás más leche, no te preocupes». Tenía razón. Recuerdo que, después de eso, mi hijo prácticamente se ahogaba en leche. Trata de leer *The Womanly Art of Breastfeeding*, de la *Leche League International*. Es un buen libro.

4. Toma vitamina A en forma de caroteno. ¿Preguntas si es totalmente seguro? Hablemos de los osos polares, ¿vale? Puesto que tres cuartas partes de medio kilo del hígado de un oso polar contienen de 7 a 8 millones de unidades de vitamina A preformada, este alimento está prohibido dentro de la sociedad esquimal tradicional. Tal vez te satisfaga saber que los osos polares corren el riesgo de sufrir sobredosis de vitamina A, puesto que habitualmente comen focas enteras de una sentada. Sabemos que las focas son fuentes muy ricas de vitamina A, ya que alcanzan entre 30 y 100 millones de U.I. cada una. Lo creas o no, hay humanos que han tomado hasta 6 millones de U.I. de vitamina A de golpe —de hecho, cinco veces seguidas— sin que se produjeran consecuencias negativas. Obviamente, hacer eso es una idiotez, especialmente durante el embarazo. Las dosis demasiado altas de aceite de vitamina A preformada (retinol) pueden llegar a causar defectos de nacimiento. Sin embargo, también la carencia de esta vitamina puede causarlos, lo cual es mucho más probable. Los fetos humanos y los bebés recién nacidos, por lo general, tienen pocas reservas de vitamina A. En 1946, la Asociación Médica Americana aprobó el uso de dosis de 25.000 U.I., pero en el Vademécum de Especialidades Farmacéuticas de Estados Unidos verás

que recomiendan precaución y comenzar con 6.000 U.I. durante el embarazo. Sin embargo, debo señalar que esto se refiere a la vitamina A preformada en forma oleaginosa, como la del aceite de pescado o hígado. Estas precauciones no son necesarias con el caroteno, pues el cuerpo lo convierte en vitamina A a medida que lo necesita. El consumo ocasional durante la gestación de grandes cantidades de vitamina A preformada en forma de aceite es probablemente seguro, teniendo en cuenta que una porción de hígado de 90 gramos contiene más de 50.000 U.I. en forma de retinol. Hasta el momento no he visto en los paquetes de hígado que venden en supermercados ninguna advertencia sobre su consumo durante el embarazo. La ingesta de verduras verdes y anaranjadas y de zumos vegetales ofrece un margen mucho mayor. Esos alimentos no causan ningún tipo de daño ni a la madre ni al bebé.

5. Toma vitamina C. La vitamina C, al ser soluble en agua, resulta siempre muy segura, incluso durante el embarazo. El doctor Frederick Klenner administró dosis altas a trescientas mujeres embarazadas e informó de la total ausencia de complicaciones en todos los embarazos y partos. De hecho, las enfermeras de la zona de Reidsville, Carolina del Norte, advirtieron que aquellos niños que parecían más sanos y felices eran precisamente los «bebés de la vitamina C». Otros médicos informaron de sus observaciones sobre la total ausencia de defectos de nacimiento en aquellos bebés cuyas madres tomaron vitamina C durante el embarazo. Klenner administró 4.000 mg diarios durante el primer trimestre de embarazo, 6.000 durante el segundo y 10.000 en el tercer trimestre. También aplicó inyecciones de refuerzo de vitamina C al 80% de las mujeres tras ser admitidas en el hospital para el parto. ¿Los resultados? Maravillosos: primero, los partos fueron más cortos y tranquilos (la madre de mis hijos, con uno de tres horas de duración y otro de dos horas, da fe de ello). Segundo, las mujeres apenas tuvieron estrías. Tercero, no se sufrió ninguna hemorragia tras el parto. Cuarto, no se produjo ningún síntoma de toxicidad ni sufrimiento cardiaco fetal. Y quinto, y más importante, no hubo ningún aborto en todo el grupo de trescientas mujeres. Entre los pacientes de Klenner se encontraban los quintillizos Fultz, en aquel momento los únicos quintillizos del sudeste de Estados

Unidos que lograron sobrevivir. Tras el nacimiento, cada uno recibió 50 mg de vitamina C. Esto es importante: si la madre toma vitamina C, tanto ella como su bebé deberán seguir tomándola después del parto. Si no se hace esto, el resultado será el ampliamente publicitado «efecto rebote». Por lo tanto, no dejes de tomar algo bueno. Si la vitamina C es lo suficientemente importante como para que una mujer la consuma antes del parto, también lo será cuando el bebé nazca. En la leche materna pueden encontrarse cantidades variables de vitamina C. Si la madre toma mucha, también se encontrará en la leche materna; si se encuentra en un proceso de recuperación y está estresada, el bebé dispondrá de menos vitamina C, y si está enferma (o si consume comida de hospital), sin duda la cantidad de vitamina C de su leche será menor. La solución, tanto para el bebé como para la madre, una vez más, es tomar un suplemento de vitamina C.

Eso fue exactamente lo que hicimos con nuestros hijos, y los resultados nos impresionaron. Puedes pulverizar una pastilla masticable de vitamina C de sabor agradable y ponerte el polvo en el dedo o directamente en la lengua del bebé. Esto debe realizarse con cada toma de leche. Los niños no necesitan demasiada vitamina C extra, pero sí de forma frecuente a diario para garantizar un máximo éxito. El «éxito» es fácil de definir: un niño feliz y sano que come y duerme bien. En la leche maternizada se encuentran cantidades muy pequeñas de vitamina C, especialmente tras ser empaquetada, abierta, calentada, vertida y oxidada en la preparación del biberón.

6. Un consejo: reserva siempre un tiempo para tu pareja; así el bebé seguirá teniendo un padre y una madre incluso cuando se termine la novedad. Por suerte, casi todas las autoridades sanitarias afirman que el sexo durante el embarazo no daña al feto. Sin embargo, se impone el sentido común cuando se trata del periodo inmediatamente previo y posterior al parto. Recordad que no debéis descuidaros mutuamente.

7. ¡Evita la cafeína! Es la droga más extendida y consumida en Estados Unidos. La cafeína puede entrar en la sangre del feto. Dos tazas de café contienen hasta 250 mg de cafeína, una dosis farmacológica. Cinco latas de refresco de cola contienen la misma cantidad, además de mucho más azúcar (o, peor, aspartamo).

8. ¿Te preocupa la tensión arterial alta? Entonces, controla tu tensión arterial, tú mismo y en tu casa. Es fácil y, como evitas «la ansiedad de la bata blanca», resulta mucho más precisa que cuando te la miden en la consulta del médico. De esa forma, reduces la posibilidad de preocupaciones e interferencias médicas innecesarias y las consecuentes prescripciones. Si te diagnostican hipertensión, considera tomar un suplemento de un complejo de vitamina B antes de recurrir a los fármacos. Conozco a una mujer a la que le diagnosticaron preeclampsia moderada, y decidió probar primero con un método natural. Tomó un complejo de vitamina B de tres a cinco veces al día y también les añadió a sus comidas una deliciosa seta que se utiliza en muchos platos orientales y que tiene el desafortunado nombre de hongo negro. Diariamente, hidrataba unas dos cucharadas del hongo desecado en una taza de agua caliente y después lo cocinaba. Su tensión arterial se normalizó en pocas semanas, y no tuvo más problemas durante su embarazo.

9. Toma vitamina E, al menos 200 U.I., y tal vez 400, al día. Esto reduce enormemente la posibilidad de aborto. No se trata de ningún mito: a finales de la segunda guerra mundial, ya existían docenas de estudios científicos que lo confirmaban. Los beneficios cardiovasculares que aporta también son excelentes. Contrariamente a lo que sostienen muchos manuales de dietética, consumir alimentos que contienen otras vitaminas solubles en grasas no garantiza la dosis adecuada de vitamina E durante el embarazo... ni en cualquier otro momento.

10. Piensa en la edad. Es mejor quedarse embarazada si eres una mujer adulta (en especial porque los hombres adultos tienen muchísimos problemas para quedarse embarazados). Es preferible no ser demasiado mayor ni tampoco una niña. Los riesgos para la madre y el niño aumentan enormemente cuando las madres son demasiado mayores o demasiado jóvenes. Sin embargo, muchos de estos riesgos se deben a deficiencias nutricionales relacionadas con la edad. Una buena dieta, complementada con ácido fólico (folato) y cantidades adecuadas de otras vitaminas, ayudará a reducir la posibilidad de que surjan defectos de nacimiento.

Problemas especiales durante el embarazo y la lactancia

Náuseas matutinas

1. Prueba con un complejo vitamínico natural; evita los que contienen colorantes artificiales, ya que pueden provocar náuseas.
2. Toma todos los suplementos con el estómago lleno o, incluso mejor, a mitad de la comida.
3. Evita los suplementos de hierro de sulfato ferroso. Muchos médicos todavía recetan esta forma vomitiva de hierro en dosis demasiado altas y sin suficiente vitamina C que ayude a su absorción. El estreñimiento está casi garantizado con el sulfato ferroso. Utiliza en su lugar fumarato ferroso, gluconato ferroso y, en especial, carbonilo de hierro.
4. Prueba el remedio homeopático Natrum Phos 6X en caso de simples náuseas matinales y, tal vez, también Kali Phos o Natrum Sulph.
5. También puedes probar a beberte un zumo fresco y sabroso nada más levantarte por la mañana para comenzar bien el día. Los líquidos siempre sientan bien, y es una forma ligera, nutritiva y natural de subir el nivel de azúcar en la sangre.
6. Los vómitos fuertes y continuados requieren atención médica.

Estreñimiento

El estreñimiento es bastante común durante la gestación. También es bastante fácil de evitar, como explico en la encantadora sección sobre las hemorroides. Ten en cuenta la recomendación de evitar los suplementos de hierro a base de sulfato ferroso que mencioné anteriormente. Durante el embarazo, no tomes ningún tipo de medicación para este problema ni para cualquier otro, si puedes evitarla.

Aumento o pérdida de peso

El aumento de peso durante el embarazo es algo natural, necesario y deseable. ¡Sin embargo, eso no quiere decir que tengas que estar gorda! Mi mujer engordó once kilos, y la niña pesó cuatro y medio. Aunque ganar algo más de peso es normal y está bien, el aumento no debe superar los dieciséis kilos. ¡Nada de ayunos ni dietas de adelgazamiento durante el embarazo y la lactancia! Come adecuadamente y haz ejercicio, y el peso se pondrá en su sitio por sí solo.

Hemorroides

El estreñimiento puede provocar hemorroides, así que echa un vistazo a las recomendaciones para evitar el estreñimiento anteriormente mencionadas. Evita engullir pizzas de queso sin masticar bien. Ten en cuenta que los bebés y el líquido amniótico pesan mucho, lo cual le añade bastante presión al recto. Un suplemento de vitamina C puede ser de gran ayuda, porque refuerza los tejidos conectivo y vascular. La aplicación tópica de vitamina E también resulta efectiva.

Ardor de estómago

1. Haz comidas ligeras y frecuentes. En otras palabras, «pace» en lugar de darte festines.
2. Mastica bien la comida. Esta sencilla medida realmente funciona.
3. Combina bien los alimentos. No necesitas obsesionarte con ello; sin embargo, sabes por experiencia qué alimentos no combinan bien en tu estómago.

Lecturas recomendadas

Bicknell, F. y Prescott, F., *The Vitamins in Medicine*. Milwaukee, WI: Lee Foundation, 1953.

Billings, E. y Westmore, A., *The Billings Method*. Nueva York: Ballantine, 1983.

Davis, A., *Let's Eat Right to Keep Fit*. NuevaYork: Signet, 1970, 61.

Hillemann, H. H., *Developmental Malformation in Man and Other Animals*. Milwaukee, WI: Lee Foundation.

_____«Maternal Malnutrition and Fetal Prenatal Development Malformation», Oregon State College (9 de noviembre de 1956).

_____«Maternal Malnutrition and Congenital Deformity» Grants Pass, Oregon (17 de marzo de 1958).

_____«The spectrum of congenital defect, experimental and clinical». *Journal of Applied Nutrition* 14 (1961): 2.

Klein, D., «A coroner's-eye view of drug babies». *Los Angeles Times* (3 de marzo de 1991). [Citado por Farrell, W., *The Myth of Male Power*. Nueva York: Simon and Schuster, 1993, 413.]

Mendelsohn, R., *Confessions of a Medical Heretic*. Nueva York: Warner Books, 1979.

_____ *How to Raise a Healthy Child in Spite of Your Doctor.* Chicago: Contemporary Books, 1984.

_____ *Malepractice: How Doctors Manipulate Women.* Chicago: Contemporary Books, 1982.

Shute, W. E., *The Vitamin E Book.* New Canaan, CT: Keats Publishing, 1978.

_____ *Your Child and Vitamin E.* New Canaan, CT: Keats Publishing, 1979.

Smith, L., ed. *Clinical Guide to the Use of Vitamin C: The Clinical Experiences of Frederick R. Klenner, M.D.* Tacoma, WA: Life Sciences Press, 1988.

Stone, I., *The Healing Factor.* New York: Grosset and Dunlap, 1972.

The Womanly Art of Breastfeeding, edición revisada. Franklin Park, Illinois: La Leche League International, 1963.

Williams, S. R., «Nutrition During Lactation and Pregnancy», *Nutrition and Diet Therapy.* St. Louis: Mosby, 1989.

Encías, recesión

La cirugía de encías es lo último que querrías que tu dentista dijera que necesitas. Pero eso fue exactamente lo que le dijo el dentista a Kate.

—Realmente quisiera evitarla —me contó—. La sola idea de que me hagan incisiones en las encías me marea.

—Aquí estás en territorio seguro —respondí—. La odontología hace que las rodillas me flaqueen. Tal vez venga de mi infancia, porque nuestro dentista no creía en la novocaína. La cirugía de encías suena especialmente desagradable.

—Ya la han programado —dijo Kate—. Lo harán todo el mes que viene. Pasaré por ello si no tengo otra alternativa, pero me gustaría evitarlo. ¿Hay algo que pueda hacer mientras tanto para mejorar la salud de mis encías?

—Se me ocurren dos cosas. La primera es la consuelda.

—¿Eso no es una planta?

—Sí —respondí y, advirtiendo la oportunidad que tenía de lucirme, añadí—: la consuelda tiene un historial de cuatrocientos años en la sanación de heridas. Su uso ya se menciona en *Herball,* de Turner, de 1568; en *Herball,* de Gerald, de 1597; en *Theatrum Botanicum,* de Parkinson, de 1640, y en *Compleat Herbal,* de Tournefort, de 1719. A lo largo de los siglos se han escrito libros únicamente sobre la consuelda, y uno de sus ingredientes activos, la alantoína, puede encontrarse en la actualidad en bálsamos y lociones.

—¿Podría comprar las cápsulas de consuelda en la tienda? —me preguntó.

—Sí y no —respondí—. Puedes comprar cápsulas de consuelda, pero solo contienen hojas secas. Las hojas deben usarse externamente, y frescas, recién cortadas de la planta. Las hojas administradas internamente, e ingeridas en cápsulas, tienen pocos beneficios, y probablemente muchos efectos secundarios negativos. La consuelda, como todas las plantas medicinales, es más un medicamento que un alimento. Hay que utilizarla de la manera adecuada. Lo que necesitas es la raíz, y la raíz no se puede tomar *cruda*. Hay que preparar una decocción. Básicamente, se trata de una infusión hervida.

—¿Y cómo se prepara?

—Tomas un trozo de raíz, tal vez unos cuantos centímetros, y la lavas bien debajo del grifo. La cortas, como harías con una zanahoria, en pequeñas rodajas o trocitos y pones los trozos en una olla de pyrex o acero inoxidable con una o dos tazas de agua. Enciendes el fuego, dejas que hierva de cinco a diez minutos, y después que repose y enfríe. El resultado es una infusión de color marrón oscuro, no especialmente desagradable. Una taza o dos en días alternos probablemente sea suficiente. También puedes utilizarlo como enjuague bucal, pero lo deberás escupir después.

—¿Dónde puedo encontrar raíz de consuelda?

—En un jardín, o tal vez en una herboristería. La mía me la dio un granjero que trataba de deshacerse de ella. La consuelda crece como las malas hierbas: muy rápido. Aunque la cortes o arranques, siempre vuelve a crecer. Incluso un pequeño trozo de raíz producirá una nueva planta. Te puedo asegurar que no hay nada como plantar tu propia consuelda. Además, así te saldrá más barata.

—¿Eso es todo?

—Aún no. Lo segundo que debes considerar es el uso tópico de vitamina C, es decir, aplicarla directamente sobre las encías.

—Eso suena un poco raro —dijo Kate.

—Y realmente lo es —admití—. Sin embargo, la vitamina C interviene de un modo tan activo en la curación de las heridas en general, y en la salud de las encías en particular, que merece una atención especial. Actúa como un agente antiinflamatorio, y también es esencial para la producción de colágeno, la proteína «pegamento» que, literalmente, mantiene unidas las células.

—Ya estoy tomando 1.000 mg de vitamina C al día. ¿Por qué no ha funcionado?

—Tal vez no sea suficiente, o quizá no se concentra donde más la necesitas.

—Pero la vitamina C es ácida —ácido ascórbico— ¿no es así? No puedo aplicármela sobre los dientes y las encías.

—Eso es verdad. El truco está en utilizar una forma no ácida de vitamina C, llamada ascorbato cálcico. Los enjuagues de ascorbato cálcico no escuecen ni siquiera en las encías doloridas, y puede usarse sobre los dientes. Puedes adquirirlo en forma de polvo, y aplicar el contenido de media cucharada de té sobre las encías. Te dejará un sabor de boca ligeramente metálico, pero se tolera bien. Mantenlo unos diez minutos, y después enjuaga la boca.

Y eso es exactamente lo que hizo Kate durante dos semanas, además de beber la decocción de consuelda. Sin embargo, no canceló la operación de encías.

Tras un examen preoperatorio, fue su dentista quien lo hizo.

Endometriosis

Pregunta a cualquiera de los cinco millones de mujeres que la padecen, y te dirán lo penosa que puede llegar a ser esta dolencia. En esta enfermedad crónica, el tejido (endometrio) que debería estar dentro del útero termina fuera de él, a menudo a lo largo de la cavidad pélvica. El ciclo menstrual agrava el problema con hemorragias internas, inflamaciones y un dolor e incomodidad considerables, entre otros síntomas.

Selenio

En el ganado, la endometriosis puede deberse a una carencia de selenio. Puesto que las vacas no dan leche hasta que tienen crías, los ganaderos saben muy bien que deben incluir un suplemento de selenio en sus alimentos. Normalmente, les dan una tableta de varios minerales del tamaño de un horno microondas. Bueno, en realidad es un bloque de sal reforzado con minerales (al fin y al cabo, la sal es otro mineral) que las vacas lamen cuando lo desean.

Las hembras humanas deberían hacer lo mismo. Pero no lo hacen.

Nos hemos superado al dar suplementos de selenio al ganado, particularmente en aquellas regiones con suelos pobres en este mineral. Los granjeros, simplemente, quieren tener rebaños sanos, fértiles, con gestaciones tranquilas y partos sin complicaciones. Es una cuestión de economía: no podrían permitirse otra cosa; un rebaño con endometriosis supondría el fin de su negocio.

Por el contrario, las mujeres con endometriosis representan un beneficio económico extraordinario para médicos, enfermeros, asistentes, cirujanos, hospitales, gerentes, compañías médicas y de seguros, fabricantes y vendedores de medicamentos, y muchísimas más personas y entidades que dependen de los enfermos.

El secreto de la endometriosis radica en verla tal como es: una consecuencia de la malnutrición. Los granjeros lo saben. Los médicos no. Las vacas son vegetarianas crudívoras y obtienen los minerales a través de los granos, las hojas verdes y los granjeros inteligentes que les dan suplementos de minerales de forma preventiva. Los médicos y los de su pelaje tratan la endometriosis primero una vez que ya ha tenido lugar, y segundo, con fármacos.

Pero eta enfermedad no se debe a una deficiencia de fármacos, y sí puede deberse a una carencia de selenio. El selenio probablemente sea esencial para detener la endometriosis, porque este mineral traza trabaja estrechamente con la vitamina E. Desde 1930, se sabe que la vitamina E mantiene en condiciones saludables el revestimiento uterino de los animales. Por lo tanto, es una buena idea complementar la dieta de las hembras humanas con vitamina E, entre 400 y 1000 U.I. al día, y entre 100 y 200 mcg de selenio.

Folato (ácido fólico)

Sospecho que la deficiencia de folato puede ser una posible causa de la endometriosis. Hasta cierto punto, me baso, una vez más, en las vacas. Y repito que las vacas son vegetarianas. Vegetarianas crudívoras.

El folato recibe su nombre de los vegetales de hojas verdes, de los cuales se extrajo la primera vez. *Folium* es hoja en latín. El ácido fólico contiene tres elementos: ácido pteroico, ácido glutámico y ácido paraaminobenzoico. Dentro del organismo, el folato es una importante coenzima que ayuda al movimiento de las partículas de carbono, y es necesaria para la síntesis de las purinas y pirimidinas ricas en nitrógeno, esencial para la síntesis de los nucleótidos, integrantes del ARN y ADN. El folato también es necesario para elaborar el hemo (la parte no proteica de la hemoglobina que contiene hierro) de los glóbulos rojos.

Un nivel bajo de folato provoca anemia megaloblástica (glóbulos rojos grandes e inmaduros que no pueden transportar bien el oxígeno). Por esa razón resulta especialmente importante en situaciones de crecimiento, como el embarazo, la primera infancia y la niñez.

Las vacas obtienen grandes cantidades de folato porque comen montones de follaje (vegetales de hojas verdes, como la hierba). Y además tienen la suerte de verse libres del ladrón de folato silencioso: la píldora anticonceptiva. Los anticonceptivos orales aumentan drásticamente (al menos el doble) la necesidad de ácido fólico en las mujeres. Por lo general, la enfermedad también incrementa la necesidad de ácido fólico.

En los adolescentes, las probabilidades de no obtener las cantidades suficientes de ácido fólico son mayores, simplemente porque las fuentes alimentarias de ácido fólico no gozan de demasiada fama entre ellos. Estas son:

1. Los vegetales de hoja verde (¿A los adolescentes les encantan? No.)
2. Las vísceras.
3. Los espárragos.

Durante el periodo de crecimiento, justo cuando más lo necesitan, los adolescentes no obtienen de su alimentación las cantidades necesarias de ácido fólico. Por lo tanto, las chicas que se acercan a la menarquia (primera menstruación) están malnutridas. Probablemente, la deficiencia de folato es un factor desencadenante de la endometriosis.

Entre los nutrientes recomendados para combatir esta afección tenemos la vitamina C en grandes cantidades, el complejo de vitamina B, los ácidos grasos esenciales (se encuentran en la lecitina y el aceite de onagra), el hierro, el yodo, el calcio y el magnesio. Merece la pena probar con estos suplementos.

Las hojas de frambuesa son ricas en magnesio y tradicionalmente han sido utilizadas para tratar los problemas de útero. He observado que la infusión de hojas de este fruto ayuda a reducir los problemas durante el embarazo y el parto en humanos. Alimentamos a nuestra coneja con montañas de hojas de frambuesa, y nos recompensó con diez crías. Incluso tratándose de conejos, es una camada bastante considerable.

El embarazo y la endometriosis no están claramente relacionados. No se sabe con seguridad si se influyen mutuamente de alguna forma. Pero creo que, precisamente porque no sabemos, debemos buscar ejemplos en la naturaleza. Lo que es bueno para nuestras vacas es bueno para los humanos. Voto a favor de la dieta bovina, junto a los suplementos nutricionales.

Lecturas recomendadas

Balch, J. y Balch, P., *Prescription for Nutritional Healing*. Garden City Park, NY: Avery, 1990.

Williams, S., *Nutrition and Diet Therapy* St. Louis, MO: Mosby, 1989.

Enfermedad de Parkinson

Los científicos médicos se han pasado los últimos siglos describiendo con todo detalle enfermedades que, en realidad, no son más que el resultado final de una malnutrición prolongada. Los investigadores se han gastado cantidades increíbles de dinero y tiempo en busca de fármacos que curen desórdenes nutricionales. Y, sin pensarlo dos veces, han descartado la posibilidad de que el tratamiento farmacéutico para la malnutrición pueda ser el callejón sin salida que tantas veces ha demostrado ser.

La enfermedad de Parkinson es un buen ejemplo de ello. La L-dopa (levadota) suele prescribirse para el tratamiento de esta enfermedad. Sin embargo, el cuerpo humano puede crear esta sustancia sin necesidad de ningún fármaco. La vitamina C, a dosis muy altas, estimula enormemente la producción de L-dopa, a la vez que permite que el cuerpo fabrique de forma natural y segura su producto final, el neurotransmisor norepinefrina, cuyo agotamiento puede tener como resultado una mala memoria, pérdida de la capacidad de atención y depresión clínica. La cadena de procesos químicos que tiene lugar en el cuerpo y da lugar a esta sustancia es:

L-fenilalanina (de las proteínas de los alimentos) ⟶ L-tirosina (elaborada en el hígado) ⟶ dopa ⟶ dopamina ⟶ norepinefrina ⟶ epinefrina (también conocida como adrenalina).

Esta cadena de reacciones parece complicada, pero, en realidad, se logra fácilmente, en especial si el cuerpo cuenta con mucha vitamina C, que facilita el proceso. Puesto que el aporte en la dieta del primer ingrediente, la L-fenilalanina, por lo general se obtiene adecuadamente a través de las proteínas de los alimentos, lo más probable es que sea la escasez de vitamina C lo que limite la producción de norepinefrina. Algunos médicos que han recetado grandes dosis de vitamina C han logrado revertir con éxito la depresión. Se trata de un enfoque extraordinariamente seguro y económico que merece la pena intentar a la hora de abordar la enfermedad de Parkinson.

Otro importante neurotransmisor, la acetilcolina, también puede crearse en el cuerpo a partir de la colina de la dieta. La colina se obtiene en grandes cantidades, y a bajo precio, a través de los suplementos de lecitina. La acetilcolina es el neurotransmisor final del sistema nervioso parasimpático, responsable, entre otras cosas, de las buenas digestiones, la respiración profunda y el ritmo cardiaco lento. Puedes percibir su efecto como una «relajación».

La lecitina se encuentra en la yema del huevo y en la mayoría de los productos de soja. Tres cucharadas al día de lecitina de soja aportan alrededor de 5.000 mg de fosfatidilcolina. En *The Lancet* de febrero de 1980 se menciona favorablemente el uso prolongado de estas cantidades. No se atribuye ningún tipo de efecto secundario negativo a los suplementos de lecitina. De hecho, tu cerebro, en peso seco, tiene casi una tercera parte de esta sustancia. ¿Hasta dónde podemos llegar con esta idea de simplemente alimentar al cerebro con aquello de lo que está hecho? En la publicación *Geriatrics* de julio de 1979 se menciona la lecitina como tratamiento para combatir la pérdida de memoria. Ciertos estudios del Instituto Tecnológico de Massachussets demostraron que los niveles de colina y acetilcolina de los cerebros de los animales aumentaban tras recibir una sola comida con lecitina.

De modo que, en lugar de tomar una droga sintética para bloquear o reproducir los mensajeros químicos del sistema nervioso (neurotransmisores), es posible hacer que el cuerpo los fabrique de forma natural a través de la nutrición. Si te parece una solución demasiado sencilla para una enfermedad tan terrible, te dejo con una pregunta basada en la simple idea de coste y beneficio: puesto que nadie muere por culpa de la vitamina C o de la lecitina, ¿por qué no intentarlo? ¿Qué puedes perder? ¿O, quizá, recuperar?

A los pacientes de Parkinson también les vendría bien seguir una dieta pobre en proteínas. Una dieta vegetariana casi crudívora es una forma sencilla de conseguirlo. No dejes de considerar esta opción, tal vez poco técnica, pero importante.

Lecturas recomendadas

Werbach, M., *Nutricional Infuences on Illness*. New Canaan, CT: Keats Publishing, 1988.

_____*Textbook of Nutritional Medicine*. Tarzana, CA: Third Line Press, 1999.

Enfermedades renales

Las enfermedades renales matan a sesenta mil norteamericanos anualmente y afectan al menos a ocho millones más. Las diálisis y los trasplantes son caros, cuestan millones de dólares al año. A todo esto, añádele el coste físico y emocional del dolor.

¿Cómo trabajan los riñones? La respuesta es: constantemente. Durante las veinticuatro horas del día, estos órganos filtran la sangre del mismo modo que el filtro de un acuario purifica el agua. La unidad funcional básica del riñón es el nefrón, un tejido que no solo filtra, sino que también recicla y excreta. El nefrón limpia la sangre, mantiene el equilibrio iónico ácido-básico del cuerpo, recicla las sustancias necesarias (agua, minerales) y excreta los residuos en una orina concentrada. Por decirlo de alguna forma, la orina es sangre filtrada o, más exactamente, la sangre es orina filtrada. A continuación presento las enfermedades renales más comunes.

Inflamación e infección

El papel de las grandes dosis de vitamina C es claro en el caso de las infecciones renales; ofrece prevención y tratamiento a niveles de saturación. Puesto que esta vitamina se filtra y «desaprovecha» en los riñones, constituye una terapia prácticamente hecha a medida.

Degeneración

El exceso crónico de proteínas ingeridas sin duda pasa factura a los riñones y provoca su degeneración gradual. Reducir su ingesta ayuda a prevenir la sobrecarga nitrogenada inducida por la descomposición de las proteínas causante de este problema. El vegetarianismo es la solución más racional a este patrón nacional de abuso de las proteínas. También es recomendable incrementar la ingesta de carbohidratos para reducir el catabolismo de las proteínas y prevenir la cetosis. Una vez más, una dieta vegetariana, rica en carbohidratos complejos, garantiza esto.

Síndrome nefrótico (proteínas en la orina)

Esta dolencia es resultado del daño tisular y las deficiencias en el funcionamiento del nefrón. Su relación con las enfermedades del colágeno (como la artritis reumatoide) difícilmente es casual, puesto que la carencia crónica de vitamina C (y de los «ayudantes» de la vitamina C, los bioflavonoides) provoca la degeneración de las paredes de los vasos sanguíneos del riñón, lo que permite que la proteína pase a la orina. Ante la ausencia de vitamina C, los capilares –los vasos sanguíneos más diminutos y numerosos– se agujerean. Las encías que sangran con facilidad son un buen ejemplo de esto. Los riñones que sangran fácilmente necesitan vitamina C.

Fallo renal agudo

El tratamiento temprano de la enfermedad infecciosa reduce enormemente la probabilidad de sufrir un fallo renal. La saturación con vitamina C es un método eficaz y de amplio espectro en caso de enfermedades infecciosas. La vitamina C detiene la formación de cálculos de oxalato, y, de hecho, disuelve los cálculos renales de fosfato y estruvita (veremos más sobre esto en la próxima sección). Si sospechas de un fallo renal, no seas un mártir: acude al médico enseguida (recuerda, siempre recomiendo escuchar al médico, no necesariamente obedecerlo). Incluso los manuales convencionales de nutrición mencionan (acertadamente) la necesidad de suplementos de vitamina C y un complejo de vitamina B para favorecer la curación del tejido renal. Solo tienes que elevar las dosis recomendadas para conseguir mejores resultados.

En la primera etapa del fallo renal no se deben ingerir proteínas. Un ayuno a base de zumos vegetales puede dar muy buenos resultados. Si te han limitado la ingesta de líquidos, pon las verduras en una batidora y cómelas en puré de ensalada. Sabe mejor de lo que parece.

ENSALADA TRITURADA
1 tomate pequeño
1 pimiento rojo o verde
½ pepino pequeño
El zumo de ½ limón
6 hojas de lechuga romana
4 tallos frescos de hinojo o apio

Corta el tomate, el pimiento y el pepino, y pon los trozos en la batidora. Añade el zumo de limón y tritúralo bien. Añade las hojas de lechuga una a una para no atascar la batidora. Después, incorpora el apio o el hinojo y pásalo todo por la batidora durante un minuto o dos. La consistencia depende del gusto de cada uno; algunos la prefieren suave y aguada, y otros espesa y crujiente. Cómete la ensalada en puré inmediatamente. Las verduras trituradas no se conservan bien.

Fallo renal crónico

El deterioro continuado implica la pérdida de la participación del riñón en la activación de la vitamina D. Esto puede derivar en osteodistrofia: deficiencia de calcio en los huesos o una pobre formación ósea durante la infancia. En esos casos, serán necesarios los suplementos de vitamina D y calcio.

Los suplementos de aminoácidos, cuando van acompañados de una ingesta muy restringida de proteínas de solo 20 o 25 gr al día, han mostrado resultados prometedores en el tratamiento del fallo renal crónico. Como defensor de los ayunos a base de zumos vegetales, personalmente pienso que la restricción proteínica es tan importante como los suplementos de aminoácidos. ¿Por qué? Porque las «dietas pobres en proteínas» de los hospitales contienen 40 gr de proteínas al día.

Considera esto: el norteamericano medio ingiere más de 100 gr de proteínas al día, y con frecuencia pasa de los 120, una cantidad excesiva. La llamada «restricción» a 40 gr diarios es una simple corrección. La mayoría de las personas del mundo estarían más contentas que unas castañuelas si pudieran comer 40 gr de proteínas al día. Pero nosotros nos zampamos tres veces esa cantidad, decimos que es normal... y después hacemos cola para la diálisis. El coste oculto de comer carne puede superar los cuarenta y cinco mil dólares al año en diálisis. En la diálisis, las vitaminas solubles en el agua (grupo B y C) desaparecen de la sangre. Los suplementos, por lo tanto, son *esenciales*, y deben ser administrados en dosis elevadas y frecuentes.

Envenenamiento por plomo (saturnismo)

¡Qué hermoso animal es el pez ángel! En cierta ocasión maté un montón, y tardé mucho en saberlo.

De adolescente, me interesaban mucho los peces tropicales y criaba con éxito peces luchadores del Siam. Era una experiencia bastante extraña. Las crías comenzaban a pelear a una edad sorprendentemente temprana, y, por supuesto, tenía que mantenerlas separadas. Hasta que los vendí, llegué a tener en mi dormitorio cuarenta tarros de comida infantil llenos de peces luchadores. Pero no estaban ni mucho menos solos; también tenía un enorme pez sol de branquias azules y un surtido de otras especies en varios acuarios más, que llenaban totalmente mi pequeña parte de la casa. Entrar en mi habitación era como visitar el cuarto de juegos de Jacques Cousteau.

Siempre había querido criar peces ángel. Tenía un buen número de ellos, que puse en un acuario aparte que había adornado con bellas plantas que mantenía en su sitio con la ayuda de una especie de «pisaplantas» de metal que había comprado en una tienda de mascotas. Las plantas acuáticas suelen desprenderse del suelo y flotar hacia la superficie. Así que, cuando vi aquel paquete de tiras de metal tan bonitas y flexibles, lo compré.

Las tiras mantuvieron las plantas en su sitio de un modo admirable.

Todos los peces ángel murieron.

Fue bastante horrible. Una mañana me levanté temprano para ver cómo estaban mis chicos y la mitad de ellos había muerto. El resto se movía de forma errática, en desequilibrados movimientos circulares. Es triste ver peces ángel nadando sobre los costados, panza arriba, retorciéndose en agonía, y no poder hacer nada.

No descubrí lo que había sucedido hasta que aprendí química en la universidad. Aquellos pesos para plantas estaban hechos de plomo. El plomo pasó al agua del acuario, y los peces ángel murieron envenenados.

Durante años, todos hemos oído hablar de los riesgos del plomo, como niños que ingieren accidentalmente pintura con plomo, mineros y trabajadores del metal que inhalan polvo de plomo, el plomo de las soldaduras empleado en fontanería y la gasolina con plomo que contamina el ganado. Sabemos que el envenenamiento por plomo puede provocar retraso mental grave. Además, ha sido relacionado con la enfermedad de Alzheimer.

Nos han dicho que debemos evitarlo en nuestros hogares y detener la contaminación causada por el plomo en nuestro entorno. Pero no nos han dicho cómo quitarlo de nuestro cuerpo en casa. Para ello, no se necesitan fármacos: las grandes dosis de vitamina C lo hacen eficazmente. Esta vitamina, a nivel de saturación, elimina directamente el plomo que hay en el organismo. Esta es una buena noticia para todo el mundo.

Lista de consejos para evitar el plomo

Prescindir del plomo y retirarlo es la mejor forma de evitarnos problemas con él. La buena noticia es que los niveles de plomo en el medio ambiente son bastante bajos; esta es una de las grandes contribuciones de los «hippies ecofreakies» al mundo de la salud. Yo estaba allí, y vi cómo pasó. La Agencia de Protección Medioambiental y las todavía más severas leyes medioambientales son, en gran parte, un fruto de los setenta obtenido por los activistas de los sesenta.

Sin embargo, todavía podemos hacer más. Aquí tienes lo que está directamente en tus manos:

1. No utilices soldaduras de plomo en tus trabajos de fontanería. Asegúrate de que el fontanero tampoco las emplee.
2. Lleva la pintura o cualquier otro producto con plomo que tengas en casa al punto limpio de tu barrio o a la unidad de recogida de residuos peligrosos. Siempre existen; búscalos en la guía, llama a la Agencia de Protección Medioambiental o entra en su página web, y pide ayuda.
3. Cuando pintes una habitación, casa o garaje en el que previamente se haya usado pintura con plomo, pídele al contratista que tome todo tipo de precauciones y que retire y se deshaga de los restos de la antigua pintura.
4. La siguiente sugerencia te va a gustar: planta girasoles. Sí, los girasoles, esas caras sonrientes amarillas que hay en algunas huertas, absorben el plomo de los suelos contaminados. Las raíces limpian silenciosamente la porquería mientras las enormes flores siguen el movimiento del sol en el cielo. Mi norma es plantar girasoles alrededor de la

casa, el jardín, el garaje y el granero. Esto es vital si el granero es viejo, y la mayoría lo son. Cada otoño, una vez que los girasoles se secan y mueren, asegúrate de tirarlos a la basura. No los quemes ni los utilices para preparar compost.

Los antiguos romanos utilizaban tuberías de plomo, imputrescibles, resistentes a la corrosión y fáciles de colocar, para sus trabajos de fontanería. De hecho, el término «plomo» viene de la palabra latina *plumbum*, y, hasta la fecha, el símbolo químico del plomo continúa siendo Pb. Se especula con que el declive del Imperio romano, con sus emperadores locos, violencia y total desintegración, fue consecuencia de un envenenamiento crónico por plomo.

¿Revisionismo extravagante? Tal vez no. Los núcleos geológicos del ártico han mostrado que, muchos siglos atrás, los antiguos romanos llegaron a contaminar hasta la mitad del planeta con plomo. La fundición de minerales metálicos a menudo produce humo de plomo, que se extiende con los fenómenos atmosféricos. Las autopsias realizadas a cadáveres de antiguos romanos han revelado cantidades extraordinariamente altas de plomo en sus cuerpos. Ellos, al igual que mis peces ángel, nunca llegaron a saber qué les hacía daño. Ahora sí lo sabemos, y también sabemos qué hacer para deshacernos del plomo.

Lecturas recomendadas

Dawson, E. B. et al., «The effect of ascorbic acid supplementation on the blood lead levels of smokers». *J Am Coll Nutr* 2 (18 de abril de 1999): 166-170.

Epilepsia

Sarah y su prometido, Richard, querían tener hijos tan pronto se casaran. Sin embargo, a ella le acababan de diagnosticar epilepsia y seguía un tratamiento de fenobarbital. Ambos investigaron sobre ese medicamento y de ese modo supieron, como ya sabía su médico, que estar embarazada y tomar barbitúricos no es precisamente una situación ideal.

—Queremos ver otras opciones —me dijo Sarah en mi consulta—. ¿Cree que podríamos sustituir los fármacos por vitaminas?

—No estoy seguro —contesté—. Mi madre lleva cincuenta años con medicamentos para tratar sus crisis convulsivas epilépticas, y no creo que un nutriente pueda bastar. Sin embargo, Sarah, tienes la ventaja de ser joven. Hay pruebas de que la epilepsia en los jóvenes puede estar relacionada con una carencia de magnesio. ¿Te has hecho algún análisis de sangre?

—Sí —contestó—, cientos, y aquí tienes el último.

Me entregó una copia. No le habían analizado el nivel de magnesio en el suero sanguíneo. Le dije a Sarah que le pidiera a su médico que se lo vieran la próxima vez. Cuando lo hizo, sus niveles de magnesio eran tan bajos que ni siquiera eran mensurables.

—Al médico le sorprendió bastante —dijo Sarah la siguiente vez que hablamos—. ¿Y ahora qué?

—Probemos con una buena dosis de magnesio. Empezaremos con un suplemento de 800 mg al día. Esa cantidad solo es el doble de la cantidad diaria recomendada, así que no es algo insensato. Después, puedes ir aumentando la dosis gradualmente si lo consideras necesario. Si te pasas, lo sabrás: el peor efecto secundario del exceso de magnesio es la diarrea. ¿Has oído hablar de la leche de magnesia?

—Sí, claro, el laxante.

—Es un preparado de magnesio. Aunque el suplemento se absorberá mejor, especialmente si eliges la fórmula adecuada, si lo tomas con frecuencia y si realmente lo necesitas. Entonces, tu cuerpo lo absorberá como una esponja. Prueba con el citrato de magnesio, o gluconato de magnesio. Divide tu dosis diaria en cuatro o más tomas por lo menos. Y a ver qué conseguimos.

Unas semanas más tarde, nos encontramos de nuevo. Sarah traía consigo nuevos análisis de sangre. Ahora, sus niveles de magnesio eran ligeramente mensurables, y tomaba 1.200 mg al día.

—¡Increíble! ¿A dónde va a parar todo ese magnesio? —preguntó Sarah—. Ni siquiera he tenido diarrea.

—Es evidente que tu cuerpo lo está utilizando. Eso nos sugiere que has tenido una carencia de magnesio durante muchísimo tiempo. La mayoría de los hombres y casi todas las mujeres ni siquiera obtienen de su dieta la cantidad diaria recomendada de magnesio. Sin embargo, tu caso es diferente; tienes una necesidad especial de este mineral. Los análisis lo confirman.

—Pero ¿no debería subir el nivel en sangre un poco más? —preguntó.

—No tiene que ser así necesariamente. Aunque la sangre es importante, eres más que tu sangre. Los análisis de suero sanguíneo no indican qué cantidad de esto o lo otro hay en tus células. Al fin y al cabo, tienes más de cuarenta billones de células. El magnesio interviene en cientos de reacciones químicas del cuerpo. Es necesario en todo el organismo y en todo momento. Por raro que parezca, las células pueden tener unos niveles gravemente bajos de magnesio, aunque este mineral esté presente en el suero sanguíneo. En tu caso, más bien es al contrario. Ahora que tomas suplementos de magnesio, este llega a tus células, pero no queda demasiado para la sangre que lo transporta. Tus autopistas están llenas de camiones cisterna, pero vacíos, porque la mercancía ya se ha entregado. Ahora todas las casas tienen combustible.

—Entonces, parece que necesito más magnesio que la mayoría de la gente. Si tomo mucho, ¿necesitaré menos fármacos?

—Esa es la idea. Consúltalo con tu médico. Pregúntale si puedes bajar la dosis de fenobarbital a un mínimo que te permita no padecer los síntomas.

Habló con su médico, y este se mostró de acuerdo. Sarah terminó tomando la dosis más baja posible de su medicamento y una dosis muy alta de magnesio. No es una victoria arrolladora de la nutrición, pero este libro trata de soluciones reales, no de retórica: la nutrición no es una propuesta de todo o nada. Tal vez su mayor potencial sea el de mantener el organismo óptimamente nutrido de forma que pueda fortalecerse para reducir la medicación. Si millones de norteamericanos tomaran cada vez menos cantidades de los muchos medicamentos que necesitan, ¿cuáles serían las consecuencias a largo plazo? Personas más sanas, mayor seguridad y un ahorro descomunal. Solo las compañías farmacéuticas tendrían algo que objetar.

Y lo hacen, por supuesto. Además, ejercen una poderosa influencia en el trabajo de los médicos. ¿Has visto alguna vez en la consulta del tuyo algún calendario, bolígrafo o artículo de propaganda que promocionara las virtudes del magnesio?

Sigue buscando. Quizá lo encuentres en la consulta de un charlatán.

O no. El doctor L. B. Barnett investigó el magnesio hace ya muchos años. Publicó «Clinical Studies of Magnesium Deficiency in Epilepsy» (Estudios clínicos sobre la deficiencia del magnesio en la epilepsia) en la revista *Clinical Physiology*, en 1959. ¿Te extraña que nadie haya oído hablar de ello?

Esclerosis múltiple

Los norteamericanos, por lo general, hacen lo que sus médicos les piden sin cuestionarse nada. Yo sugiero preguntarles con frecuencia, y no siempre hacer lo que nos dicen. Y, después, acudir a los libros en busca de otras opiniones totalmente diferentes.

¿Y qué sucede si alguien tiene esclerosis múltiple? La respuesta, y realmente es una buena respuesta, es seguir el protocolo para esclerosis múltiple del doctor Frederick Klenner, tal como describe en su obra *Clinical Guide to the Use of Vitamin C*, editado por Lendon Smith. Además de considerar la vitamina C, este libro describe, y anima a poner en práctica, un programa terapéutico que utiliza una gran variedad de nutrientes en cantidades importantes. A continuación veremos las recomendaciones nutricionales más significativas para el tratamiento de la esclerosis múltiple (también para la miastenia gravis, una enfermedad que afecta a las uniones neuromusculares), que deberán dividirse a lo largo del día de la siguiente manera:

- Vitamina B_1 (tiamina): 1.500-4.000 mg al día, por vía oral o inyección.
- Vitamina B_2 (riboflavina): 250-1.000 mg al día.
- Vitamina B_3 (niacina): desde 500 mg hasta varios miles de miligramos al día, los suficientes para provocar repetidos episodios de cálidas vasodilataciones (rubor).
- Vitamina B_6 (piridoxina): 300-800 mg al día.
- Vitamina B_{12} (cobalamina): 1.000 mcg tres veces a la semana mediante inyecciones.
- Vitamina C (ácido ascórbico): 10.000-20.000 mg al día.
- Vitamina E (d-alfa-tocoferol): 800-1.600 U.I. al día.
- Colina: 1.000-2.000 mg al día.
- Magnesio: 300-1.200 mg al día.
- Zinc: 60 mg al día, con las comidas.
- Calcio, lecitina, ácido fólico, ácidos linoleico y linolénico, y un suplemento de vitaminas y minerales al día también son recomendables.

¿Por qué tantos nutrientes? Porque en nutrición no existe la monoterapia. «Un medicamento para cada enfermedad» es el mito erróneo de los médicos devotos de los fármacos. A menudo me preguntan «¿Para qué sirve esta vitamina?». Mi respuesta es: «Para todo». Suelen mirarme mal, pero esa es la verdad. Todas las vitaminas son importantes. ¿Puedes prescindir de alguna de las ruedas de tu coche? ¿Puedes permitirte volar sin una de las alas del avión?

¿Por qué cantidades tan grandes? Porque esas cantidades dan resultado. No ingieres las cantidades que crees que deberían dar resultado, sino aquellas que realmente lo dan. La primera regla para levantar un muro de ladrillos es tener la cantidad suficiente de ladrillos. Los cuerpos enfermos tienen importantes necesidades de vitaminas. Puedes encargarte de esa necesidad, o lamentarte de no hacerlo.

Pero ¿por qué tratar de curar mediante la nutrición? Bueno, ¿por qué no? ¿Acaso los remedios, para que sean eficaces, tienen que ser farmacológicos? No hay cura farmacológica para la esclerosis múltiple. Si existiera, habrías oído hablar de ella. Suelo decir que si el maletín de tu médico está vacío, eso no quiere decir que los del resto de los médicos también lo estén. Ve allá donde puedas encontrar el resultado que buscas. La primera regla para pescar es lanzar el anzuelo al agua, porque es allí donde están los peces.

Consideremos ahora un solo nutriente, la tiamina, y una rara enfermedad, el beriberi, que constituyó un problema durante siglos en los países pobres. La enfermedad afecta al sistema nervioso periférico. El beriberi, cuyos síntomas constituyen la verdadera descripción del agotamiento nutricional, literalmente significa «no puedo, no puedo». Cursa con dolor y parálisis, hinchazón y anemia, disfunción hepática y debilitamiento general. Por favor, advierte la gran variedad de síntomas.

Ningún fármaco en la tierra, ni antes ni ahora, puede curar esta afección. Durante siglos, la pregunta ha sido: ¿cuál es exactamente su causa? En 1897, el doctor Christian Eijkman curó por primera vez el beriberi. Previamente, había observado que varios prisioneros que padecían esa enfermedad recibían una alimentación basada principalmente en arroz refinado (blanco), el mismo que comen los norteamericanos en la actualidad. Eijkman alimentó a varias palomas con la misma dieta que recibían los prisioneros, y observó el surgimiento de los mismos síntomas del beriberi. Después, alimentó a varias palomas enfermas con arroz sin refinar (integral), y los pájaros se curaron. Les dio arroz integral a los prisioneros, y estos también se curaron. Por completo. Sin fármacos. Solo necesitó arroz integral, y algo especial que había en ese arroz sin procesar. Más adelante, Eijkman recibiría el Premio Nobel de Medicina por este trabajo.

En 1911, Casmir Funk, un químico polaco que vivía en Londres, descubrió ese elemento especial en la cáscara externa, normalmente eliminada, del arroz. Como era un compuesto de nitrógeno, lo etiquetó como amina. Al ser vital para la salud, era una amina vital, o vital amina, o vitamina. Se le quedó ese nombre, que después se generalizó, como los Kleenex.

Entre 1909 y 1916, el norteamericano afincado en Filipinas R. R. Williams comenzó a tratar el beriberi en niños con gran éxito. A partir de entonces, los restos de arroz que utilizaba fueron llamados vitamina B (¿por el beriberi?), y se pensó que proporcionaban un solo elemento esencial. En la actualidad se sabe que se trata de un grupo de vitaminas que, al igual que la vitamina C, son solubles en el agua, indispensables y, por lo general, no se almacenan en el cuerpo.

La tiamina ayuda a formar la coenzima necesaria para la oxidación de la glucosa, tanto para obtener energía de esta como para producir grasas (ese proceso recibe el nombre de lipogénesis). Sin la tiamina, eso no podría producirse. De ahí la fatiga y debilitamiento general causados por el beriberi. El magnesio es otro factor esencial en este proceso.

La tiamina no se almacena en el tejido. La necesitas todo el tiempo, durante todo el día, y desempeña un papel crucial en el metabolismo de los carbohidratos, el embarazo, la lactancia y la actividad muscular. Menos conocido resulta el hecho de que los tejidos del cuerpo precisan más tiamina en caso de fiebre.

Una deficiencia prolongada de tiamina puede tener graves efectos neurológicos, y entre los más relevantes se encuentran: irritación nerviosa, disminución de la respuesta refleja, sensación de cosquilleo o entumecimiento, dolor, daño o degeneración de las capas de mielina (el material graso que protege las células nerviosas) y, finalmente, parálisis. El doctor Klenner, consciente de que estos síntomas podrían describir perfectamente la esclerosis múltiple, trabajó con altas dosis de tiamina.

Siguiendo el principio de que se necesita mucha agua para apagar un fuego que ya lleva tiempo ardiendo, Klenner ignoró las CDR de 1 a 2 mg diarios, y administró a pacientes de esclerosis múltiple miles de miligramos de tiamina al día, además de megadosis de otras vitaminas. Sus pacientes mejoraron.

El libro *Clinical Guide to the Use of Vitamin C* está descatalogado, pero tal vez puedas conseguir algún ejemplar de segunda mano en Internet. Si no logras encontrar el libro, limítate a leer los artículos de Klenner por separado. Puedes buscarlos en cualquier biblioteca, y conseguir copias a través del servicio de préstamo interbibliotecario. Y todo ello sin necesidad de receta médica.

Lecturas recomendadas

Smith, L. H., *Clinical Guide to the Use of Vitamin C*. Portland, OR: Life Sciences Press, 1988, 42-53.

Esquizofrenia y psicosis

La psicosis es espeluznante. Jim, un joven de veintiún años, acudió a mi consulta acompañado de sus padres. Parecía incómodo, y su aspecto era lamentable. Le habían diagnosticado esquizofrenia. Era tan violento que –¡figúrate!– lo habían expulsado del hospital y enviado de vuelta a casa de su padres. Una lógica increíble.

Jim era totalmente difícil de controlar. Amenazaba diariamente a sus padres y destrozaba las paredes a puñetazos. Solo dormía una hora por la noche, y las otras siete u ocho horas nocturnas se dedicaba a vagar por las calles de la ciudad. Jim es una de las principales razones por las cuales no es aconsejable estar solo de noche en la calle. Tenía la piel escamosa y el rostro cubierto de acné. Sus hábitos alimentarios eran pésimos y, citando al dibujante Gary Larson de *Far Side*, estaba completamente chalado.

Sentado frente a ese desdichado trío, me sentía impotente. Lo único bueno era que Jim tenía un buen día (o eso parecía) y no iba a destrozar la consulta. Recordé las tres D de la pelagra, una enfermedad «ya extinguida» causada por la deficiencia de niacina: dermatitis, demencia y diarrea. La definición del manual encajaba razonablemente con aquel chico que estaba frente a mí. También recordé el trabajo del doctor Abram Hoffer, psiquiatra canadiense. A comienzos de la década de los cincuenta del siglo pasado, Hoffer curó a un gran número de pacientes psicóticos con megadosis de niacina y vitamina C. Por supuesto, el éxito de sus tratamientos con vitaminas le ayudó a ganarse el calificativo de charlatán.

Pero, a menos de un metro de mí, se hallaba un psicópata con dos padres aterrados. La ciencia médica no solo no le había ayudado, sino que, irónicamente, se había deshecho de él ante su impotencia para ayudarle. Les hablé de la terapia del doctor Hoffer.

—Intentaremos cualquier cosa –dijo el padre. La madre asintió enérgicamente con la cabeza.

—¿Y tú qué piensas, Jim? –pregunté.

—Vale, sí, tomaré esas cosas –dijo el joven.

—Con eso me vale. El doctor Hoffer le habría recomendado 3.000 mg de niacina al día, así como 10.000 diarios de vitamina C. La deficiencia de niacina puede provocar psicosis, así como los problemas de piel e intestinos que Jim padece. Tal vez simplemente necesite más niacina que la media. Probablemente mucha más. En dosis verdaderamente altas, la niacina tiene un profundo efecto tranquilizante y sedante. Sin embargo, es un nutriente, no un fármaco. El margen de seguridad es enorme. El doctor Hoffer llegó a prescribir hasta 20.000 mg al día. 3.000 mg no es una dosis demasiado alta.

—¿Y la vitamina C? –preguntó el padre.

—Linus Pauling consideraba que la dosis diaria para el hombre era de 10.000 mg –respondí–. Teniendo en cuenta nuestro peso corporal en relación con el de otros animales, esta cantidad equivaldría proporcionalmente a la que produce una cabra, una vaca, un gato o una rata a diario. Nosotros no podemos producir la vitamina C porque el hígado humano no tiene la enzima necesaria para crearla, la L-gulonolactona oxidasa, y no, no puedes comprar y comerte esa enzima para que haga el trabajo. Pregúntate: ¿por qué querrá la naturaleza que esos animales creen tanta vitamina C? Creo que debemos copiar su ejemplo. Estas vitaminas, como poco, son mucho menos peligrosas que todos los medicamentos que Jim ha probado.

Jim permanecía en silencio, con la vista fija en sus zapatillas de deporte.

—¿Cómo sabremos que esa cantidad de niacina es suficiente? –preguntó la madre.

—Si su comportamiento mejora, lo sabrás –dije–. Si toma demasiada niacina, se ruborizará. Es decir, su piel se pondrá rosada, incluso roja, en especial la del rostro, las orejas y los antebrazos. Como un sofoco de media hora. Te sentirás como si te hubieras quemado al sol, Jim.

—Eso no me importa –dijo el chico–. Me gusta ir a la playa.

Se marcharon y me pregunté cómo se las habrían arreglado para soportar aquello.

Unas dos semanas más tarde, el padre de Jim me llamó para una sesión de seguimiento por teléfono.

—Déjame contarte qué pasó –comenzó–. ¿Sabías que Jim solo dormía una hora por la noche? Bueno, pues la primera noche que tomó niacina, durmió dieciocho horas. Desde entonces, duerme siete cada noche.

—¡Eso es fantástico! –contesté.

—Pero eso no es todo —dijo—. El pasado viernes, por la mañana, por primera vez en no recuerdo cuántos años, Jim bajó a desayunar. Entró en el comedor y me dijo: «Buenos días, papá».

A pesar del teléfono, pude darme cuenta de que el hombre estaba llorando. Aquello era maravilloso.

Pero aún hay más. Unas semanas más tarde, Jim vino a verme. Acudió solo a la cita. Nos sentamos y me dijo que la niacina había funcionado bien, y que había dejado de tomarla.

—Pero ¿por qué? —pregunté—. ¡Te estaba ayudando!

—Sí, sí. Pero es como que me gusta mi enfermedad.

Traté de no mostrarle mi disgusto. Esto sucedió hace más de veinte años, y por entonces todavía no sabía que algunos psicóticos simplemente prefieren vivir en estado psicótico. A medida que se recuperan, abandonan el tratamiento para que vuelva su enfermedad.

—Sin embargo, cada vez que veo que me paso, me meto dentro de la bañera con agua caliente durante un buen rato, y me tomo un bote de niacina. Entonces, ya vuelvo a estar bien.

¿Un bote entero de niacina? Eso fue lo que dijo; lo recuerdo como si lo hubiera dicho esta misma mañana. No obstante, si eso era lo que hacía, parecía funcionar.

Aquí hay algo que merece la pena considerar: cuando un paciente lunático y peligroso puede manejar su enfermedad y elegir el grado de psicosis que quiere tener en su vida, tienes algo que difiere de la idea generalizada de «curación». Tienes una persona capacitada para ser responsable de su vida. Y con la libertad que eso implica, puedes lograr unos extraños resultados.

Rápido: ¿cuántos psicoanalistas son necesarios para cambiar una bombilla? Solo uno, pero la bombilla tiene que querer cambiar.

Humor aparte, nos encontramos en un momento en que los psiquiatras comienzan a romper filas. Algunos continúan afirmando que los emocionalmente enfermos solo necesitan alguien con quien hablar, que los entienda y los haga razonar, pero la mayoría únicamente quieren drogar a los pacientes hasta atontarlos. La psiquiatría moderna ha pasado del diván de Freud a *Un mundo feliz* de Huxley. Prozac, Paxil, Zoloft y todos sus parientes son nuestro soma de no ficción, las maravillosas drogas que elevan el estado de ánimo y hacen que el psicoanálisis parezca un barco lento con destino a China. Resulta verdaderamente extraño que, con un entorno que favorece más la medicación que el psicoanálisis, el protocolo de niacina de Abram Hoffer sea tan poco apreciado. Al fin y al cabo, si «un gramo es mejor que una maldición», ¿por qué no usar gramos de vitaminas? Tal vez porque la terapia de niacina es realmente económica. No ofrece ningún beneficio a las compañías farmacéuticas, así que ¿por qué les van a hablar de ella a los futuros médicos en las facultades de medicina que financian?

La niacina, o vitamina B_3, adopta dos formas: la niacina y la niacinamida. Ambas son polvos blancos solubles en el agua. El organismo obtiene una pequeña cantidad de niacina al metabolizar el aminoácido triptófano, presente en las proteínas (60 mg de triptófano dan lugar a 1 mg de niacina).

La pelagra es la típica enfermedad por deficiencia de niacina. En una época fue muy habitual en las zonas rurales del Sur, donde los pobres no tenían para comer más que alimentos muy pobres en triptófano, como maíz molido. Los síntomas eran las tres D que mencioné anteriormente: diarrea, dermatitis y demencia. Otros síntomas específicos de la pelagra son debilidad, anorexia, laxitud, indigestión, erupciones cutáneas, descamación, neuritis, destrucción del sistema nervioso, confusión, apatía, desorientación y locura.

¿No te recuerdan un poco a la esquizofrenia?

Unos cuantos médicos pensaron lo mismo. Observaron que los pacientes psicóticos con frecuencia presentaban una variedad de síntomas similares a los de la pelagra, además de los problemas mentales. A principios de la década de los cincuenta del siglo pasado, un perspicaz joven psiquiatra llamado Abram Hoffer comenzó a realizar ensayos clínicos para ver si había alguna conexión. Utilizó dosis muy altas de niacina, y obtuvo muy buenos resultados. Él y sus colegas descubrieron que, mientras que la pelagra es una deficiencia de esa vitamina, la esquizofrenia es una dependencia de esa vitamina. Durante un tiempo, la niacina se utilizó como tratamiento para la psicosis, pero la comodidad y la publicidad inagotable de los posteriores «fármacos milagrosos» redujeron su popularidad. Después, en la década de los setenta, la Asociación Americana de Psiquiatría descartó, de un modo no científico, la terapia con vitaminas. Por tanto, ahora tenemos legiones de norteamericanos con problemas alimentarios y mentalmente desnutridos que no lo saben. Y pagamos mucho dinero por medicamentos que alteran el comportamiento y vienen equipadas con peligrosos efectos secundarios.

La niacina tiene otros usos terapéuticos adicionales e interesantes; trata el síndrome de Menière (ruidos constantes en los oídos acompañados de náuseas) y la sordera de tonos altos. En tratamientos a largo plazo, se obtuvieron mejorías con solo 150-250 mg diarios. La resistencia a los rayos X mejoró enormemente con 500-600 mg al día. Las náuseas también se redujeron. Por lo tanto, los suplementos de niacina pueden ser de mucho valor para pacientes de cáncer que siguen tratamientos de radioterapia. Incluso la recuperación tras un *shock* quirúrgico u otro tipo de complicaciones (quemaduras, hemorragias e infecciones) es más rápida si se administra niacina al paciente.

Esta vitamina es muy segura. «No se conocen casos de toxicidad en humanos; en los animales está en 6 gramos por kilo de peso», dijo el doctor Hoffer. Eso significa que para un animal que pese lo mismo que un ser humano de pequeña estatura (50 kg), la dosis tóxica estaría en 300.000 mg, aunque las náuseas evitarían que tal dosis se llegara a consumir. La persona más psicótica que puedas conocer probablemente no retendría más de 15.000 mg al día, y la mayoría de la gente, tanto si está sana como enferma, nunca tomaría más de una parte de esa dosis. Algunos médicos les dan con frecuencia a sus pacientes entre 2.000 y 5.000 mg de niacina para bajar el colesterol. El margen de seguridad es muy grande. Ni siquiera se produce una muerte al año como consecuencia de la niacina. Sus efectos secundarios más comunes son rubor, picores y, a dosis muy altas, náuseas. Estos síntomas varían en función de la dosis, las necesidades del organismo y la cantidad de alimento consumido con la vitamina. He observado que las dosis altas de vitamina C ayudan a reducir los efectos secundarios de las megadosis de niacina. Pienso que se debería tomar al menos el doble —o mejor un poco más— de vitamina C que de niacina.

Los efectos secundarios mensurables de la niacina, como alteraciones en las pruebas de funcionamiento hepático, suelen ser un problema importante en aquellas personas con un historial de alcoholismo. Pero los médicos que mencionan esas alteraciones en las pruebas como argumentos para que los pacientes no tomen megadosis de niacina están sacando conclusiones precipitadas. El doctor Hoffer afirma: «Los médicos confunden el incremento de la función hepática con patologías hepáticas subyacentes, pero eso no es así. Simplemente significa que el hígado está más activo. Y esos cambios pueden prevenirse tomando lecitina dos veces al día».

El verdadero problema para la salud pública es la carencia de niacina. La CDR es solo de 20 mg. La mitad de los norteamericanos ni siquiera obtiene esa cantidad de sus dietas. La especial importancia de la niacina puede verse en la CDR, veinte veces superiores, o más, que las CDR de otras vitaminas del grupo B, y eso que solo son cantidades para personas sanas.

El doctor Hoffer administraba dosis increíblemente altas, y daban resultado. Yo hice lo mismo con Jim, y funcionó hasta el punto que él quiso. Para saber más sobre la terapia de niacina, por favor, lee el capítulo titulado «Saturación de niacina» y consulta los libros recomendados al final de este capítulo. De hecho, me atrevo a recomendar la lectura de todos los libros del doctor Hoffer.

Lecturas recomendadas

Bicknell, F. y Prescott, F., *The Vitamins in Medicine*. Milwaukee, WI: Lee Foundation, 1953, 379.

Hawkins, D. y Pauling, L., *Orthomolecular Psychiatry*, David Hawkins y Linus Pauling, eds., W. H. Freeman, San Francisco, 1973.

Hoffer, A., *Hoffer's Law of Natural Nutrition*. Kingston, ON: Quarry Press, 1996.

_____*Putting It All Together: The New Orthomolecular Nutrition*. New Canaan, CT: Keats Publishing, 1996.

_____*Vitamin B3 and Schizophrenia: Discovery, Recovery, Controversy*. Kingston, ON: Quarry Press, 1999.

Williams, R. J. ed., *A Physician's Handbook on Orthomolecular Medicine*. New Canaan, CT: Keats Publishing, 1979.

Fertilidad

Me hacen muchas preguntas sobre métodos anticonceptivos naturales, normalmente alternativas a los farmacológicos o de barrera. ¿Existe alguna alternativa segura y natural, totalmente gratuita, y que ofrezca más de un 99% de efectividad? En calidad de antiguo coordinador de clases de educación sexual y autor de una tesis sobre el tema, puedo darte varias ideas muy fértiles.

Aunque, en términos generales, se acepta que la educación sobre anticoncepción debe empezar a una edad temprana, y que esta ha de incluir los factores de fertilidad, todavía quedan algunas objeciones. Una de ellas es pensar que no existe un indicador fiable del grado de fertilidad. Esta creencia errónea está muy extendida. El moco cervical es un indicador de fertilidad altamente fiable. El uso de este dato para evitar el embarazo es una de las bases del método Billings para el control de la natalidad.

El método Billings tomó su nombre de los doctores John y Evelyn Billings, de Melbourne, Australia, quienes desarrollaron, probaron y promovieron este método anticonceptivo natural en la década de los cincuenta. También se lo conoce con el nombre de método de la ovulación, o del moco cervical. No se trata del método Ogino. De hecho, la razón por la cual John y Evelyn Billings empezaron sus investigaciones sobre métodos anticonceptivos naturales fue la escasa fiabilidad del método Ogino.

Las técnicas anticonceptivas naturales con frecuencia traen a la mente imágenes de ineficacia y catolicismo. Y es una pena. Incluso el método Ogino, cuando se utiliza adecuadamente, tiene un 80% de efectividad para evitar los embarazos. Pero, puesto que el índice de fracasos todavía es muy alto, se han realizado varios intentos para mejorarlo. El método de la temperatura es uno de sus ajustes más conocidos. Se basa en el aumento de la temperatura que se puede observar en la fase de ovulación del ciclo menstrual. Tres días después de esta subida de temperatura, la mujer deja de ser fértil hasta, al menos, el siguiente periodo menstrual. Aunque la temperatura indica que se produce la ovulación, no la predice. De ese modo, la seguridad de las relaciones sexuales antes del cambio de temperatura se convierte en un asunto dependiente del cálculo del ritmo del ciclo menstrual. El otro inconveniente consiste en identificar el aumento de temperatura. Un incremento significativo de temperatura puede ser tan bajo como 0,1 grados, lo cual hace que este método resulte difícil de seguir.

El método Billings simplifica la anticoncepción natural enormemente. Entre sus mejoras con respecto a otros métodos están que no se necesita ningún tipo de material (ni termómetro, ni calendario), no hay que hacer conjeturas y, además, predice la ovulación. Según John y Evelyn Billings: «La experiencia nos ha mostrado que una gran mayoría de mujeres, probablemente nueve de cada diez, puede interpretar inmediatamente su propio moco cervical... y el resto puede aprender a hacerlo».

El método Billings consiste en una simple lectura del moco cervical, realizada por la propia mujer en un momento y sin ningún tipo de examen interno. Cada día, la mujer deberá pasar un trozo de papel higiénico, limpio y seco, por los labios vaginales, observar el papel y ver si hay restos de moco. Si hay, es probable que se encuentre en periodo fértil. Si el moco es húmedo, resbaladizo y puede estirarse con facilidad, definitivamente está en periodo fértil. Si el papel higiénico queda limpio, es muy probable que se halle en un momento no fértil. El día en que el moco se presenta más fluido, resbaladizo y claro es el más fértil de todos. Ese día recibe el nombre de día pico, y es cuando se produce la ovulación. Durante ese día también habrá una mayor secreción. El periodo fértil continuará durante los tres días siguientes al día pico.

Con este método, la edad de la mujer y la duración del periodo menstrual no son relevantes. Al contrario de lo que sucede con el método Ogino, no es necesario que los ciclos menstruales sean regulares; no importa que no encajen en el modelo de los veintiocho días. Si una mujer tiene ciclos menstruales más cortos, ovulará antes. Si son más largos, ovulará después. Sea cual sea el caso, el moco cervical se presentará con la ovulación. Si hay una ausencia de menstruación, simplemente no ha habido ovulación, y por lo tanto no habrá moco cervical fértil y viscoso. Ni siquiera es necesario que la mujer sepa leer y escribir para usar el método Billings con eficacia. Unas pruebas realizadas en Tonga, en el Pacífico Sur, entre 1970 y 1972, mostraron un alto grado de aceptación y éxito de este método.

Una temperatura anormal, como una ligera fiebre, interferirá en el método anticonceptivo de la temperatura. Sin embargo, no impedirá realizar lecturas fiables con el método Billings. Los flujos vaginales anómalos tampoco impiden que la mujer conozca su grado de fertilidad. Una vez que se conoce, cualquier mujer puede emplear el método Billings durante toda su vida fértil sin que tenga que incurrir en gastos. Y, obviamente, al contrario que los métodos anticonceptivos médicos, no tiene efectos secundarios nocivos.

Pocos médicos y enfermeras conocen la eficacia del método de ovulación, y menos aún podrán enseñártelo. Es una pena, porque, según John Billings, la suma de la ratio de fracaso biológico y la ratio de fracaso del método de ovulación por parte del usuario en Tonga fue del 0,69%. Se trata de un índice muy bajo, sobre todo si tenemos en cuenta que muchos expertos sitúan la ratio de fracaso de la píldora anticonceptiva en un 1,2%. La Organización de Planificación Familiar afirma que un buen uso de los métodos anticonceptivos naturales puede tener una eficacia de un 99%.

Una comadrona nos enseñó a mi mujer y a mí a utilizar el método Billings en media hora. Nos llevó unas dos horas más leer el libro *The Ovulation Method* (El método de ovulación). Después de eso, lo hemos empleado durante quince años, y nunca hemos tenido que enfrentarnos a un embarazo no planificado.

Precaución: como sucede con cualquier otro método anticonceptivo, el método Billings debe aprenderse con un instructor experimentado. Y lo que es más importante, obviamente, este método no ofrece ninguna protección frente a las enfermedades de transmisión sexual. Debido a ello, solo resulta apropiado para relaciones duraderas estrictamente monógamas. También puedes utilizar el método para propiciar la concepción, puesto que los días de la ovulación son los más fértiles.

Fertilidad masculina

Ahora, vamos a enfadar a los ginecólogos, especialistas en fertilidad y dietistas.

Si queréis tener un hijo, el hombre deberá tomar grandes dosis de vitamina C durante unas cuantas semanas. Una dosis de, al menos, 6.000 mg al día hasta un máximo de 20.000 mg garantiza una alta producción de espermatozoides. Es recomendable dividir esta dosis en varias tomas a lo largo del día para obtener mejores resultados. En un estudio de la Universidad de Texas, se logró una mayor cantidad de espermatozoides, además de más fuertes y rápidos, con dosis incluso menores de vitamina C. Tomar vitamina C te ayudará a tener una gran cantidad de superespermatozoides. ¿Crees que no funcionará? ¿Has visto las fotos de mis hijos?

Aún hay más: el zinc en grandes cantidades ayuda a la próstata y aumenta la producción de fluido seminal. Hay artículos científicos como para llenar una biblioteca sobre el zinc y la fertilidad masculina. Una dosis de cinco a diez veces superior a la CDR es suficiente: de 50 a 100 mg al día. Para garantizar una mejor absorción y obtener mejores resultados, divide la dosis en dos o, incluso mejor, cuatro tomas. El gluconato de zinc se absorbe bastante bien, y la monometionina de zinc todavía más. Puedes encontrarlos en cualquier tienda de productos ecológicos y no necesitas receta. Eso sí, toma los suplementos de zinc con las comidas.

Muchos nutricionistas remilgados te dirán que esas dosis de zinc son dañinas. La verdad es que la mayoría de los hombres ni siquiera obtienen la ridícula CDR de zinc, establecida en unos irrisorios 10-12 mg. Hasta las pastillas de zinc para el resfriado común normalmente contienen cantidades más elevadas. Se han utilizado dosis de 550 mg al día, durante unas cuantas semanas, con total seguridad.

Una ingesta continuada de dosis elevadas de zinc puede provocar una deficiencia de cobre, lo cual puede causar anemia. Sin embargo, esto se puede compensar fácilmente. Primero, para comenzar, muchos norteamericanos tienen tuberías de cobre en sus hogares. Bebe cada mañana un vaso o dos del primer chorro de agua que sale del grifo, y ya tienes el cobre que necesitas. Segundo, come más uvas pasas, cereales integrales, verduras de hoja verde y otros alimentos ricos en cobre. Tercero, toma un complejo multivitamínico (se supone que ya deberías estar tomándolo) que contenga cobre. Para terminar, haz lo que la gente fértil en la India lleva haciendo desde hace miles de años. Compra un vaso metálico de cobre, llénalo con agua fría cuando te vayas a dormir y bébela al despertarte por la mañana. Haz que el zinc, el cobre y la vitamina C formen parte de tu rutina, y ponte ya a tejer patucos.

He trabajado con personas supuestamente estériles y que lo habían probado «todo». La nutrición, en especial lo referente a la vitamina C, ni siquiera se menciona en ningún manual sobre fertilidad que haya visto. He recibido varias gratificantes postales de parejas que pusieron en práctica una o dos ideas raras mías, y en un mes lograron el embarazo. Haberles ayudado a traer un alma a este mundo es un sentimiento maravilloso.

Lecturas recomendadas

Billings, J., «Cervical mucus: the biological marker of fertility and infertility». *International Journal of Fertility* 26 (1981): 182-195.

Billings, J., «Ovulation method of family planning». *The Lancet* 2 (1972): 1193-1194.

_____ *The Ovulation Method*. Collegeville, MN: Liturgical Press, 1978.

_____ *In Sex and Pregnancy in Adolescence,* Zelnik, M., Kantner, J. y Ford, K., ed. Beverly Hills, CA: Sage, 1973, 164-170.

Billings, J. y Billings, E., «Teaching the safe period based on the mucus symptom». *Linacre Quarterly* 41 (1974): 41-51.

Clift, A. F., «Observations on certain rheological properties of human cervical secretion». *Proceedings of the Royal Society of Medicine* 39 (1945): 1-9.

Doring, G. K., «Detection of Ovulation by the Basal Body Temperature Method» en *Sex and Pregnancy in Adolescence* Zelnik, M., Kantner, J. y Ford, K., ed., Beverly Hills, CA: Sage, 1973.

Klaus H., «Valuing the precreative capacity: a new approach to teens». *International Review of Natural Family Planning* 8 (1984): 206-213.

Klaus, H. et al., «Fertility awareness - natural family planning for adolescents and their families: Report of multisite pilot project». *International Journal of Adolescent Medicine and Health* 3 (1987): 101-119.

Klaus, H., Labbok, M. y Barker, D., «Characteristics of ovulation method acceptors: a crosscultural assessment». *Studies in Family Planning* 19 (1988): 299-304.

National Directory of Billings Ovulation Method Teachers. Washington, D.C.: Natural Family Planning Center of Washington, D.C., 1988.

«Teen STAR program» [folleto], Bethesda, MD: Natural Family Planning Center of Washington, D.C., 1986.

Weissman, M. C. et al., «A trial of the ovulation method of family planning in Tonga». *The Lancet* 2 (1972): 813-816.

«What's the best method of birth control for me?», Rochester, NY: Planned Parenthood of Rochester and the Genesee Valley, 1986, 99.

Fibromialgia

¿Qué terapia natural puede ayudar en caso de fibromialgia? ¿Tal vez la decapitación?

Al fin y al cabo, ¿cuántas veces les han dicho a quienes la sufren que las persistentes molestias y los intensos dolores solo están en su cabeza? Hasta 1982, el término «fibromialgia» ni siquiera figuraba en el libro de referencia clínica, el *Manual Merck*. Tan solo podías encontrar la palabra «mialgia», que se describe como un simple dolor muscular, y va inmediatamente seguida de una predecible recomendación médica: ¡tomar aspirinas!

La terapia más efectiva que conozco para la fibromialgia es la saturación de vitamina C, junto con suplementos de calcio y magnesio. Sé que parece demasiado sencillo para un problema que realmente hace sufrir a muchos. Pero, simplemente, formula la siguiente pregunta a cualquiera con fibromialgia: ¿lo has probado? Si todavía sufren esa dolencia, apuesto a que no. Las grandes dosis de vitamina C parecen tener unas propiedades antiinflamatorias excepcionales. La saturación se obtiene fácilmente con frecuentes dosis por vía oral, y aparece detallada en el capítulo «Terapia de megadosis de Vitamina C».

Al contrario de lo que afirman las historias de terror de los medios de comunicación, la seguridad y eficacia de las grandes cantidades de vitamina C están más que probadas. De hecho, es mucho más segura que la aspirina. Que no te desanimen a la hora de probar aquello que más puede ayudarte hasta que lo hayas investigado tú mismo.

Los suplementos de calcio y magnesio, incluso en dosis tan bajas como las CDR (alrededor de 1.000 mg de calcio y 400 de magnesio, en varias tomas), pueden suponer un gran beneficio en términos de salud muscular. Una deficiencia en cualquiera de estos minerales puede provocar dolores y problemas musculares. Y en el caso de estos dos importantes minerales, las deficiencias son la norma, no la excepción.

El ejercicio suave o moderado también puede ayudarte. Comienza poco a poco, y ve aumentando el tiempo gradualmente. Los estiramientos de yoga y caminar son dos buenas opciones. Los ejercicios con pesas pueden costarte un poco, así que tómatelo con calma.

¿Quieres otra arma secreta? ¡Los zumos vegetales! Nunca me siento tan bien, tan lleno de energía, tan sin-dolor (¿no existe esa palabra?)

como cuando hago largos ayunos a base de zumos vegetales. Una vez más, si todavía no has probado este enfoque no tóxico y natural para mejorar tu salud, ¿por qué no lo haces? Lee el capítulo «Zumos» para tener más información.

Bueno, tal vez prefieras limitarte a esas agradables inyecciones de hidrocortisona y a las aspirinas.

Fístulas y forúnculos

Todd tenía casi dos años. Su madre me lo trajo para hablar de alternativas, si es que había alguna, a la intervención quirúrgica ya programada para su fístula anal. Había tenido primero un forúnculo justo al lado del ano, que un médico había abierto con una lanceta. Como suele ocurrir a menudo, el drenaje de pus dejó una bolsa, la cual terminó por formar una grieta. Agradable, ¿verdad?

Aprendí que esto es así de un cirujano residente cuando abrió con una lanceta el forúnculo más horrible que jamás hubiera imaginado. Tenía dos centímetros y medio de largo, más de un centímetro de ancho, y estaba situado justo por encima del ano de un hombre que yacía boca abajo en una camilla, cuyas piernas y trasero eran lo único que resaltaban por debajo de una bata blanca. En aquella época, yo era un estudiante que se dedicaba a observar en la sección de cirugía de urgencias y externa de un hospital de la zona, y hacía turnos con el personal residente, que me enseñaba, entre otras cosas, cómo funcionaba todo. El residente puso una taza de plástico *beige* entre las piernas de aquel hombre que estaba allí despatarrado. Unos pinchazos de lidocaína y, después, un cuchillazo. Una fuente de pus blanco brotó de la incisión. El equivalente a varias cucharadas. Asqueroso. El residente, con total naturalidad, dijo que el hombre probablemente desarrollaría una fístula allí, de la cual se tendrían que encargar más adelante.

Mi mente volvió al presente, en el que Todd daba vueltas por mi consulta y sacaba un par de juguetes de la caja que tengo a mano para los niños que se aburren. Miró a su madre, sonriendo. Si el pequeño hubiera sabido qué le esperaba, no habría sonreído en absoluto. Tenía que viajar a Boston para someterse a una operación quirúrgica en un hospital que permitía a los padres quedarse por la noche con sus hijos. Pero, mientras tanto, su madre se preguntaba si no habría alternativas a la cirugía.

—Lo dudo –dije–. Pretender que una vitamina pueda cerrar una fístula sin recurrir a la sutura es pedir demasiado.

—¿Y qué pasa con el pus que sigue saliendo? –preguntó la madre–. Casi no ha parado desde que el día que drenaron el forúnculo.

—Quizá haya algo que pueda ayudar –dije–. Puedes probar un remedio homeopático llamado silicea. Es inofensivo, no requiere receta médica y durante más de un siglo se ha utilizado para problemas de producción de pus. Es una dilución del principal mineral que encontramos en la arena, la sílice.

—¿Un mineral? Bueno, suena a que es seguro. ¿Dónde puedo comprarlo?

—En cualquier farmacia. Normalmente, con mis hijos utilizaba la potencia 6X. La X es el numeral romano diez. El 6 significa que se ha diluido seis veces sucesivas. Eso equivale a una millonésima parte.

—¿Tus hijos también tuvieron fístulas? —preguntó la madre de Todd.

—No, pero tuvieron forúnculos una o dos veces, y yo también —añadí—. La silicea los curó en un día o dos. No tomaron ningún otro remedio, ni necesitaron tratamiento quirúrgico. Mientras esperas a que realicen la operación, merece la pena probarlo.

Como había visto varias veces cómo funciona la silicea, estaba bastante seguro de que detendría el pus. Y, a causa de las fístulas que había visto, eso era todo lo que esperaba.

Una semana más tarde, una mujer muy contenta llamó por teléfono:

—La fístula ha desaparecido —dijo la madre de Todd—. ¡No solo dejó de supurar, sino que la fístula se cerró! ¿Pudo ser cosa de la silicea?

—No puedo poner en duda el resultado —dije—. Lleva a Todd al pediatra y pídele que le eche un vistazo.

—Ya lo hice —dijo la madre—. ¡Y canceló la operación!

Este tipo de llamadas me alegran el día. Este tipo de llamadas irritan a los cirujanos.

Formación de plaquetas

Era una niña de diez años realmente bonita, con el cabello ensortijado y que realmente se estaba muriendo. Ella lo sabía y su madre lo sabía, así se lo dijeron los médicos. Se llamaba Patty, y su cuerpo destruía las plaquetas con mayor rapidez de la que las creaba. Las plaquetas son las células sanguíneas responsables de la coagulación de la sangre. Hospitales llenos de especialistas estudiaron a la niña y su extraño problema. Terminaron por decirle a la madre que lo habían intentado todo, y que no había nada más que pudieran hacer.

Así que su madre me la trajo para que la viera. Al charlatán.

Patty sabía más de su enfermedad que yo. Todavía desconozco su nombre científico, pero eso no importa. Patty era una pequeña alegre, tranquila, brillante y afable, lo cual contrastaba tremendamente con su demacrada y exhausta madre. Esta había pasado hace tiempo la fase de pánico; ahora estaba desesperada.

—Lo hemos intentado todo —dijo la madre—. Le han hecho todo tipo de pruebas. La han visto todos los especialistas. Nada le ha ayudado. Su recuento de plaquetas es menos de un diez por ciento de lo que se considera normal, y no deja de bajar cada semana. ¿Puedes ayudarla?

No sabía si podía hacerlo. Así que me senté y hablé con Patty.

—¿Sabes qué significa tu enfermedad, Patty? —le pregunté.

Asintió con la cabeza y comenzó a contarme todo lo que sabía de ella. La escuché y se me ocurrió algo.

—Bueno, al menos hay algo que los médicos no han probado —dije—. La vitamina C y la vitamina K son necesarias para la producción de plaquetas. Es una posibilidad remota, pero tal vez su cuerpo necesite mayores cantidades de esas vitaminas que la mayoría de las personas. Puedes darle fácilmente megadosis de vitamina C, puesto que no requiere receta médica, y es un remedio barato y seguro. La vitamina K la puedes obtener de los brotes de alfalfa, esos que ves en los bufés de ensaladas y en los supermercados.

Ambas me miraron. Finalmente, la madre preguntó:

—¿Qué cantidades necesita tomar?

—No estoy seguro, pero probablemente mucha. Es casi imposible que los brotes le sienten mal, y, en cuanto a la vitamina C, les han administrado a cobayas cantidades equivalentes a una dosis humana de medio millón de miligramos sin que les hiciera ningún daño. Puedes probar con 10.000 al día. Si es demasiado, tendrá diarrea. Si fuera mi hija, haría que comiera todos los brotes que pudiera soportar su estómago. Si se excede con los brotes de alfalfa, la sangre podría coagularse con demasiada facilidad.

—¡No me importaría nada tener ese problema! —dijo Patty, y su madre sonrió.

Dos semanas después, volví a hablar con su madre. Me sentía nervioso cuando comenzó a hablar.

—Patty ha estado comiendo entre uno y dos frascos de brotes de alfalfa al día. Lo ha llevado realmente bien. Y también ha estado tomando los 10.000 mg diarios de vitamina C.

—¿Y? —pregunté.

—Los médicos la han examinado varias veces, y ahora su recuento de plaquetas es de un ochenta y cinco por ciento con respecto al normal. ¡Va a vivir! ¡Estoy tan contenta!

Y continuó contándome lo maravilloso que había sido el tratamiento. Inevitablemente, formuló la pregunta que yo ya había escuchado mil veces:

—¿Por qué los médicos no probaron con esto?

Una buena pregunta, ¿verdad? Normalmente, solo podemos hallar aquello que buscamos. Hay algunas excepciones famosas, y me viene a la cabeza la de Cristóbal Colón. Trataba de dirigirse a la India, y se encontró con un continente totalmente diferente. Sin embargo, a los exploradores al menos se les escucha cuando regresan y relatan lo que han descubierto. Deberías ver qué sucede cuando un terapeuta de la salud no ortodoxo, o un científico o médico, «descubre» que las vitaminas pueden curar enfermedades reales. Una de las primeras cosas que ocurren, a medida que pierden elegantemente su reputación, es que los etiquetan para siempre de charlatanes.

A Patty eso no le preocupa. Sobrevivió, y eso es suficiente.

Hemorragia rectal

Las hemorragias asustan, y las que resultan más terroríficas son las rectales. Marjorie, de cincuenta y tres años, vino a verme. Perdía por el recto el equivalente a media taza de sangre al día. Demasiada sangre; todo el flujo menstrual de cinco días supone más o menos esa cantidad. Estaba preocupada, lo cual era muy comprensible. Había acudido a varios médicos y, en aquel momento, la estaba tratando un proctólogo que no lograba encontrar nada en sus intestinos. Descubrió una ligera inflamación general a través de una sigmoidoscopia, pero ningún bulto, protuberancia, pólipo o lesión. Le dijo que no había nada que hacer, a excepción de vigilar las hemorragias.

Seguir vigilando. Aquel no era un pensamiento agradable teniendo en cuenta las circunstancias.

La pregunta que me formuló Marjorie era obvia: «¿Qué puede hacerse?». Mi respuesta habitual, que además es la verdad, es que no estaba seguro, pero que siempre merece la pena probar con las terapias naturales.

Unos años antes, había leído un artículo en *California Medicine* acerca de un médico que trataba las úlceras pépticas sangrantes con zumo de repollo, entre otras cosas. Aquello fue lo suficientemente alocado como para llamar mi atención: administró a un centenar de pacientes hospitalizados cuatro vasos (sí, algo más de un litro) al día. El médico, Garnett Cheney, informó de que el dolor se vio aliviado en pocos días, y los pacientes se curaron en una tercera parte del tiempo acostumbrado en estos casos. Todo esto, sin fármacos ni cirugía, solo con zumo de repollo. Y publicó sus descubrimientos nada menos que en una publicación médica. ¡En 1953!

Pensando que el repollo es inofensivo, a menos que te caiga uno grande en el dedo de un pie, comenté con Marjorie ese artículo. Se mostró mucho más interesada de lo que se mostraría una persona con salud, y dijo que lo probaría. Tenía poco que perder.

Me llamó una semana y media después. No se había comprado la licuadora, pero ponía repollo fresco en la trituradora y después lo colaba con una gasa para obtener el zumo. De esa forma, bebía cuatro vasos al día. El sangrado se había reducido a la cantidad de una cuchara la mayoría de los días; otros, ni siquiera sangraba. Estaba encantada. Entonces, empezó la parte extraña de la conversación: había visitado a su proctólogo, y le habló de su mejoría. Por supuesto, este se alegró, como es normal. Después, ella le preguntó si no estaba interesado en saber qué había hecho últimamente para sentirse mejor. El médico respondió que siempre le interesaba conocer aquello que ayuda a sus pacientes. Así que le contó que bebía más de un litro de zumo de repollo crudo al día. Él la miró durante un buen rato y, después, le dijo: «No, no es posible que haya sido eso».

Increíble: según el especialista, su mejoría no podía deberse al zumo de repollo; era imposible que se tratase de algo que ella misma hubiera hecho. Pero la realidad es que mejoró a pesar de lo que el médico le dijo. Por supuesto, aún así tuvo que pagarle.

Hemorroides

El simple hecho de que estés leyendo esto ya dice algo. Tal vez no tengas nada mejor que hacer, pero lo dudo. O tal vez sí tengas muchas cosas interesantes que hacer, pero no puedes ponerte a ello si no alivias antes ese picor. Sea cual sea el caso, aquí tienes algunas ideas:

1. Primero, podemos dejar de matar tiburones (ahora también en peligro de extinción). La preparación H y similares están hechas de aceite de hígado de tiburón. En lugar de eso, utiliza vitamina E por vía tópica. En términos médicos, «tópico» significa «aplicado directamente sobre la superficie». ¡Eso realmente funciona, sufridores de las hemorroides! Asegúrate de que el ano esté limpio y, sobre todo, seco. Después de la ducha o el baño, seca la zona con un pañuelo de papel blanco y limpio, y espera unos diez minutos. Después, pincha una cápsula de vitamina E con una chincheta (incluso puedes guardarla dentro del frasco, siempre que no esté al alcance de los niños y tenga un color que puedas ver fácilmente). Coloca el lado pinchado de la cápsula sobre el ano, y apriétala un poco. Extiende ligeramente la vitamina E y enseguida estarás encantado con los rápidos resultados. Repite la operación dos veces al día.

2. Come más fibra. La podrás encontrar en las frutas, las verduras, los cereales integrales y las legumbres. Esto ayuda a que las heces sean más blandas y se eliminen con más facilidad. ¿No es agradable esta charla que estamos teniendo?

3. Bebe más agua. Necesitamos agua para que la fibra haga su trabajo. Dicho sea de paso, el intestino es tu centro de reciclaje de agua. Las deposiciones humanas normalmente solo contienen 150 ml de agua. El resto, y hablamos de bastante cantidad, se queda en el cuerpo, que contiene dos tercios de agua. Las heces secas son una adaptación de los animales terrestres, en especial de los pájaros y reptiles, para conservar el agua. Aunque tienes capacidad para que tus evacuaciones sean muy sólidas, para tu trasero es mejor que no sea así.

4. Come menos carne. La carne no contiene fibra, y te llena antes de que llegues a los alimentos ricos en ella.

5. Con estos cuatro pasos, puedes evitar la cirugía. Una experiencia casi personal: mi padre fue operado varias veces de hemorroides en su vida. (De hecho, observó sus operaciones gracias a las maravillas de la anestesia local y los espejos estratégicamente situados.) El hecho de que haya pasado varias veces por la misma operación nos dice mucho sobre la validez de esas intervenciones quirúrgicas. Mi padre se fijó en el papel pintado personalizado de las paredes del consultorio del proctólogo; era un diseño abstracto y moderno. Resultó que se trataba de un patrón creado a partir de una variedad de esfínteres anales. Estaba en todas las paredes del despacho del especialista. No me lo estoy inventando: mi padre me lo dijo. Desde luego, hay una ligera posibilidad de que haya sido producto de su imaginación, y eso espero.

Bueno, el resto del capítulo ha sido bastante claro.

Hepatitis y cirrosis

Hay quince formas de *amar a tu hígado:*

1. *¡Deja el* pack *de seis botellas donde estaba!* La mitad del alcohol que se bebe en Estados Unidos es consumido por solo un 10% de la población. Uno de cada tres estadounidenses adultos bebe demasiado y tiene unos hábitos de bebida que no se diferencian en nada de los de un alcohólico. Eso destruye el hígado. La cirrosis hepática es una enfermedad poco frecuente —excepto en el caso de los alcohólicos, que la han convertido en la séptima causa de mortalidad en Estados Unidos—. Normalmente, basta con abusar del hígado con algo menos de medio litro de whisky al día durante diez años para que desarrolle cirrosis.

   En la cirrosis, el tejido fibroso reemplaza al del hígado normal, lo cual reduce el nivel de funcionamiento hepático. Esto lleva a la acumulación de fluidos, ictericia y, tal vez, cáncer de hígado. La cirrosis se puede detener fácilmente si se deja de consumir alcohol. Pero la cura es difícil, y, por lo general, se considera imposible. Bueno, como dicen los marines, lo difícil lo hacemos inmediatamente; lo imposible nos lleva un poco más de tiempo. Revertir la cirrosis se convierte en simplemente muy difícil si adoptas la terapia Gerson (mencionada en el capítulo dedicado al cáncer) y tomas dosis muy altas de vitamina C y un complejo de vitamina B. Normalmente, se emplean corticosteroides (prednisona), pero los efectos secundarios son indeseables y, en mi opinión, no son muy efectivos.

   La prevención es el mejor camino: ¡deja de beber! Sí, claro, como dijo W. C. Fields: «Dejar de beber es fácil: lo he hecho miles de veces». Pero ten en cuenta que Fields, el cómico mejor pagado de su época, consumía cerca de un litro al día de bebidas alcohólicas fuertes, y murió con sesenta y seis años.

   Eso ya no es tan divertido.

2. *Evita los virus.* Todas las diferentes formas de hepatitis atacan al hígado, provocando síntomas que van desde la ictericia, los dolores abdominales y la diarrea hasta las náuseas, la fiebre y la muerte. Todas las hepatitis virales responden excepcionalmente bien a las altas

dosis de vitamina C, el complejo de vitamina B y la terapia Gerson (anteriormente descrita).

3. *Toma más vitamina C.* Vicent Zannoni, de la Facultad de Medicina de la Universidad de Michigan, demostró que la vitamina C protege el hígado. Incluso dosis tan bajas como 500 mg al día ayudan a evitar la acumulación de grasas y la cirrosis. Una dosis de 5.000 mg de vitamina C al día parece eliminar las grasas del hígado. Y dosis superiores a 50.000 mg al día han ayudado a algunos pacientes de cirrosis a sentirse bien en poco tiempo. De hecho, elimina la ictericia en cuestión de días. El doctor Frederick Klenner descubrió que, con esas dosis de vitamina C, sus pacientes se recuperaban y podían retomar sus trabajos en apenas una semana.

4. *No dependas de las inyecciones.* Incluso si decides vacunarte, es inmensamente tranquilizador recordar esto: el doctor Klenner mostró que dosis muy altas de vitamina C (entre 500 y 900 mg al día por kilo de peso) pueden curar la hepatitis en periodos de tiempo tan breves como dos o cuatro días.

5. *Toma vitamina B.* En especial vitamina B_{12}, la cual reduce significativamente la ictericia, la anorexia, el nivel de bilirrubina y el tiempo de recuperación. La vitamina B_{12} resulta más efectiva si es inyectada, algo que tu médico puede hacer fácilmente. En caso contrario, existe un gel intranasal que ofrece una buena absorción. También puedes hacer tú mismo una mezcla de B_{12} (lee el capítulo «Suplementos de vitamina B_{12}»). No se necesita receta para adquirirla, no es tóxica y no tiene contraindicaciones ni efectos secundarios negativos.

6. *Come más verduras.* La fibra y la abundancia de nutrientes que se encuentran en las verduras constituyen una forma segura de mejorar la salud de cualquier órgano, en especial del hígado. Las verduras, en esencia, no contienen grasas. Todas las verduras verdes son ricas en la vitamina del grupo B ácido fólico (fólico viene de «follaje». Elemental). Se ha demostrado que el folato ayuda a reducir el tiempo de recuperación en las hepatitis víricas.

7. *Toma la comida cruda.* O, al menos, tantos alimentos crudos como puedas. El doctor Max Gerson pensaba que el cáncer, en general, es una enfermedad hepática, incluso si se produce en cualquier otra parte del cuerpo. La terapia nutricional de Gerson consiste en un

programa de alimentación crudívora que, frecuentemente, resulta efectiva contra el cáncer, así como contra otras enfermedades. El cáncer del propio hígado a menudo se debe a las toxinas medioambientales, como las contenidas en los líquidos empleados para la limpieza en seco. He visto personalmente cómo algunos pacientes terminales de cáncer de hígado mejoraban enormemente con el programa Gerson. Su libro *A Cancer Therapy: Results of 50 cases*, y *The Gerson Therapy*, de Charlotte Gerson y Morton Walker, ofrecen una completa información detallada sobre nutrición.

8. *Deja las drogas.* Cualquier droga ilegal (y unas cuantas de las que precisan de receta médica) son muy dañinas para el hígado. En esta categoría se incluyen también los esteroides anabólicos. El hígado es el principal centro de desintoxicación de tu cuerpo. No lo sobrecargues. Abandona esas sustancias antes de que tu hígado te abandone a ti.

9. *Vigila la grasa.* Para evitar la indigestión, reduce la ingesta de alimentos grasos. Las enfermedades hepáticas pueden disminuir la secreción de bilis. Esto se traduce en una menor capacidad para emulsionar las grasas (emulsionar significa romper la grasa en trozos más pequeños que pueden digerirse con más facilidad). Tu hígado, una enorme glándula de aproximadamente dos kilos, te ayuda a digerir las grasas al fabricar, en condiciones normales, cerca de un litro de bilis al día. Gran parte de las sales biliares del cuerpo son reabsorbidas por el tracto intestinal después de la digestión y recicladas por el hígado. Con frecuencia, la misma materia biliar pasará por dos o tres procesos de reciclaje durante la digestión de una simple comida. Así es cómo tu cuerpo, con menos de cuatro gramos de sales biliares en total, puede segregar dos veces esa cantidad (o más) con una sencilla comida grasa.

10. *Practica el sexo seguro.* Si tu relación no es monógama, corres el riesgo de contraer hepatitis.

11. *Lávate las manos.* ¿Acaso es tan complicado? El papel higiénico tiene menos consistencia que las promesas de los políticos en plena campaña electoral. ¿Realmente piensas que el papel higiénico ayuda a mantener las manos limpias? En otras palabras, ¿realmente piensas que mantiene limpias las manos de cualquier persona que te vaya a

tocar? ¿No? ¡Entonces, lávate las manos con jabón y agua caliente! En cierta ocasión leí que más de la mitad de los médicos no se lavan las manos después de utilizar el inodoro. Espero que no sea verdad. Sin embargo, sospecho que así es. Cuando jefes de estado, millonarios y médicos van al retrete, es muy probable que hagan lo mismo que tú. Piensa en ello cuando tengas tiempo. Y lávate las manos.

12. *Prevén la formación de piedras.* Además de las sales empleadas en la emulsión, la bilis contiene el pigmento bilirrubina, grasa neutra, fosfolípidos y altas concentraciones de colesterol. Por término medio, en la vesícula biliar se almacenan 33 ml de bilis. Pero la vesícula biliar es algo más que un lugar de almacenamiento, pues concentra la bilis, retirándole el agua. A veces, el nivel de colesterol resultante es demasiado alto como para permanecer en la solución biliar, y es entonces cuando se forman cálculos biliares de colesterol. Además de provocar dolor, los cálculos biliares obstruyen el conducto biliar y, por lo tanto, interfieren en la digestión de las grasas. Las comidas bajas en grasas ayudan a prevenir problemas en la vesícula biliar al mantener bajos los niveles de colesterol (el cuerpo utiliza grasas para formar el colesterol). Además, los ayunos terapéuticos a base de zumos de verduras y las grandes dosis de vitamina C ayudan a reducir de forma significativa la producción de colesterol. Aquí tenemos otra buena razón para seguir una dieta vegetariana, puesto que solo los alimentos derivados de animales contienen colesterol.

13. *Toma lecitina.* Los fosfolípidos de la bilis ayudan a emulsionar el colesterol. La lecitina contiene muchos fosfolípidos (también conocidos como fosfátidos), alrededor de 1.700 mg de fosfatidilcolina y 1.000 de fosfatidilinositol por cucharada sopera. Merece la pena probar con la lecitina siempre que exista riesgo de padecer cálculos biliares. Probablemente, entre tres y cinco cucharadas soperas al día son más eficaces que unas cuantas cápsulas. Incluso una cápsula grande de 1.200 mg solo contiene una octava parte de una cucharada de lecitina, a causa del tamaño y los aceites añadidos. La lecitina es inofensiva y no tiene efectos secundarios. Medio kilo de gránulos cuesta entre siete y catorce dólares. Puede adquirirse sin receta en cualquier tienda de productos ecológicos.

14. *Consulta con tu médico*. Sal de dudas. Hazte pruebas. Hazte controles. Escucha a tu médico. Digo *escucha*, no «obedece». Escucha lo que tiene que decirte, y después decide por ti mismo qué quieres hacer. Las habilidades de negociación y las estrategias para hacer que tu médico practique la medicina natural vienen descritas en capítulos anteriores.

15. *Sé un buen lector.* Puedes comenzar con las referencias que cito a continuación, y después con las que encontrarás en la bibliografía que aparece al final de este libro.

Lecturas recomendadas

Campbell, R. E. y Pruitt, F. W., «The effect of vitamin B-12 and folic acid in the treatment of viral hepatitis». *American Journal of Medical Science* 229 (1955): 8.

_____ «Vitamin B-12 in the treatment of viral hepatitis». *American Journal of Medical Science* 224 (1952): 252, citado en Werbach, M., *Nutritional Influences on Illness*. New Canaan, CT: Keats Publishing, 1988.

Cathcart, R. F., «The method of determining proper doses of vitamin C for the treatment of disease by titrating to bowel tolerance». *Journal of Orthomolecular Psychiatry* 10 (1981): 125-132.

Gerson, C. y Walker, M., *The Gerson Therapy*. Nueva York: Kensington, 2001.

Gerson M., *A Cancer Therapy: Results of Fifty Cases and the Cure of Advanced Cancer*. San Diego, CA: The Gerson Institute, 2000.

Jain, A. S. C. y Mukerji, D. P., «Observations on the therapeutic value of intravenous B_{12} in infective hepatitis». *Journal of the Indian Medical Association* 35 (1960): 502-505.

Klenner, F. R., «Observations on the dose of administration of ascorbic acid when employed beyond the range of a vitamin in human pathology». *Journal of Applied Nutrition* 23 (invierno de 1971): 61-68.

Ray, O. y Ksir, C., *Drugs, Society and Human Behavior*, chapter 9. St. Louis, MO: Mosby, 1990.

Ritter, M., «Study Says Vitamin C Could Cut Liver Damage», Associated Press (11 de octubre de 1986).

Smith L. H., ed. *Clinical Guide to the Use of Vitamin C*. Tacoma, WA: Life Science Press, 1988.

Williams, S. R., *Nutrition and Diet Therapy*. St. Louis, MO: Mosby, 1993.

Hipertensión (tensión alta)

Aquí tienes una pregunta común a un problema común: «Mi médico me ha dicho recientemente que tengo un problema de hipertensión que requiere tratamiento y quiere recetarme pastillas para la tensión [la tensión era 150/100]; ¿Existe alguna forma de bajar la tensión sin medicación?».

Seguro que sí. Una buena forma de empezar es adoptar una dieta natural, casi vegetariana; comer bien no hace daño a nadie. Ingerir más fibra, menos azúcares y grasas, y más frutas, verduras y cereales es fantástico para el corazón. También lo son las sugerencias del doctor Jacobus Rinse que veremos enseguida.

La tensión arterial sube significativamente cuando experimentamos ansiedad, y una medición errónea puede tener como consecuencia una medicación innecesaria. Mídete tú mismo la tensión arterial en casa, o pídele a un amigo que lo haga. De esta forma descubrirás una cura parcial para la hipertensión: ¡evitar las consultas de los médicos! Esto no es ninguna hipérbole retórica. Se ha demostrado que seguir un programa diario para eliminar el estrés reduce la tensión arterial sin necesidad de fármacos (lee el capítulo «Reducción del estrés» para conocer más detalles). La pérdida de peso también ayuda. Por favor, mira el capítulo que he escrito sobre ese incómodo, pero importante, asunto.

Volvamos al tema de la salud cardiovascular en general. Déjame hablarte del doctor Jacobus Rinse. A los cincuenta y pocos años, sus médicos le dijeron que le quedaban poco tiempo de vida. La enfermedad cardiovascular había hecho estragos en su cuerpo. La medicina no tenía nada que ofrecerle, salvo esperanza, y tampoco demasiada. Así que el doctor Rinse, que era químico, decidió estudiar el asunto. Se sumergió entre libros y reunió una enorme cantidad de artículos sobre investigaciones nutricionales. Algunos estudios sugerían que podría retrasar la muerte con la ayuda de las vitaminas y otros suplementos alimenticios. Como tenía muy poco que perder, decidió probar. ¿Qué consiguió? Rinse vivió un tercio de siglo más.

Todas las mañanas, en invierno y primavera, tomo una versión modificada de la bebida de desayuno del doctor Rinse (en verano y otoño bebo zumo de verduras frescas). Puedes encontrar la receta en el capítulo «Desayuno explosivo».

Mi última sugerencia, que tal vez muchos contemplen con alegría y considerable alivio, no tiene nada que ver con la nutrición. La meditación trascendental resulta tan efectiva como los fármacos para el tratamiento de la hipertensión. Según un estudio publicado en *Hypertension* de noviembre de 1995, es doblemente eficaz, pues baja la tensión arterial y relaja progresivamente la musculatura. Y lo que es todavía más importante, los resultados logrados gracias a la meditación resultaron ser tan buenos como aquellos obtenidos mediante fármacos. ¿Cómo de buenos exactamente?: «En un periodo de tres meses, la presión sistólica y diastólica se redujo en 10,6 mm Hg». Esto no puede tratarse de una casualidad, porque un estudio en Harvard arrojó los mismos datos: la meditación trascendental, practicada durante tres meses, redujo la presión sistólica y diastólica en 11 mm Hg.

La Asociación Americana del Corazón afirmó: «Las personas con hipertensión tal vez necesiten medicarse y meditar». Quizá deberían decirlo un poco más alto.

Lecturas recomendadas

«In Search of an Optimal Behavioral Treatment for Hypertension: A Review and Focus on Transcendental Meditation», en *Personality, Elevated Blood Pressure, and Essential Hypertension*. Washington, DC: Hemisphere Publishing, 1992.

Rinse, J., «Atherosclerosis: prevention and cure (parts 1 and 2)». *Prevention* (noviembre y diciembre de 1975).

Rinse, J., «Cholesterol and phospholipids in relation to atherosclerosis». *American Laboratory Magazine* (abril de 1978).

«TM combats heart disease». *Vegetarian Times* 221 (febrero de 1996).

«Transcendental Meditation, mindfulness, and longevity: an experimental study with the elderly». *Journal of Personality and Social Psychology* 57 (1989): 950-964.

Hipo

Lo creas o no, incluso corriendo el riesgo de distorsionar la ley sobre el ejercicio de la medicina, tengo que hablar de esto. Aprendí este remedio para el hipo de mi familia política, y es tan eficaz como ridículo.

Para detener el hipo común, haz lo siguiente: bebe desde el borde más alejado del vaso. También puede describirse como «beber boca abajo», aunque realmente no estás boca abajo. Incluso así, resulta bastante extraño cuando lo intentas.

En mi experiencia, se necesita beber un vaso entero de agua de esta forma durante unos treinta segundos para que el hipo cese. Siempre me ha funcionado. Puesto que deseo que obtengas de este libro todo tipo de beneficios prácticos, no puedo evitar mencionarlo. (Mag Phos 6X, una sal de Shuessler en potencia homeopática, también es efectiva contra el hipo.)

Una posible explicación a la eficacia de la técnica de beber desde el otro borde del vaso es que la postura curvada y la concentración que necesitas para realizar tan tamaña y extraña proeza restringen la inhalación espasmódica característica del hipo. El acto de beber puede crear nuevos mensajes nerviosos que reemplacen el reflejo del hipo, calmando la glotis y el diafragma. Sea lo que sea, funciona.

Insuficiencia cardiaca congestiva

En una vida media, el corazón humano late unos dos mil quinientos millones de veces. Pero, al igual que sucede en Las Vegas, no hay ninguna garantía de que la suerte se ponga del lado de nadie. La insuficiencia cardiaca congestiva es el resultado de un buen número de enfermedades cardiovasculares que degeneran la capacidad del corazón para bombear eficazmente la sangre. Aunque se ha escrito mucho sobre el diagnóstico de esta afección, poco se sabe sobre cómo tratarla, y esto se debe a que resulta difícil arreglar los corazones estropeados. El diagnóstico de insuficiencia cardiaca congestiva implica que ya es demasiado tarde para la prevención nutricional. Cuando la mayoría de la gente se decide a ir a la estación, el tren ya ha partido hace mucho tiempo. Pero las terapias nutricionales todavía pueden ayudar enormemente a los corazones enfermos.

En el pasado, se solían administrar fármacos como la dedalera para fortalecer el corazón y, hasta cierto punto, regular los latidos. Para mejorar la función cardiaca y aliviar las obstrucciones de sangre en los vasos sanguíneos, especialmente los del pulmón, se recetan vasodilatadores (fármacos que ayudan a abrir los vasos sanguíneos). La acumulación de líquidos (edemas) normalmente se trata con diuréticos.

Tal vez sea posible aumentar de forma natural la eficacia de estos fármacos (o quizá sustituirlos). A continuación ofrezco un protocolo para poner en práctica únicamente bajo el control de un profesional de la salud cualificado.

Vitamina E

Este antioxidante es una de las defensas más poderosas del organismo contra el daño de los radicales libres. La forma natural, d-alfa-tocoferol, puede usarse con precaución para fortalecer y regular el ritmo cardiaco. Para evitar cualquier posible riesgo de contracción asimétrica del corazón, los pacientes con insuficiencia cardiaca congestiva deben empezar con pequeñas dosis de vitamina E. La dosis inicial deberá ser de unas 50 U.I. diarias, lo cual equivale a unos 50 mg, y puede incrementarse gradualmente bajo supervisión médica. Si deseas más información, es muy recomendable leer cualquier libro de Wilfrid o Evan Shute. No es fácil encontrar sus libros, así que prueba con el servicio de préstamos interbibliotecarios de tu ciudad.

Tiamina

Algunas formas de insuficiencia cardiaca congestiva tienen su origen en una carencia de tiamina (vitamina B_1). Entre 25 y 50 mg con cada comida son suficientes para superar dicha carencia. Pienso que una cápsula en cada comida de cualquier complejo equilibrado de vitamina B que contenga 50 mg de tiamina dará mejores resultados.

Sentido común

No te pases con la sal. No bebas alcohol. No fumes. No tengas sobrepeso. No bromeo.

Plantas diuréticas

Es posible utilizar plantas medicinales para reducir la hinchazón derivada de la retención de líquidos. En *El libro de las hierbas,* de John Lust, hay al menos ciento ochenta plantas con propiedades diuréticas. No estoy sugiriendo que te tomes las ciento ochenta, sino que te informes sobre las opciones que tienes antes de optar únicamente por los fármacos.

Selenio

La carencia de selenio puede causar un tipo de insuficiencia cardiaca congestiva llamada enfermedad de Keshan. Entre 100 y 300 mcg de selenio son suficientes para protegerse de ella. Además, el selenio ayuda a que el cuerpo recargue y reutilice su vitamina E.

Magnesio

El papel del magnesio en la correcta función cardiaca es tremendo. Las carencias graves de este mineral provocan disfunciones musculares. Hasta setecientas importantes reacciones bioquímicas del organismo dependen de él, como la síntesis de proteínas, ADN, grasas y carbohidratos. Incluso los adultos supuestamente más «sanos» no llegan a consumir la CDR de magnesio, que ronda los 400 mg. Esta cifra se refiere al peso neto del elemento, es decir, solo el contenido, no el envase. La mayoría de los suplementos de magnesio contienen algo más que el mineral, y el peso de «eso que añaden» a menudo dificulta el cálculo de la dosis. Por esa razón, Melvyn Werbach menciona estudios que recomiendan dosis diarias de 2.000 mg de magnesio al día en caso de insuficiencia cardiaca congestiva en su *Manual de Medicina Nutricional*, aunque la cantidad necesaria del elemento en sí sea significativamente inferior. Las verduras verdes y los granos integrales contienen bastante magnesio. Las alubias pintas, las almendras y, en especial, los higos son otras importantes fuentes de este mineral.

En cuanto a los suplementos por vía oral, el aspartato y el orotato de magnesio llegan con más facilidad a las células de los músculos del corazón. Como estas formas de magnesio rara vez se encuentran en las estanterías de las tiendas, tal vez tu médico pueda hacer que algún farmacéutico te las prepare, o quizá las encuentres en Internet. En los casos más graves de insuficiencia cardiaca congestiva podrá ser necesaria la administración intravenosa de magnesio. Pide que te hagan un análisis para comprobar tu nivel de magnesio en el suero sanguíneo. La mayoría de los médicos no lo hacen. Y mejor aún es comprobar el nivel de magnesio en el miocardio. Esto se debe a que la cantidad que se encuentra en las células de los músculos del corazón puede ser considerablemente inferior a la que se halla en la sangre.

Potasio

La deficiencia de potasio va asociada a la insuficiencia cardiaca congestiva, y está vinculada a la carencia de magnesio. Un nivel bajo de potasio puede provocar latidos erráticos (arritmia). Una forma muy segura y fácil de aumentar su consumo diario es comer muchas frutas de fácil digestión y beber zumos vegetales, pues contienen mucho potasio. Los frutos secos, los cereales integrales y las legumbres también son excelentes. Solo 100 gr de almendras contienen la increíble cantidad de 800 mg. Las nueces de Brasil poseen una cantidad ligeramente inferior.

Coenzima Q-10

La coenzima Q-10 aumenta la energía, probablemente debido a que facilita la respiración celular en las mitocondrias de las células del corazón. Uno de sus mejores aspectos es que es inofensiva y no tiene efectos secundarios ni contraindicaciones de ningún tipo. No existe médico u hospital que puedan oponerse a su consumo. Lo único malo es que resulta cara. Pero, bueno, los trasplantes de corazón también lo son. Los estudios clínicos y los informes de pacientes que muestran éxito con los tratamientos de coenzima Q-10 normalmente utilizan cantidades de unos 400 mg al día, divididas en varias dosis. Un total de 35 o 50 mg diarios, simplemente no dan ningún resultado.

He leído varios informes médicos que aseguran que ciertos pacientes con insuficiencia cardiaca grave (en algunos casos tan grave que estaban en lista de espera para recibir un trasplante) dejaron de necesitar la operación tras tomar Q-10 con continuidad. No se me ocurre mayor elogio.

Aminoácidos

Como norma, estoy a favor de obtener los aminoácidos a través de las proteínas de la dieta. Sin embargo, en el caso de pacientes realmente enfermos se puede hacer una excepción con los suplementos de aminoácidos. El doctor Werbach recomienda una dosis diaria de entre 5.600 y 12.600 mg de L-arginina, porque abre los vasos sanguíneos periféricos y mejora el rendimiento del corazón. Los pacientes que recibieron este suplemento descubrieron que podían caminar durante más tiempo debido a la mejoría en el flujo sanguíneo. Los dietistas con frecuencia consideran a la L-arginina un aminoácido «semiesencial», únicamente necesario para el crecimiento. Pero el crecimiento bien puede ser también «recrecimiento», fortalecimiento y reparación de los músculos cardiacos. Los huevos, el queso, los cereales integrales y las legumbres son muy buenas fuentes de este aminoácido. Los cacahuetes tienen un contenido muy alto de L-arginina, tres veces superior al de la carne. Necesitarías consumir aproximadamente unos 330 gr de cacahuetes al día para obtener la media de la dosis anteriormente indicada. En caso contrario, puedes considerar los suplementos. Es importante masticar bien los cacahuetes para absorber los nutrientes.

La taurina es un aminoácido que se elabora en el organismo a partir de otro, la metionina, que se encuentra en los huevos, el queso, las alubias, los frutos secos y los cereales integrales. Las nueces de Brasil contienen el doble de metionina que la carne. El exceso de tensiones puede provocar deficiencia de taurina, que parece ayudar a regular los latidos. El doctor Werbach recomienda una dosis de 4.000 a 6.000 mg al día.

El aminoácido L-carnitina se elabora en el organismo *si* (y se trata de un *si* «realmente grande») consumes grandes cantidades de los aminoácidos metionina y lisina, además de vitamina B_6, niacina y vitamina C. La mayoría de las personas, especialmente los ancianos que padecen enfermedades crónicas, no obtienen cantidades suficientes de estas vitaminas. Un estudio recomienda una dosis de 2.000 mg de L-carnitina al día para pacientes con insuficiencia cardiaca congestiva.

Grandes cantidades de creatina, otro aminoácido que el organismo normalmente produce, pueden ayudar a regular los latidos del corazón. El fosfato de creatina aporta energía al tejido muscular, especialmente al cardiaco. El doctor Werbach menciona unos estudios en los que se muestra que los pacientes con insuficiencia cardiaca congestiva suelen tener una deficiencia de creatina en el músculo del corazón, y que una dosis de 20.000 mg al día mejora la función cardiaca, la fortaleza física y la resistencia.

Todas las cantidades recomendadas anteriormente deberán dividirse en varias dosis más pequeñas a lo largo del día. También añadiría vitamina C, entre 4.000 y 10.000 mg diarios en un principio e incrementar la dosis gradualmente hasta llegar al nivel de tolerancia intestinal. La vitamina C es esencial por sus propiedades antioxidantes y su papel en la síntesis del tejido conjuntivo. Sospecho también que, puesto que el corazón prefiere los ácidos grasos como combustible, una carencia prolongada de ácidos grasos esenciales puede provocar el deterioro del músculo de este órgano. La lecitina, el pescado y el aceite de onagra son buenas fuentes de ácidos grasos esenciales.

Si estas opciones naturales no te convencen demasiado, ten en cuenta lo siguiente:

1. No hay ninguna cura farmacológica para la insuficiencia cardiaca congestiva.
2. Los fármacos que te pueden dar para tratar de sobrellevar la enfermedad pueden tener efectos secundarios.
3. Los Institutos Nacionales de la Salud han hecho públicas algunas estadísticas deprimentes sobre esta dolencia:

Casi cinco millones de norteamericanos padecen insuficiencia cardiaca congestiva, y la mitad de los pacientes a los que se ha diagnosticado esta enfermedad estarán muertos dentro de cinco años. Cada año, se estima que hay cuatrocientos mil nuevos casos. La insuficiencia cardiaca congestiva es el diagnóstico más común en los pacientes mayores de sesenta y cinco años que ingresan en los hospitales.

La incidencia de esta enfermedad es igual en hombres que en mujeres, pero el índice de supervivencia tras el diagnóstico es inferior en hombres. Incluso en el caso de las mujeres, solo el 20% sobrevive más de doce años. El pronóstico no es mucho mejor que el de la mayoría de los cánceres. La tasa de mortalidad de la insuficiencia cardiaca congestiva es elevada, y uno de cada cinco pacientes fallece durante el primer año. Se trata de una dolencia altamente letal.

El tratamiento ideal consistiría en mejorar la capacidad de bombeo del corazón, desbloquear las arterias obstruidas y prevenir el daño tisular que provocan los radicales libres, una consecuencia de los procesos metabólicos del organismo.

La mayoría parece no encontrar razones para creer que existen posibilidades serias para quienes sufren esta grave enfermedad. Pero sí las hay.

Lecturas recomendadas

Hoja informativa: «Insuficiencia cardiaca congestiva en Estados Unidos: una nueva epidemia», Departamento de Salud y Servicios Públicos de Estados Unidos, Servicio Público de Salud, Institutos Nacionales de la Salud, Instituto Nacional del Corazón, Pulmones y Sangre. Septiembre, 1996.

Desai, T. K. et al., «Taurine deficiency after intensive chemotherapy and/or radiation». *Am J Clinical Nutrition* 55 (1991): 708.

Ghidini, O., Azzurro, M., Vita, A. y Sartori, G., «Evaluation of the therapeutic efficacy of L-carnitine in congestive heart failure». *Int J Clinical Pharmacology, Therapy and Toxicology* 26 (1988): 217-220.

Werbach, M., *Textbook of Nutritional Medicine*. Tarzana, CA: Third Line Press, 1999, 273-275.

Intolerancia a la lactosa

Para empezar, probablemente no tengas intolerancia a la lactosa, incluso aunque te hayan dicho que sí. La mayoría de las personas que supuestamente sufren intolerancia a la lactosa en realidad no la tienen, y de hecho pueden comer helado y pequeñas cantidades de leche. Puedes solicitar a tu médico que te haga la prueba de hidrógeno en el aliento, que es la prueba definitiva de la intolerancia a la lactosa. Solo una de cada tres personas diagnosticadas con intolerancia a la lactosa resulta tener verdaderamente ese problema. Personalmente, pienso que la intolerancia a la lactosa puede deberse a un entorno empobrecido para las bacterias del colon, resultante de comer demasiados alimentos nocivos o, incluso, demasiados alimentos buenos.

Hay varias formas de abordar este problema. La más sencilla es limitarse a evitar por completo todos los productos lácteos. Muchas personas simplemente se sienten mejor si no toman ninguno. Prueba durante un par de meses y averigua si ese es tu caso. El doctor Benjamin Spock (sí, ¡doctor Spock!) desaconseja la leche, incluso en niños en edad de crecimiento. La leche contiene lactosa, la cual es digerida por la enzima lactasa. La producción de lactasa en el ser humano disminuye a partir de los cinco años. En el resto de los mamíferos esto sucede poco después del nacimiento. Tal vez sea un buen argumento para los veganos. Asegúrate de tomar suficiente calcio y otros minerales necesarios para los huesos de fuentes que no mujan, como las verduras frescas. Las verduras verdes son una excelente fuente de calcio, así como las patatas con piel. Que yo sepa, la fruta con mayor contenido en calcio es el higo. La melaza y las almendras también son dos formas excelentes de fortalecer los huesos sin tener que abusar de la pobre Clarabella.

Si realmente estás enganchado a la leche (confieso que yo lo estoy), trata de limitarte a los yogures, el kéfir y los quesos curados. Estos y otros productos fermentados se digieren con más facilidad. Como antiguo granjero (ordeñaba más de cien vacas dos veces al día), puedo decir que la leche líquida es tal vez el producto lácteo menos recomendable, y el que más fácilmente puede provocar una reacción.

Lecturas recomendadas

Ramig, V. B., «Make your own yogurt». *Mother Earth News Health, Nutrition and Fit-ness* 11 (1984): 26-28.

Rowell, D., «What acidophilus does». *Let's Live* (julio de 1983).

Sandine, W. E., «Roles of bifidobacteria and lactobacilli in human health». *Contemporary Nutrition* 15 (1990).

Savaiano, D. A. y Levitt, M. D., «Nutritional and therapeutic aspects of fermented dairy products». *Contemporary Nutrition* 9 (junio de 1984).

Sehnert, K. W., *The Garden Within: Acidophillus-Candida Connection.* Burlingame, CA: Health World, 1989.

Laringitis

Mi padre solía decir que aprendí a hablar muy pronto y que, desde entonces, no me he callado. Pero no es verdad: he tenido laringitis las veces suficientes como para estudiarla y descubrir algunas curas sencillas y fiables. Aquí las tienes:

1. La saturación de vitamina C detiene la laringitis en cuestión de horas. Si tomas tanta vitamina C como puedas retener, a veces toda la humanamente posible, recuperarás la voz antes de que tus amigos puedan llegar a apreciar el silencio. Quienes, de forma preventiva, ingieren grandes dosis al día no suelen perder la voz. Cuando imparto seminarios de fin de semana, hablo seis horas seguidas durante dos días consecutivos. En esos casos, tomo 3.000 mg cada hora y nunca me quedo sin voz.

2. El remedio homeopático Ferrum Phos 6X es útil cuando la pérdida de la voz se debe a una sobrecarga o a una simple inflamación. El remedio actúa mejor si se toma enseguida, preferiblemente ante la más ligera ronquera o enronquecimiento. El remedio homeopático debe tomarse hasta que los síntomas comiencen a mejorar. Entonces, la madre naturaleza toma el control y el cuerpo se cura por sí mismo.

3. Unos 30 o 60 ml de vinagre de sidra, sin diluir, resulta casi milagroso en caso de un simple dolor de garganta o laringitis. Cuando lo hago, tengo la impresión de que el vinagre es absorbido por la garganta en su camino hacia abajo y nunca alcanza el estómago. Si inmediatamente después de beber el vinagre, y realmente quiero decir inmediatamente, tomas un poco de zumo de fruta muy dulce, apenas percibirás el sabor del vinagre. Después, enjuágate bien la boca con agua para eliminar cualquier resto de acidez. Si tienes un estómago delicado, toma un suplemento de calcio con el vinagre para «amortiguarlo» en el estómago.

4. Evita los lácteos. A mi padre le gustaba cantar en un coro. Hace años, el director del coro masculino (quien, además, fue uno de mis profesores de música favoritos de la escuela primaria) le dijo que no bebiera leche ni comiera helado antes de los conciertos. Eso no puede ser una patraña. Prueba y verás: no consumas leche si vas a cantar o dar un discurso.

223

Longevidad

Un cuarto de lo que comes te mantiene con vida. Los otros
tres cuartos mantienen con vida a tu médico.

<small>VIEJO REFRÁN ATRIBUIDO A LOS ANTIGUOS EGIPCIOS</small>

Es sorprendente lo duro que, a veces, puede ser el cuerpo humano.
Se ha descubierto que los mendigos de la India tienen menos —sí, menos— caries dental que los bien alimentados occidentales de países ricos.
Hace unos años, en un estudio realizado con ciento sesenta mendigos,
se observó que solo dos de ellos tenían caries. Su salud general resultó
ser sorprendentemente similar a la del grupo de control formado por
ochenta estudiantes de medicina.

Por favor, no corras a subirte al primer barco con destino a Calcuta
para convencer a los voluntarios de la Madre Teresa que dejen de ayudar a los indigentes. Los realmente pobres y enfermos necesitan toda la
ayuda del mundo. Sin embargo, aquí hay un misterio. ¿Es lo que comen
los mendigos, o lo que no comen, lo que les permite sobrevivir en esas
pésimas condiciones nutricionales?

El estudio mencionado anteriormente indicó que comían menos y
estaban subalimentados. Y ahí puede estar la respuesta. Los estudiantes
de medicina tal vez estaban sobrealimentados, pero desnutridos, pues
ingerían más azúcar y alimentos procesados. El estudio también sugirió
que los mendigos tenían una mejor flora intestinal, o bacterias beneficiosas para el tracto digestivo, que les permitía sintetizar mejor ciertas
vitaminas del grupo B. Eso tiene sentido, puesto que, con toda probabilidad, los indigentes tomaron menos tratamientos de antibióticos que los
estudiantes, los cuales supuestamente recibieron todo tipo de cuidados
médicos «correctos». Como poco, creo que este estudio lanza la sugerencia de que, en general, debemos comer menos, ingerir menos azúcar
y consumir más yogur.

En casa, improvisamos varios experimentos nutricionales. Mi hijo
tenía un jerbo que alimentaba con semillas frescas, granos, nueces y verduras del jardín. También le dábamos brotes germinados crudos. En
ocasiones, mi hijo se olvidaba por completo de darle de comer al animal.

El elegante y refinado nombre del jerbo era *Mister Chubb*, y no me preguntes por qué mi hijo eligió ese nombre. *Mister Chubb* vivió seis años y medio. Eso es mucho tiempo para un animal cuyo corazón late cientos de veces por minuto. Debería haberme puesto en contacto con los del récord Guiness, pero ¿a quién se le hubiera ocurrido solicitar en su momento el certificado de nacimiento de un roedor?

También hemos contado con gatos bastante longevos, e incluso tenemos un bagre que podría optar a la jubilación. Los gatos comían yema de huevo cruda, y lo que el bagre come es indescriptible. Nuestros perros se alimentan de los restos de pulpa de las zanahorias que quedan en la licuadora mezclados con comida para perros, y nunca han tenido que ir al veterinario, a excepción de la visita para ser esterilizados. Mi mujer crió a un periquito que llegó a ser increíblemente anciano. También comía brotes (bueno, en realidad ¡en mi familia todos lo hacemos!).

Lo creas o no, te he contado esto por una razón, y aquí la tienes: el hilo que conecta a todos estos matusalenes domésticos es que los hemos subalimentado sistemáticamente. No quiero decir que los matemos de hambre, pero raras veces les permitimos comer hasta llenarse. Dejamos que nuestras mascotas pasen un poquito de hambre. En la naturaleza, la necesidad parece imponer esta norma. Con las mascotas, y con sus amos, esta es una norma saludable: comer poco de forma programada favorece la longevidad. El mejor ejercicio es alejarse de la mesa. O del plato para mascotas.

El libro *Maximun Life Span,* del profesor Roy Walford, de la Facultad de Medicina de la Universidad de California en Los Ángeles, respalda científicamente la teoría de que la subalimentación favorece la longevidad. Walford, médico y distinguido gerontólogo, insiste en que podemos vivir mucho más de lo que hasta ahora hemos esperado, quizá más de ciento veinte años. Basa esta afirmación en sus experimentos de laboratorio, con los que logró aumentar significativamente el tiempo de vida de ratones, ratas y peces.

Y aquí tienes su programa: hacer que los animales pasen hambre, lo mismo que nosotros hacíamos en casa. Las investigaciones de Walford mostraron que la subalimentación sistemática hace que los animales vivan durante más tiempo. Y, además, sostiene que con los seres humanos sucede lo mismo. Llama a esto «ayuno intermitente». Comes una vez cada dos días, o comes menos durante el día. Se trata de subalimentación sin desnutrición. Por lo tanto, resulta esencial tomar alimentos nutritivos y suplementos de vitaminas. El doctor Walford complementa diariamente su dieta con 1.600 mg de vitamina C y la importante cantidad de 600 U.I. de vitamina E.

Me agrada que el doctor Walford haya proclamado abiertamente que toma megadosis de suplementos nutricionales. Cada vez que un médico admite esto está ayudando a pacientes del mundo entero. Los ganadores del Premio Nobel Linus Pauling y Roger Williams defendieron públicamente los suplementos vitamínicos durante décadas, y ambos —quizá no es una simple coincidencia— pasaron de los noventa.

Pero la clave del programa del doctor Walford radica en lo que no haces: comer. Este asunto se vuelve todavía más vital a medida que los años van pasando. Si creemos en la esperanza de vida, yo ya he vivido más de la mitad. La mayoría de nosotros simplemente vamos en la dirección equivocada: normalmente comemos de más. La obesidad es una epidemia en Estados Unidos. Y eso no es extraño: en su libro, el doctor Walford muestra un mapa del centro de Washington en el que figuran nada menos que sesenta y cuatro oficinas de grupos de presión relacionados con el sector de la alimentación —todas a muy pocas manzanas de la Casa Blanca.

La idea de que la eternamente anhelada *fuente de la eterna juventud* pueda consistir simplemente en comer de menos parece bastante alocada. Pero piensa en el dinero que te ahorrarías y, sobre todo, en los años que ganarías.

Esos mendigos del estudio de la India probablemente estarían más sanos si llevaran una dieta equilibrada y tomaran vitaminas. Y creo que no solo ellos, sino también todos nosotros estaríamos más sanos. Sin embargo, incluso con muchas vitaminas —en particular, con complejos vitamínicos del grupo B— todavía pueden surgir carencias si la alimentación no es sana. Si evitas las calorías innecesarias, tu necesidad vitamínica puede disminuir. Eso también significa que, si comes en exceso, tu necesidad vitamínica será mayor. Lamentablemente, alimentarse con mayores cantidades de la dieta norteamericana común, a base de calorías vacías de comida no nutritiva, no proporciona la cantidad necesaria de vitaminas. Comer más de algo que no te aporta nada no es la solución.

Los mejores trucos del mundo para la salud y la longevidad son los siguientes:

1. Una dieta vegetariana sin llenarse hasta reventar, o la más parecida posible.
2. Suplementos naturales de vitaminas y minerales de alta potencia, dos veces al día.
3. Suplementos extra de vitamina C y E a diario.
4. Comer muchos alimentos crudos (como ensaladas y brotes) y zumos vegetales frescos.

Las investigaciones médicas y nutricionales apoyan este programa, al igual que las experiencias de millones de vegetarianos y casi vegetarianos de Estados Unidos que toman suplementos vitamínicos a diario. Su eficacia también la demuestran la manada de mascotas de nuestra familia y –me alegro de poder decirlo– nuestros hijos. Cada vez que doy una charla sobre nutrición, la gente me escucha, pero siempre quiere ver a mis hijos. Así que alguna que otra vez los llevo conmigo para exhibirlos. Supongo que podría mostrar a mis mascotas en su lugar, pero los chicos saben responder mejor a las preguntas.

Lecturas recomendadas

Pathak, C. L., «Nutritional adaptation to low dietary intakes of calories, proteins, vitamins and minerals in the tropics». *American Journal of Clinical Nutrition* 6 (marzo/abril de 1958): 151-158.

Walford, R. L., *Maximum Life Span*. Nueva York: W. W. Norton, 1983.

Menopausia

La medicina ha convertido la menopausia en una enfermedad. Pero no lo es. Al igual que la menarquia (el inicio de la menstruación) es un proceso natural, también lo es su cese. Desde luego, debemos encargarnos de los síntomas asociados a la menopausia, pero, tal vez, desde una perspectiva ligeramente diferente.

Resulta interesante que la profesión médica, que se manifiesta en contra de tratar la deficiencia vitamínica con suplementos, no tenga problemas en tratar las deficiencias hormonales con suplementos de hormonas, a pesar de que los de estrógenos conllevan riesgos bastante significativos.

Las mujeres sometidas a tratamientos de estrógenos y progestágenos muestran una mayor incidencia de ataques cardiacos, infartos, demencia, cáncer de ovarios y de mama. Por ello, pienso que los suplementos y cremas de estrógenos y progesterona no son una buena idea. Incluso los productos provenientes de fuentes naturales pueden ser peligrosos. El sistema hormonal es algo maravillosamente equilibrado, y no debe ser alterado. Si me dan un Porsche nuevo y me dedico a abrirle el capó para jugar con la llave inglesa, solo conseguiría dañarlo. Con el sistema endocrino sucede lo mismo.

Por otra parte, los frecuentes cambios de aceite, la buena gasolina, la conducción adecuada y las revisiones de mantenimiento pueden prolongar la vida y la belleza del coche –o de la mujer–. En el cuerpo humano, la mejor forma de poner en práctica este enfoque es a través de la nutrición. Es un mito que el sistema endocrino de la mujer se destruye desde el momento en que deja de ovular. No es así. Todavía está ahí, y todavía funciona. Nútrelo adecuadamente, y muchos de los «síntomas de la menopausia» desaparecerán como por arte de magia.

A continuación tienes varias sugerencias ofrecidas por alguien que, al menos de momento, solo ha experimentado la menopausia a través de terceras personas.

Sofocos y sudores nocturnos: vitamina E, 800 U.I. o más al día, y vitamina C a niveles de saturación tal como describo en el capítulo

«Terapia de megadosis de vitamina C», además de un suplemento de ácido linolénico.

Estreñimiento: los zumos vegetales son la mejor cura para este problema.

Mareo y dolor de cabeza: tratamiento quiropráctico y el remedio homeopático Kali Phos 6X (lee la sección sobre el síndrome de Menière). Evita la cafeína, el aspartamo, el azúcar y el alcohol.

Fatiga: mucha vitamina C (lee el capítulo «Terapia de megadosis de vitamina C»).

Palpitaciones: magnesio (400-600 mg) y calcio (1.000 mg), principalmente en forma de orotato o aspartato. En citrato también está bien. Asimismo, los suplementos de calcio tomados con un suplemento de 1.000 U.I. de vitamina D ayudan a prevenir la osteoporosis.

Irritabilidad, ansiedad e insomnio: alimentos ricos en triptófano, como los anacardos, además de un suplemento de lecitina (varias cucharadas al día) y niacina (lee el capítulo «El superremedio de Saul» y la sección «Trastornos del sueño»).

Picor y sequedad vaginal: la vitamina E aplicada tópicamente puede ser de ayuda. Lo mejor es utilizar la forma natural. Emplea lubricantes de base acuosa para las relaciones sexuales.

Hipoglucemia: suplementos de vitamina B con cada comida y entre ellas. Asegúrate de aumentar tu ingesta de fibra. No consumas azúcar, y, en su lugar, come muchas verduras crudas, arroz integral, alubias y cereales integrales. Un suplemento de cromo (200-400 mcg al día) también es recomendable.

Reducción del estrés: el ejercicio, la meditación, el yoga y otras técnicas similares son recursos muy beneficiosos (lee los capítulos «Reducción del estrés» y «Eludiendo el ejercicio»).

Lecturas recomendadas

Balch, J. y Balch, P., *Prescription for Nutritional Healing*. Garden City Park, Nueva York: Avery, 1990, 241-242.

«U. S. Studies: More Bad News for Hormone Replacement Therapy». Reuters Health, 27 de mayo de 2003.

Psoriasis

Hasta aquel momento, nunca había visto un caso de psoriasis. Así que lo busqué en el *Manual Merck* mientras Frank permanecía sentado y esperaba todo lo pacientemente que podía.

—Aquí dice que no hay cura para la psoriasis, Frank —afirmé, no muy convencido.

—Eso es lo que me dice todo el mundo —contestó—. Pero creo que merece la pena probar con la nutrición.

No pude encontrarle fallos a ese razonamiento.

—Tengo que hacer algo —prosiguió—. Los médicos, y he visitado a muchos, dicen que no hay nada que puedan hacer, a excepción de darme esos ungüentos y lociones. Yo creo que eso no ayuda. Aseguran que tengo que aprender a vivir con ello.

—¿Cómo te sientes con respecto a la psoriasis? —pregunté.

—¡Imagínate cómo me siento! De ninguna manera pienso pasarme el resto de mi vida con este picor y este aspecto.

La psoriasis de Frank aparecía y desaparecía periódicamente, pero en aquel momento había regresado con mucha fuerza, y justo donde todo el mundo podía verla: brazos, cuello, frente y rostro.

—¿Qué estarías dispuesto a hacer para recuperarte? —pregunté.

—Cualquier cosa —dijo—. Cualquier cosa, y no estoy bromeando.

Frank tenía veintimuchos años, era enérgico y estaba prematuramente calvo. Y aunque se mostraba tan decidido, esperaba que su resolución se viniera abajo cuando le sugerí lo siguiente: un cambio completo de dieta consistente en un régimen natural de alimentos frescos y muchos zumos vegetales, además de lecitina y varias vitaminas, así como una dosis extra de vitamina D.

Ni siquiera pestañeó. Sentí que, al contrario que la mayoría, Frank no solo lo quería todo sino que también estaba dispuesto a esforzarse para conseguirlo. Por lo tanto, estaba sinceramente dispuesto a probar el clásico remedio curalotodo de los fanáticos de la salud: ayuno a base de zumos vegetales. Los verdaderos charlatanes incondicionales de los remedios naturales sostienen de forma unánime que, sea lo que sea que esté mal en el organismo, la toxemia sistémica es la causa y el ayuno, la verdadera cura. Esa fue la idea que le presenté a Frank, y la aceptó de inmediato.

—Así que puedo alternar una semana únicamente a base de zumos vegetales con otra a base de alimentos frescos y crudos —terminó por decir—. ¿Durante cuánto tiempo? Oh, ya sé, hasta que desaparezcan los síntomas, por supuesto.

—Así es, siempre que te sientas bien con la dieta.

De modo que se puso a beber zumos como un loco.

La psoriasis de Frank comenzó a desaparecer inmediatamente. En pocos días, empezó a sentirse mucho mejor, y en poco más de una semana, todo rasgo de psoriasis se desvaneció. Pero como los síntomas de Frank ya habían desaparecido espontáneamente en otras ocasiones, decidimos esperar y ver cómo evolucionaba.

Semana tras semana, y mes tras mes, Frank se vio totalmente libre de cualquier síntoma que pudiera parecerse remotamente a la psoriasis. También se encontraba mejor en ciertos aspectos inesperados: afirmaba que se sentía más feliz, dormía mejor, pensaba con más claridad, tenía más energía y no había sufrido ningún tipo de resfriado ni de otra enfermedad desde que había comenzado con el programa. Había perdido unos cuantos kilos, pero su peso se equilibró automáticamente. Se había convertido en un joven feliz, sano y esbelto, y con un buen cutis.

Pasaron los años, y Frank siguió con sus zumos. Nunca volvió a tener psoriasis. Desde luego, la psoriasis no tiene cura, así que todo esto no puede ser verdad. Seguro que Frank se ha engañado a sí mismo.

Sin embargo, he visto cómo este programa también funciona en otras personas. Los ayunos parciales a base de zumos vegetales, si se realizan de forma inteligente, son seguros y eficaces en personas sanas y no embarazadas. Aquellos que se burlan de esto deberían conocer primero a Frank, quien les confirmará lo que consiguió.

O a su dermatólogo. Probablemente él también lo confirme.

Reflujo ácido; hernia de hiato

La solución a un problema no siempre se encuentra en el problema. Atacar los síntomas puede convertirse en un callejón sin salida, a menos que tu meta sea enriquecer a los accionistas de las compañías farmacéuticas.

Si padeces reflujo ácido o hernia de hiato, tal vez desees poner en práctica alguna de estas sugerencias:

1. **Haz que la comida del mediodía sea la más abundante** y no comas nada a partir de las cinco de la tarde. Es sorprendente la cantidad de síntomas de indigestión que desaparecen cuando haces eso.

2. **Mastica a conciencia.** Parece algo tan simple que muchos lo ignoran, y, de ese modo, se pierden los beneficios de hacerlo. No seas uno de ellos.

3. **Come alimentos fácilmente digeribles,** como frutas, arroz, verduras al vapor, semillas y granos germinados, habas bien cocidas, quesos curados, yogur, queso fresco, y, *especialmente*, zumos de verduras y frutas. Evita las frituras. Deja de comer carne (y si no puedes dejarla del todo, al menos evita aquellas que tienen peores antecedentes criminales: fiambres, jamón, salami y salchichón).

4. **Prueba los comprimidos de multienzimas digestivas,** en especial si no seguiste el consejo del paso 2.

5. **Mejor aún, come muchos higos, piñas, kiwis, mangos y papayas.** Estas frutas están repletas de enzimas digestivas naturales que te ayudarán a hacer la mitad del trabajo. *Deben ser frescas, no enlatadas,* porque las enzimas digestivas se destruyen con las temperaturas de cocción. Las secas, procesadas a bajas temperaturas, también pueden servir. Una manera sencilla de averiguarlo es probar y observar.

6. **Tal vez también quieras consumir algún yogur** de buena calidad, que contenga bacterias digestivas beneficiosas. Asegúrate de comprar marcas en cuya etiqueta figuren cultivos vivos. Un viejo truco proveniente de la India consiste en diluir el yogur en la misma cantidad de agua. Esto lo hace más fácil de digerir y reduce la congestión nasal.

7. **Mantén la cabeza elevada por la noche.** Usa una almohada más alta, o dos juntas. Algunos prefieren las almohadas de gomaespuma en forma de cuña.

8. **La quiropráctica** puede ayudarte. Prueba con tres visitas al quiropráctico, y observa qué sucede.

9. **Prueba el remedio homeopático (y sal de Schüssler) Natrum Phos 6X.**

10. **Reduce el estrés.** ¡Sí, claro! Eso es más fácil decirlo que hacerlo. Pero lo cierto es que la meditación, la relajación, el masaje, la música, la lectura o simplemente disfrutar un tiempo a solas pueden dar muy buenos resultados. (Por favor, consulta mi capítulo «Reducción del estrés».)

11. **Si tus síntomas son realmente problemáticos, consulta a tu médico.** Mientras tanto, puedes adoptar una dieta únicamente a base de zumos de verduras, de tres a siete días de duración. Este tipo de ayunos ha ayudado a cancelar muchas citas con el médico.

12. **Este paso es útil para los casos más graves.** He conocido personas que han padecido problemas de reflujo ácido durante tanto tiempo que tenían heridas en el esófago. Les hablé del protocolo, probado en hospitales, del doctor Garnett Cheney, consistente en **cuatro vasos diarios de zumo de repollo.** Aunque en un principio se utilizó para las molestias estomacales y gastrointestinales, el zumo de repollo ha demostrado también su eficacia por encima del estómago. El doctor Cheney descubrió que todo el tracto gastrointestinal, desde la garganta hasta el colon, mejora enormemente con el zumo de repollo fresco, tomado de forma regular y en grandes cantidades. Sus artículos están lejos de ser novedosos, pero ¿acaso el repollo ha cambiado desde entonces?

Lecturas recomendadas

Cheney, G., «Antipeptic ulcer dietary factor». *American Dietetics Association* 26 (1950): 9.

_____«The Nature of the antipeptic ulcer dietary factor». *Stanford Medical Bulletin* 8 (1950): 144.

_____«Prevention of histamine-induced peptic ulcers by diet». *Stanford Medical Bulletin* 6 (1948): 334.

_____«Rapid healing of peptic ulcers in patients receiving fresh cabbage juice». *California Medicine* 70 (1949): 10.

_____«Vitamin U therapy of peptic ulcer». *California Medicine* 77, n° 4 (1952).

Salud infantil

Sin mostrar ni diapositivas, ni fotografías, ni películas caseras, me gustaría hablar ahora de una pregunta que suelen hacerme: «¿Cómo mantienes sana a tu familia?». La gente ve a mis hijos, casi vegetarianos durante toda su vida, y se preguntan cómo tienen tan buen aspecto. Hasta cierto punto, ¡es porque llevan toda su vida siendo casi vegetarianos! Por lo que he visto, estoy convencido de que no comer carne en absoluto, es una gran ventaja para la salud de los niños. Es probable que mis hijos sean los únicos niños del vecindario que nunca hayan probado ningún tipo de carne.

Cuando mi mujer y yo tuvimos a nuestro primogénito, no sabíamos qué hacer. No habíamos sido padres antes y, al igual que tú, solo queríamos lo mejor para nuestro hijo. Por esa razón, decidimos criar a nuestros hijos desde el principio con una dieta tan natural como fuera posible. Pronto nos dimos cuenta de que eso implicaba leche materna y suplementos vitamínicos durante los seis primeros meses, con la adición gradual de cereales integrales, verduras trituradas, frutas y zumos. No teníamos claro que esta fuera la mejor dieta para un bebé, pero habíamos leído sobre ello y teníamos amigos con bebés excepcionalmente sanos, activos y dinámicos que eran totalmente vegetarianos. Decidimos que siempre podríamos añadir carne a la dieta de los niños si realmente la querían o la necesitaban. Así que, simplemente, esperamos a que nos la pidieran. Tenían unos ocho años cuando lo hicieron.

Es divertido ser padre de pequeños vegetarianos. Recuerdo en especial un día que llevé a mi hijo, de tres años, a un supermercado local. Pasamos por la sección de carnes y, señalando los envases rojo sangre, me preguntó en voz alta:

—¿Qué es eso, papá?

En un tono de voz mucho más bajo, respondí:

—Eso es carne.

Entonces, declaró con una voz que pudo oírse en todo el supermercado:

—Nosotros no comemos carne. ¡Somos no italianos!

Creo que, en realidad, quería decir «¡somos vegetarianos!», pero no estoy totalmente seguro.

Otro aspecto divertido de los niños vegetarianos es lo felices y sanos que son. Nuestros hijos han crecido más sanos que la mayoría de los niños. Solían perder únicamente un día o dos de clase al año. Sin embargo, créeme, nunca dejamos de vigilar su salud de cerca. Pero, aparte de algún que otro catarro sin importancia, estaban siempre sanos. En mi opinión, esto se debió principalmente a la dieta natural y sin carne, complementada con vitaminas. Lo que pensábamos que sería lo mejor para ellos ha demostrado serlo, al menos en nuestra experiencia. ¿Qué mejor prueba que el éxito?

La buena salud de los niños depende de la continua gracia de Dios y la naturaleza. Mi mujer también considera importante el hecho de haberlos alimentado bien y haberse cuidado a sí misma durante sus dos embarazos. Durante el primero, comió pequeñas cantidades de carne. Pero en el segundo consumió mucha menos a medida que ambos aprendíamos cada vez más sobre las ventajas del vegetarianismo. También comía mucha mantequilla de cacahuete, todo tipo de lácteos y pescado. Finalmente se hizo casi vegetariana. Por supuesto, tomaba siempre sus vitaminas.

Ninguno de nosotros fue criado con una dieta vegetariana. Cuando era adolescente, me zampaba perritos calientes o hamburguesas como cualquier otro chico. Con el tiempo, mi mujer y yo adoptamos una dieta casi vegetariana; evitábamos las carnes rojas y las aves, y en su lugar consumíamos huevos, algo de pescado y, en especial, queso, yogur y leche. Lo que quiero aclarar aquí es que los niños no necesitan carne para obtener proteínas. Estoy convencido de que los niños pequeños no deben comer carne, y esta no se les debe ofrecer a los más mayores hasta que la pidan. Y si lo que preparas en casa nunca contiene carne, no es probable que lo hagan.

Quizá desees conocer más detalles acerca de cómo comían mis hijos. Llevaban una dieta vegetariana sencilla, pero equilibrada, que consistía en al menos dos porciones diarias de maíz, alubias y calabacín. Puedes recordar estos alimentos como «las tres hermanas», ya que los tres constituyen juntos una proteína completa, como la carne, pero sin las toxinas resultantes del metabolismo de la carne. Sin embargo, no temas: ¡mis hijos no vivían solo del maíz, las alubias y el calabacín! También tomaban muchos tipos de lácteos, en particular una gran variedad de quesos curados de fácil digestión. Que tomaran queso no fue una tarea difícil; les encantaba.

Su madre hacía el pan que consumíamos en casa con harinas de cultivo biológico parcialmente integrales. Los niños tomaban mantequilla de cacahuete, nueces, almendras y otros frutos secos, helados, mucha fruta, todo tipo de verduras, ensaladas, postres caseros, guisos, zumos y pasta (como macarrones y espaguetis integrales). No eran maniáticos con la comida, ya que los alimentos auténticos resultan atractivos para los niños. Pruébalos con tus hijos y descúbrelo tú mismo. Comienza pronto, preferiblemente durante la infancia, y tendrás el placer de ver a tu hija comer sopa de remolacha, a tu hijo beber zumo de lechuga, y cómo *las visitas al médico desaparecen*.

Nuestros hijos tomaban dos veces al día un complejo multivitamínico de calidad (líquido, masticable o en pastilla, dependiendo de la edad), además de vitamina C en todas las comidas. Cuando eran bebés, la tomaban líquida y, después, cuando crecieron un poco, masticable (les encantaba). Antes de que pudieran tragar las cápsulas, cada dos días les dábamos unas cuantas gotas de vitamina E (entre 50 y 90 U.I.), apretando un poco la cápsula y aplicándosela sobre la lengua. Aunque parezca increíble, les gustaba su sabor. Es una forma de administración sencilla que te permite controlar fácilmente el número de gotas. Las vitaminas A, D y las del grupo B estaban en el complejo multivitamínico. Para los niños, es mejor un preparado múltiple que contenga una forma quelada y natural de hierro. Puedes pulverizar la pastilla con dos cucharas y mezclarla con el puré de fruta. Este truco también funciona muy bien con la vitamina C.

Nunca utilizamos vitaminas fluoradas, y en nuestra comunidad tampoco había agua fluorada. Nuestros hijos apenas tuvieron caries. En la actualidad, mi hijo solo tiene dos empastes en la boca. Elige siempre vitaminas que no contengan sacarina, aspartamo o edulcorantes artificiales. Busca aquellas con sabores naturales y evita las que contengan aditivos artificiales. Nosotros solíamos utilizar compuestos que incluían yodo, además de otros minerales traza.

Y eso es todo, aparte del hecho de que nunca les dimos a nuestros hijos alimentos con colores brillantes (es decir, con colorantes artificiales), como preparados de gelatina de colores, ni cualquier alimento que contuviera conservantes. ¿Por qué alimentar a los niños con pinturas y venenos?

Cuando mostraban síntomas de catarro o fiebre, lo cual sucedía muy pocas veces, nunca utilizábamos medicamentos, porque habíamos comprobado que los métodos naturales dan mejores resultados. Como sabíamos que el apetito disminuye durante la enfermedad, en esos casos les dábamos una dieta casi exclusivamente a base de frutas. Contempla esto como un «ayuno para niños». Los naturópatas sostienen que ese tipo de dieta, ligera, sabrosa y purificante, es muy efectiva para reducir la gravedad de cualquier enfermedad. Estoy totalmente de acuerdo con ellos, y yo mismo sigo ese programa cuando no me siento bien. La dieta a base de frutas puede prolongarse durante unas cuantas comidas o unos cuantos días mientras haya fiebre, dolor de garganta, tos o mucosidad nasal. Recuerda que esos síntomas son señales de la decisión de la naturaleza de que el cuerpo debe descansar y limpiarse. Los niños aceptan fácilmente este tipo de dietas, porque es exactamente lo que la naturaleza quiere que coman en esos momentos. Durante toda la enfermedad, además de fruta o zumos vegetales especiales, también les dábamos sus suplementos vitamínicos y mucha más vitamina C de la que tomaban normalmente.

Controlábamos la enfermedad del modo habitual, con la ayuda del termómetro, sentido común y descanso en cama. *Consulta siempre tu caso con el médico.* Si había fiebre, no les suministrábamos leche ni derivados lácteos, ya que pueden producir mucosidad. La fiebre alta necesita una atención especial: los baños moderadamente fríos (y las cantidades inmoderadamente altas de vitamina C) ayudan a bajarla. En lo referente a los baños, el doctor Benjamin Spock, en su libro *Baby and Child Care,* explica exactamente cómo realizarlos sin recurrir a la aspirina o al Tylenol. Nosotros ignorábamos todo lo referente a los fármacos del libro, y poníamos en práctica el resto cuando lo necesitábamos. *How to Raise a Healthy Child in Spite of Your Doctor* (Cómo criar a un hijo sano a pesar de tu médico), del doctor Robert Mendelsohn, es una lectura radical pero muy recomendada para padres con niños enfermos. Para obtener mejores resultados, léelo antes de que lo necesites.

Si tu hijo enferma, te sentirás mucho más seguro si estás en contacto con un buen médico o profesor orientado hacia la naturopatía, especialmente al principio. Créeme, ¡eso fue exactamente lo que hice! Una cosa es escribir un libro con consejos para padres, y otra es tener la total seguridad de que estás haciendo lo correcto con tu propio hijo. La confianza y la experiencia llegan a medida que aprendes con la práctica. No te compliques y mantente en contacto con alguien que haya pasado antes por esto. Alguien que te apoye y sepa bien que la sanación natural es lo mejor. Con el tiempo verás que tu capacidad y tu habilidad para favorecer la sanación son cada vez mayores.

Recuerda estos cuatro puntos:

1. Dieta vegetariana.
2. Zumos vegetales.
3. Suplementos de vitaminas.
4. Grandes cantidades de apoyo por parte de personas que saben de este tema.

¡Es una receta muy eficaz!

¿Cómo de eficaz? Mi hijo, en toda su vida, fue solo dos veces al pediatra, y las dos veces fue para una revisión. Mi hija nunca llegó a conocer a su pediatra. Y sí, teníamos pediatras. *El secreto es que nunca los necesitamos*.

Síndrome de Menière y acúfenos

Me conmovió profundamente ver a mi padre reptar hasta el cuarto de baño para vomitar. Únicamente tenía cincuenta y pico años, y ya necesitaba usar un bastón para estar de pie. Y eso solo cuando podía levantarse. Se trataba de un caso grave de síndrome de Menière, un terrible conjunto de síntomas entre los cuales se encontraban zumbidos en los oídos, mareos y náuseas. Tal vez fue un momento decisivo para mí. Ver a tu padre totalmente desvalido hace que uno quiera saber más sobre cómo recuperar la salud. Cuando investigas este problema, descubres que los tratamientos, tanto farmacéuticos como quirúrgicos, están principalmente dirigidos a los síntomas, porque todavía se sabe muy poco sobre las causas de esta enfermedad.

Hablemos de la sanación natural. Mediante ensayo y error, descubrí varias alternativas para el síndrome de Menière que no pasan por el escalpelo ni los fármacos. Aunque las soluciones arrojan cierta luz sobre la causa del problema, a mí, al igual que a ti, me interesan más los resultados.

Merece la pena probar con algunos ajustes quiroprácticos u osteopáticos en la zona superior de las cervicales (nuca). Hace unos veinte años, conocí a un joven que se mareaba tanto que solo podía leer o ver la televisión si estaba acostado. El síndrome de Menière se define en el *Manual Merck* como una enfermedad capaz de causar «postración», y ciertamente puede dejar a quien la padece por los suelos. Ese era el caso de Lowel, un joven que tuvo que abandonar sus estudios universitarios. Recibió varios tratamientos quiroprácticos suaves, pero continuos, que le ayudaran a rehacer su vida. Finalmente, pudo volver a leer, retomar sus estudios y vivir de nuevo. ¿Cómo lo logró? El terapeuta descubrió que sus dos vértebras superiores, el atlas y el axis, estaban casi perpendiculares entre sí, y también con relación al cráneo. Resultó que esa posición aparentemente imposible se debía a un trabajo que había realizado un verano, hacía ya varios años: *sparring* de boxeadores. Literalmente, casi le rompen la cabeza.

Mi padre se negó a acudir a un quiropráctico hasta que su problema se agravó tanto que ya no pudo soportarlo más. Había tomado varios medicamentos ineficaces que le recetaron varios médicos ineficaces. Ninguno de ellos consideró necesario que acudiera a un quiropráctico. Pero me las arreglé para llevarlo a uno y que recibiera una o dos sesiones. Mi padre dijo que no le sirvieron de nada.

Entonces, comenzó a tomar vitaminas, principalmente vitamina B en dosis bastante altas. Tampoco dijo nada bueno de ellas. Sin embargo, en unos meses, su síndrome de Menière desapareció.

Sospecho que este enfoque natural le ayudó.

Desde entonces, he encontrado varios artículos que muestran que, desde 1940, se ha utilizado **niacina** para tratar el síndrome de Menière. En terapias a largo plazo, se han obtenido mejoras con dosis de solo 150-250 mg al día. Esto podría explicar por qué la mejoría de mi padre fue tan gradual pero, finalmente, profunda.

Creo que el síndrome de Menière, y tal vez otros problemas neurológicos de difícil catalogación, pueden ser resultado de una carencia prolongada de vitamina B_{12} que no ha sido tratada. Hablaré de esto, y de cómo abordarlo, en el capítulo «Suplementos de vitamina B_{12}».

The facts, el boletín informativo del ya fallecido Lendon Smith, menciona que el **aspartamo** puede causar o imitar un ataque de síndrome de Menière. El doctor Smith habla de náuseas, vértigo, pérdida de la capacidad auditiva y acúfenos como síntomas que nos dicen: «Deja de usar aspartamo».

Una dieta baja en grasas y en sodio, sin alcohol y, en especial, sin azúcar puede ayudar a aliviar una gran variedad de enfermedades. El síndrome de Menière parece estar relacionado con bajos niveles crónicos de azúcar en sangre, a veces diagnosticados como hipoglucemia o diabetes de tipo 2. La cafeína puede agravar el problema, al igual que la deficiencia de manganeso.

Merece la pena probar un tratamiento de varios meses de duración con suplementos de **zinc** y cantidades moderadas de vitamina B_6 (piridoxina).

En caso de simples zumbidos en los oídos, mareos o náuseas sin complicaciones, el **Kali Phos** (un remedio homeopático) en potencia 6X puede ser sorprendentemente eficaz. Yo mismo he utilizado este remedio durante treinta años para tratar un problema de mareo que mi instructor de vuelo asegura no haber visto nunca aflorar. Si no hubiera sido por Kali Phos, no solo no habría aprobado el examen de vuelo, sino que creo que le habría vomitado encima al examinador tras el despegue en el aeropuerto de Batavia.

Mi padre se recuperó totalmente del síndrome de Menière y caminó seis kilómetros al día durante el resto de su vida. Sus náuseas y mareos desaparecieron para siempre. Sin embargo, conservó su sentido del humor. Cada vez que le preguntaban qué tal oía, invariablemente gritaba: «¿QUÉ DICES?». Pero lo hacía sonriendo, de pie y bien erguido.

Lecturas recomendadas

Balch, J. y Balch, P., *Prescription for Nutritional Healing*. Garden City Park, Nueva York: Avery, 1990, 239-240.

Bicknell, F. y Prescott, F., *The Vitamins in Medicine*. Milwaukee, WI: Lee Foundation, 1953, 379.

Werbach, M., *Textbook of Nutritional Medicine*. Tarzana, CA: Third Line Press, 1999, 475-482.

Síndrome premenstrual

¿Recuerdas cuando no existía un término para lo que ahora se conoce como síndrome premenstrual? Hasta hace relativamente pocos años, los médicos consideraban que todo estaba en la cabeza de la mujer. Antes de eso, se creía que los problemas de las mujeres «histéricas» emanaban del útero. ¿La solución? Cirugía para extirpar el útero (y con él, la histeria), de ahí el término *histerectomía*. En la actualidad, todavía se realizan medio millón de histerectomías al año, la mayoría de ellas innecesarias.

Incluso hace veinte años, no recuerdo que se hablara seriamente del síndrome premenstrual. Sin embargo, un montón de mujeres enfadadas lograron cambiar esa situación. En la actualidad, hasta los anuncios de la televisión hablan del desorden disfórico premenstrual. ¿Qué es disfórico? Una persona que muestra disforia, desde luego. Bueno, la verdadera respuesta es: una persona con ansiedad, depresión y desasosiego.

Así que ahora también tenemos el término «disforia». No obstante, y ahora en serio, muchos casos de síndrome premenstrual y desorden disfórico premenstrual pueden aliviarse con suplementos de vitamina B$_6$ y magnesio. Exploremos ahora ambos.

Vitamina B$_6$

El síndrome premenstrual y el desorden disfórico premenstrual pueden aliviarse enormemente con un suplemento de vitamina B$_6$. Las personas deprimidas normalmente muestran bajos niveles de esta vitamina, necesaria para que el cuerpo elabore el neurotransmisor serotonina. La serotonina es esa sustancia maravillosa que proporciona sensación de bienestar, y que los fármacos inhibidores selectivos de recaptación de serotonina, como el Prozac, tratan de maximizar en el cerebro. Si la vitamina B$_6$ puede hacer lo mismo, y con un coste muy inferior, no es ninguna sorpresa que se haya tratado de desaconsejar su uso.

Una dosis de 500 mg al día de esta vitamina, por lo general, resulta muy segura. Probablemente existan decenas de millones de mujeres que padecen el síndrome premenstrual; y se conocen pocos casos de sobredosis de B$_6$. Se sabe que altas dosis diarias (normalmente más de 2.000 mg) han ocasionado síntomas neurológicos temporales en algunas personas. Pero solo sucede si se administra sola, o de forma desproporcionada en relación con las otras vitaminas esenciales del grupo B. Consumir todas las vitaminas del grupo B juntas (en forma de complejo de vitamina B) es el enfoque terapéutico más seguro y eficaz. Cuando se mantiene un equilibrio entre estas vitaminas, la toxicidad de la vitamina B_6 es prácticamente inexistente. ¿Alguna forma de evitar la toxicidad? Creo que sí. Utiliza el complejo de vitamina B entero, cada dos o tres horas, y añade entre 50 y 100 mg de B_6 pura en cada toma si los síntomas de disforia son verdaderamente terribles.

Si te gusta comer cereales integrales, semillas y vísceras, puedes obtener cierta cantidad de vitamina B_6 de los alimentos (probablemente menos de 5 mg). Un buen filete de hígado de buey contiene la increíble cantidad de 1,22 mg. Otros animales muertos poseen algo menos (la pechuga de pavo y de pollo son bastante buenas, pero el hígado de pollo apenas contiene 0,6 mg por porción). La mayoría del resto de los alimentos incluyen cantidades muy pequeñas. Los aguacates (0,5 mg por pieza) y los plátanos (0,7 mg cada uno) lideran el *ranking* de frutas con alto contenido en piridoxina. Las patatas (0,7 mg cada una) y los frutos secos (en especial las avellanas, los cacahuetes y las nueces) son fuentes vegetarianas con contenidos relativamente altos.

La CDR de B_6 para las mujeres es de 1,6 mg diarios, lo cual resulta ridículo. Se pueden presentar sólidos argumentos para elevar esta dosis al menos de 25 a 65 mg al día para quienes no padezcan síndrome premenstrual. Pero no esperes a que se aumenten pronto la cantidad recomendada. Ya es bastante difícil que la población de Estados Unidos consuma la CDR. Piensa que cerca de tres cuartas partes de la población infantil de entre dos y doce años no obtiene las CDR de B_6. Esto es terrible, pero todavía es peor en los adultos mayores de diecinueve años: el 99% no llega a esta cantidad. Esto explica en gran parte por qué todavía hay tantos casos de síndrome premenstrual.

Magnesio

Un aumento de la ingesta de magnesio en la dieta a menudo disminuye la incidencia de los calambres menstruales asociados al síndrome premenstrual. Así como el calcio es importante para el buen funcionamiento de los músculos, el magnesio puede ayudar a relajarlos. Muchas mujeres toman un suplemento de calcio que les ayuda a aliviar los calambres y, sin duda, también resulta beneficioso para los huesos. Sin embargo, el suplemento de calcio, cuando se toma solo, agota el magnesio del organismo y provoca que, al mes siguiente, aparezcan de nuevo los calambres si no se repone el magnesio.

Si tienes algún problema renal, es recomendable que tomes un suplemento oral de magnesio. En personas sanas, por lo general, la diarrea es el único efecto secundario negativo que puede provocar un exceso de magnesio. El cuerpo se deshace continuamente del exceso a través de la orina y las heces.

La CDR de magnesio es de 420 mg al día para los hombres y 320 para las mujeres. Estas dosis pueden resultar insuficientes y, lo que es peor, la mayoría ni siquiera llega a esas cantidades. El magnesio es necesario para el correcto funcionamiento de más de trescientas enzimas del organismo. Si tu cuerpo no dispone de suficiente magnesio (deficiencia de magnesio), esta situación puede degradar lentamente tu salud general de múltiples formas. La deficiencia de magnesio se relaciona directamente con la enfermedad cardiaca. Además, puesto que el organismo utiliza el magnesio en muchos procesos diferentes, desempeña un importante papel en la prevención de la diabetes, el cáncer, el infarto, la osteoporosis, la artritis, el asma, los cálculos renales, la migraña, los calambres menstruales y en las piernas, la eclampsia, el síndrome premenstrual, el síndrome de fatiga crónica, la tetania y una gran variedad de dolencias.

Los suplementos de magnesio son económicos y se pueden adquirir sin receta médica. Las mujeres pueden empezar con dosis de 200 mg al día, divididas en dos o tres tomas separadas. Después de dos semanas, se puede aumentar la dosis diaria cómodamente, digamos en unos 100 mg más al día (las pastillas pueden partirse fácilmente por la mitad). Si se producen problemas de gases o deposiciones muy frecuentes, es conveniente reducir la dosis.

The Role of Magnesium in Prevention of Coronary Disease and Other Disorders», de Tom Miller. www.mgwater.com/tmiller.shtml. Reproducido con permiso del autor.

Lecturas recomendadas

Seelig, M., *Magnesium Deficiency in the Pathogenesis of Disease*. Nueva York: Plenum, 1980.

Trastorno de déficit de atención e hiperactividad, y dificultades de aprendizaje

Los suplementos nutricionales se han utilizado, con considerable éxito, para ayudar a superar las dificultades de aprendizaje en los niños. En unos rigurosos estudios clínicos se observó que las grandes dosis de vitaminas eran seguras y claramente efectivas, e incluso aportaron mejoras en niños con síndrome de Down.

La doctora Ruth F. Harrell y sus asociados publicaron sus importantes descubrimientos en *Proceedings of the National Academy of Sciences*, ¡en 1981! Aunque la revista *Medical Tribune* recogió estas investigaciones en un artículo, es muy probable que tu médico las desconozca. Yo tampoco las conocía hasta que mis alumnos de quiropráctica me mostraron el artículo en 1993.

Lo que funcionó entonces también funciona ahora.

El estudio de Harrell tuvo éxito porque su equipo administró a los niños con dificultades de aprendizaje dosis mucho más grandes de vitaminas que las que administraban en otras investigaciones: una dosis de riboflavina cien veces mayor que la CDR para *adultos* (no para niños), una dosis de niacina (en forma de niacinamida) treinta y siete veces mayor que la CDR, una dosis de vitamina E cuarenta veces mayor que la CDR y una de tiamina ciento cincuenta veces mayor que la CDR. Estas son las cantidades que, claramente, producen resultados, y de una forma segura. Con la nutrición terapéutica, la seguridad y la eficacia son la regla, no la excepción. Te animo a leer el artículo completo: Harrell, R. F., Capp, R. H., Davis, D. R., Peerless, J. y Ravitz, L. R.: «Can nutricional supplements help mentally retarded children? An exploratory study» (¿Los suplementos nutricionales pueden ayudar a los niños con retraso mental? Un estudio preliminar.) *Proceedings of the National Academy of Sciences* 78 (1981): 574-578.

La doctora Harrell, que ha escrito y publicado sobre los efectos de las vitaminas en el proceso de aprendizaje durante más de treinta años, no inventó la idea de la terapia megavitamínica. El psiquiatra Abram Hoffer fue el primero en investigar el tratamiento con grandes dosis de vitaminas ya a comienzos de la década de los cincuenta. Medio siglo después, su trabajo continúa siendo enormemente ignorado por los profesionales de la medicina. El doctor Hoffer trató con vitaminas a muchos niños con trastorno de déficit de atención e hiperactividad.

Un niño de diez años tenía considerables problemas escolares y de comportamiento. Curiosamente, ya estaba en tratamiento médico y le habían prescrito niacina, pero la dosis total diaria era solo de 150 mg. No era un mal comienzo, puesto que la CDR para niños es inferior a 20 mg al día. Pero esta cantidad no era suficiente para que surtiera efecto, y se determinó que recibiera Ritalin. El doctor Hoffer sugirió que le administraran 500 mg de niacinamida tres veces al día (1.500 mg diarios en total). Eso es mucho, pero la niacinamida es una variedad cómoda, no rubefaciente, de la vitamina B_3. Su madre quiso probar, y la niacinamida le ayudó enormemente.

Después, aumentó la dosis a 3.000 mg al día. ¡La diferencia fue increíble! El niño comenzó a dormir mejor y sus pesadillas desaparecieron. Durante el día, sus colapsos emocionales disminuyeron, discutía menos, y se mostraba menos hiperactivo y agresivo. Se volvió más afectuoso y cariñoso con sus padres y más tolerante con los cambios en su rutina. Básicamente, volvió al comportamiento normal de niño feliz que no puedes obtener con un frasco de Ritalin.

La gente con frecuencia pregunta: «Si ese tratamiento es tan bueno, ¿por qué mi médico no lo conoce?, ¿por qué no hablan de él en las noticias?». La respuesta tiene más que ver con la política médica que con la ciencia. El doctor Hoffer escribió sobre el trastorno de déficit de atención: «El sistema DSM (*Manual diagnóstico y estadístico de los trastornos mentales*, libro de referencia de la Asociación Americana de Psiquiatría) no guarda apenas relación con el diagnóstico. Tampoco con el tratamiento, porque, sean cuales sean los términos que se utilicen para clasificar a estos niños, a todos se les recomienda seguir un tratamiento farmacológico», combinado, a veces, con otras terapias (no de vitaminas). «Si en la actualidad se descartara todo ese método de diagnóstico, no habría ninguna diferencia en la forma de tratar a esos niños, ni en el resultado del tratamiento. Los pacientes no se sentirían ni mejor ni peor». Afirmaciones como esta no ayudan especialmente a granjearse el cariño de la comunidad médica.

Por si tal afirmación no fuera suficiente, el doctor Hoffer dedicó todo un libro, *Dr. Hoffer's ABC of Natural Nutrition for Children* (El ABC de la alimentación natural para niños del Doctor Hoffer), Quarry Press, 1999, para presentar alternativas nutricionales a la terapia farmacológica para niños con trastorno de déficit de atención. En él, incluye detalles sobre las dosis de vitaminas, tablas de alimentos y más de ciento cincuenta referencias. Además, ofrece ciento veinte casos clínicos, junto a una lista de «alimentos perjudiciales», numerosos resúmenes de investigaciones, recomendaciones precisas para una buena dieta, comparaciones entre los fármacos y las vitaminas, una exposición sobre las alergias y los aditivos alimentarios, pruebas de autoevaluación del comportamiento y, lo más importante, su experiencia profesional.

Cada vez hay más críticas, e incluso pleitos, sobre los riesgos de los tranquilizantes, el Ritalin y otros fármacos que modifican el carácter, pero ni el juez ni la controversia pueden curar a tu hijo. «Los padres maltratados» (término empleado por Hoffer) necesitan saber qué hacer, y necesitan saberlo ya. Decir no a los fármacos también requiere decir «sí» a otra cosa. Esa otra cosa es la nutrición, empleada adecuadamente.

Para aquellos que afirman que no hay suficientes pruebas científicas para apoyar la terapia con grandes dosis de vitaminas en niños con trastornos de comportamiento, les digo que no han investigado lo suficiente. Hoffer y sus colegas realizaron las primeras pruebas doble ciego sobre vitaminas en la historia de la psiquiatría en 1952. Fue un pionero a la hora de utilizar la vitamina C como antioxidante, las vitaminas del grupo B para tratar las enfermedades del corazón y la niacina para los problemas de comportamiento.

A la luz de esto, la filosofía de «prueba con cualquier cosa menos con las grandes dosis de vitaminas» de la medicina organizada continúa siendo un enigma, pero no es ninguna conclusión. La conclusión es: «La forma más sencilla de determinar si las vitaminas ayudarán a tu hijo es probarlas». El «superremedio de Saul», al principio de la segunda parte de este libro, es una buena manera de empezar.

Trastornos del sueño

¿Sabías que, según la Academia Nacional de Ciencias, ocho millones y medio de norteamericanos toman al menos una vez al año pastillas para dormir que requieren receta médica? Dos millones las toman todas las noches al menos durante dos meses seguidos. Además de los riesgos inherentes al uso de medicamentos sedantes, hipnóticos o tranquilizantes, nos estamos convirtiendo en un país de «consumidores» nocturnos. Sin embargo, teniendo a nuestra disposición tantos métodos naturales y efectivos para conciliar el sueño, la dependencia de estos fármacos es completamente innecesaria.

Uno de los mejores aspectos de las ayudas naturales para dormir es que son seguras y no crean adicción. Cuando el cerebro y el cuerpo están bien nutridos, el sueño reparador surge de forma natural. Alimentas tu cuerpo, no lo drogas. Ya es hora de que todos le digamos *no* a la excesiva prescripción de fármacos. Aquí tienes algunas técnicas que te ayudarán a quedarte dormido más rápidamente y sin recurrir a los medicamentos:

1. **Lee** un rato antes de dormir. Es bueno para la mente, y, al mismo tiempo, ayuda a relajar el cuerpo.
2. **Respira aire fresco.** Abre una ventana, o saca al perro a pasear.
3. **Haz algo de ejercicio** moderado, como isométricos, yoga o estiramientos. Algunas parejas han descubierto que hacer el amor también les ayuda (pero yo no lo he dicho).
4. **Pon más L-triptófano** en tu dieta. El L-triptófano es uno de los aminoácidos que el cuerpo utiliza para elaborar la serotonina y la melatonina, neurotransmisores que ayudan a que el cerebro deje de funcionar durante la noche y, por lo tanto, pueda estar totalmente despierto al día siguiente. El marisco, la leche, el queso, el yogur y los anacardos son fuentes muy ricas en L-triptófano. Si tomas hidratos de carbono junto a los productos lácteos, tu cerebro obtendrá todavía más triptófano. Es por esa razón por la que el queso con pan o la leche con galletas elaboradas con harinas integrales son buenos tentempiés para la tarde. Las porciones normales pueden ofrecer una dosis de cerca de un gramo (1.000 mg) aproximadamente. Al fin y al cabo, una sola porción de anacardos contiene cerca de 500 mg de

triptófano. Los frutos secos son casi tan buenos como los anacardos, y las semillas todavía mejores. Por supuesto, debes masticarlos a conciencia. ¡Es parte de la diversión de picotear!

5. **La niacina,** en dosis más altas que la CDR, es un buen inductor del sueño. Por lo general, lo que mejor funciona es tomar entre 50 y 200 mg unos veinte minutos antes de acostarse. La cantidad requerida varía considerablemente de persona a persona. Lo ideal es tomar la cantidad más baja que te haga sentirte más somnoliento. Prepárate para experimentar un ligero episodio de «rubor» a consecuencia de la niacina (como un sofoco o la sensación de ruborizarse). Es totalmente inofensivo y desaparece en poco tiempo. Es más, se trata de una sensación que resulta bastante agradable a la mayoría de las personas, pero si lo deseas puedes evitarlo tomando menos niacina de golpe. Con un poco de práctica, sabrás qué cantidad necesitas (lee el capítulo «Saturación de niacina»).

6. **La lecitina** constituye casi la tercera parte del peso seco del cerebro. Esta sustancia alimenticia natural se encuentra en los productos de soja y en la yema de los huevos, aunque también está disponible en forma de suplemento. Una o dos cucharadas al día ayuda a reducir el tiempo necesario para quedarse dormido.

7. **La meditación** puede ser muy tranquilizante y ayuda a quedarse dormido antes. Sin duda, ofrece muchos otros beneficios. Se ha demostrado que la técnica de meditación trascendental ayuda al descanso profundo, reduce la ansiedad y es muy eficaz para aliviar el insomnio.

Ciclos ayurvédicos

Si has probado todas las sugerencias anteriores y sigues siendo de esas personas que se quedan fácilmente dormidas, pero se despiertan completamente a las tres de la mañana y se preguntan qué hacer, tengo la respuesta para ti: levántate. Puede ser totalmente normal para ti estar despierto a esas horas. Tomémonos un tiempo para ver qué nos aconseja el ayurveda, el gran patrimonio de medicina natural de la India, con relación al sueño. Yo soy una de esas personas que, una vez que hemos sido capaces de desaprender algunas asunciones occidentales sobre los hábitos de sueño, hemos encontrado el equilibrio perfecto gracias a los ciclos ayurvédicos.

Según el ayurveda, cada doce horas, hay tres periodos de tiempo, llamados *vata*, *pitta* y *kapha*. *Vata* va de las dos a las seis; *kapha*, de las seis a las diez y *pitta*, de las diez a las dos. El ciclo se repite en las siguientes doce horas, de modo que, cada día, hay dos periodos *vata*, dos *kapha* y otros dos *pitta*. En pocas palabras, y tomando prestadas las de Ben Franklin, las creencias ayurvédicas sobre el sueño pueden resumirse en: «Acostarse temprano y levantarse temprano hacen al hombre sano, rico y sabio».

En el periodo *vata*, la mente está en su apogeo. La alerta es alta, pero también la tendencia a los excesos mentales, el estrés y la ansiedad. Este periodo es bueno para el estudio, pero un mal momento para las preocupaciones. Recuerda que transcurre de las dos a las seis de la tarde y de las dos a las seis de la madrugada. Aunque no sabía esto, cuando estaba en la universidad solía estudiar siempre inmediatamente después de las clases de la tarde hasta la hora de la cena. Mi cuerpo tal vez estuviera cansado, pero mi mente se encontraba en su mejor momento. Los monjes trapenses empiezan su jornada a las dos de la madrugada, y se ponen inmediatamente a estudiar hasta el amanecer. Eso también es un ritmo ayurvédico.

El periodo *pitta*, de diez a dos, es un momento de actividad física, de apetito y de lo que normalmente llamamos «un cambio de aires». Conozco a muchos padres que esperan a que los niños se vayan a la cama para poder hacer algún trabajo. Abordan proyectos de reformas o limpian la casa a partir de las diez de la noche. Una vez que comienzan, esto puede durar hasta las dos de la madrugada. Los universitarios juerguistas son definitivamente los más devotos del periodo *pitta*. Su día empieza a las diez de la noche y va a las mil maravillas hasta las dos de la madrugada.

Si quieres permanecer despierto, hazlo durante el periodo *pitta*, pero planea quedarte levantado durante todo el intervalo, de diez a dos. Si quieres dormir, acuéstate antes de las diez de la noche. Sin duda, a la mayoría esto le parecerá poco realista y rígido. Y es una pena, porque así se pierden algo bueno.

Y eso bueno es el periodo *kapha*, de seis a diez. *Kapha* es lento, suave, fácil, pesado... y soñoliento. ¿Cómo te sientes después de cenar? Desde luego, con ganas de acomodarte y poner los pies en alto. Muchos nos quedamos traspuestos en ese periodo. Y es fácil que nos suceda, porque la naturaleza está tratando de decirnos algo: ¡acuéstate, bobo! Y cuanto más temprano, mejor.

Después, está el periodo *kapha* de la mañana, de seis a diez. Los dormilones del mundo entero lo saben todo sobre el periodo *kapha*. Cuando la alarma suena a las seis, es muy temprano, acaba de amanecer y te cubres la cabeza con la almohada, o te abrazas a las mantas o al osito de peluche... bueno, ya sabes de qué estoy hablando. Intenta que un adolescente se levante antes de las diez. No es nada fácil. Durante el fin de semana, ¿llamas por teléfono a tus amigos antes de las diez de la mañana? Desde luego que, si quieres que sigan siendo tus amigos, no lo haces.

En cierta ocasión, atravesé un periodo increíblemente estresante en mi vida, y no podía dormir. Por muy cansado que me sintiera, o por muy tarde que fuera, siempre me despertaba a la misma hora: a eso de las dos o dos y media de la madrugada. Eso me estaba volviendo loco y, en mi desesperación, decidí que tenía que intentar aquello que probablemente tú no quieras intentar: acostarme realmente temprano (una vez más, al igual que los trapenses), a las ocho de la tarde. Me sorprendió lo rápido que me quedé dormido. Todavía me despertaba a las dos, pero para entonces ya había tenido seis horas de sueño. Con el tiempo, pude prolongar el sueño hasta las cuatro. Aunque el estrés en mi vida no disminuyó, podía contar con ocho horas de sueño cada noche para soportarlo. Suena raro, por supuesto, pero funciona.

Lecturas recomendadas

Chopra, D., *Perfect Health*, Nueva York: Harmony Books, 1991.
Lav, V., *Ayurveda: The Science of Self-Healing*. Santa Fe, NM: Lotus, 1984.

Tromboflebitis (coágulos de sangre)

Existe una alternativa nutricional para la mayoría de los fármacos. Tal vez tengas que buscar un poco para conocer los detalles, pero el trabajo ya está hecho. En el vademécum médico encontrarás muy pocos efectos secundarios negativos en las vitaminas, pero sí que hallarás columnas y columnas, y páginas y páginas, de efectos secundarios negativos, contraindicaciones y advertencias en los fármacos.

Como ejemplo, pensemos en el Coumadin, el omnipresente medicamento para fluidificar la sangre. En su lugar, se puede utilizar vitamina E. Esta vitamina potencia los efectos del Coumadin, y con dosis diarias de 3.200 U.I. o incluso menores puede sustituir por completo al fármaco de forma segura. Esto es totalmente cierto, y lo he observado una y otra vez.

En particular, merece la pena destacar el caso del «Gran Camionero».

Bob era un tipo grande: alto, grueso y fuerte. Tenía un largo historial de tromboflebitis, y de la mayoría de sus complicaciones. Un día, vino a verme para enterarse de si había alguna alternativa a seguir tomando Coumadin durante toda su vida.

—Necesitas perder peso, Bob —fue lo primero que le dije—. También tienes que dejar de fumar. Ninguna terapia o fármaco dará verdaderos resultados a menos que hagas antes esas dos cosas.

Me escuchó atentamente y dijo:

—De acuerdo. Lo intentaré. ¿Qué mas?

Encantado de haber tocado ese punto sin que me aporreara, comencé a contarle algunas cosillas sobre el papel de la vitamina E para fluidificar la sangre. Los doctores Wilfred y Evan Shute, de Londres, Ontario, fueron los primeros en utilizar la vitamina E con ese fin en 1940. La comunidad médica de aquella época se puso como una fiera, les denegaron el permiso de entrada a sus reuniones y expulsaron a todos los médicos que asistían a sus conferencias.

La vitamina E es muchísimo más segura que la warfarina, el nombre genérico del Coumadin. La warfarina es el principal ingrediente activo del veneno para ratas. Dicho sea de paso, las ratas son muy inteligentes. Hay que matarlas de forma sutil, y a largo plazo, al igual que a los pacientes. La acumulación de sobredosis moderadas de Coumadin hace que su sangre se vuelva demasiado líquida, y las pequeñas bastardas sufren hemorragias y mueren. La acumulación de sobredosis de vitamina E, incluso si se trata de megadosis extremas, nunca ha matado a nadie.

El tiempo de protrombina (coagulación) de Bob era de 13 segundos sin medicación. Su médico quería que fuera de 20-22 segundos, y lo logró con el fármaco.

—¿Conseguiremos los mismos resultados con la vitamina E? —preguntó Bob.

—Es posible —contesté—. Pídele a tu médico que te rebaje gradualmente la dosis del fármaco, mientras aumentamos gradualmente la de la vitamina. He observado en otros casos que eso funciona bien.

Semanas más tarde, vi al gran Bob de nuevo. Había dejado de fumar y estaba más delgado.

—¿Qué tal te va? —pregunté.

—Bastante bien —admitió—. Todavía tomo el Coumadin. Aún no empecé a tomar la vitamina E.

—¿Por qué?

Su respuesta me sorprendió.

—Bueno —dijo Bob—. No quiero hablar con el médico de esto. Pensará que soy estúpido. Él dice que tengo que tomarlo.

—¿Piensas que no puedes hablar con tu médico de esto?

—Exactamente. Ni siquiera terminé los estudios de secundaria —confesó—. Me hará sentirme como un estúpido por no querer tomar el medicamento.

Ser testigo de cómo un hombre fuerte y enorme se encogía como un niño ante la idea de enfrentarse a su propio médico era algo nuevo para mí.

—Puedes hablar con tu médico, Bob. Tienes que ser capaz de tratar el tema de tu propio cuerpo con él. ¿Qué te dijo cuando vio que habías perdido peso?

—Dijo que siguiera haciendo lo que estoy haciendo.

—¿Y sobre lo de dejar de fumar? —añadí.

—Me indicó que eso también estaba bien. Nunca antes había sacado ese tema, pero dijo que era bueno que lo hubiera dejado.

Aunque parezca increíble, a la mayoría de los pacientes fumadores sus médicos nunca les han pedido que dejen de fumar.

—Sin embargo, no tenemos suficiente crédito para la vitamina E, ¿verdad? —dije con media sonrisa—. No es nada alocado solicitarle una disminución gradual y programada de la dosis del fármaco y estar dispuesto a acudir a los controles habituales. Siempre merece la pena probar la alternativa más segura; todos los médicos deberían saber eso.

Bob meneó la cabeza. Se quedó inmóvil, y volvió a mover la cabeza.

—No —dijo finalmente—. No quiero hablarle de ese asunto. Pero voy a tomar la vitamina E de todas formas —dijo en voz baja.

—Preferiría que tu médico estuviera informado —respondí—, pero si vas a hacerlo, hazlo bien. Aumenta la dosis después de unas cuantas semanas. La mayoría comienza con una dosis inicial de 200 unidades diarias, y con el tiempo llegan a tomar entre 1.200 y 2.400 unidades al día. Hazlo gradualmente. Y tienes una forma de saber cómo evolucionas: ve habitualmente a tu médico, como siempre haces, y pídele que controle tu tiempo de protrombina, como de costumbre. Si la cifra es la que él busca, no le importará cómo lo consigas.

—¿Puedo aumentar la dosis de vitamina E y seguir tomando el Coumadin?

—Cuanta más vitamina E tomes, mayor será el efecto del coumadin. Probablemente llegues a un punto en que el tiempo de protrombina sea demasiado largo, y entonces tendrás que reducir la dosis de Coumadin.

Bob pensó durante un tiempo.

—Así que simplemente puedo mostrarle que ya no necesito el medicamento.

—Algo así —dije—. Si el tiempo de protrombina es largo, te reducirá la dosis del medicamento.

Un mes más tarde, vi a Bob en una visita de seguimiento.

—¡Lo hice! —dijo—. La última vez que fui al médico, mi tiempo de coagulación era bastante largo, así que me preguntó: «¿Qué estás haciendo?». Entonces, le hablé de la vitamina E. Y él me dijo: «Deja de tomar esa vitamina. ¡Está interfiriendo en el Coumadin!».

¡Caray, doctor!, no querríamos que eso sucediera, ¿o sí?

Vacunas

Gran parte de lo que he compartido contigo a lo largo de este libro puede considerarse de sentido común, y una consecuencia más del creciente número de padres que mantienen la ideología de «vitaminas sí, comida basura no». Ahora vamos con la parte más controvertida: no he vacunado a mis hijos. Mi hijo recibió dos tandas de inyecciones de niño, pero cuando su madre y yo vimos que las vacunas le hacían sentirse mal, las detuvimos. Sé que, en este momento, se están levantando muchas cejas; eso está bien. Levantémoslas un poco más.

Las críticas a las vacunas no son un fenómeno nuevo. Hace unos cincuenta años, el doctor William McCormick, de Toronto, publicó una serie de artículos (consulta la bibliografía si deseas ver la lista de los trabajos de McCormick) en los que mostraba que las vacunas tenían muy poca influencia, o ninguna, en el desarrollo de esas enfermedades. En 1960, el largo artículo de Howard H. Hillemann titulado «The illusion of American Health and Longevity» presentó unos descubrimientos similares. El pediatra Robert Mendelsohn criticó abiertamente las vacunas durante las décadas de los setenta y ochenta. El debate continúa hasta el día de hoy —Internet es el mayor proveedor de foros de debate sobre el tema (al final de esta sección encontrarás varias páginas web recomendadas)—. Así que, antes de que tu corazón se detenga ante la idea de niños que no comen carne y no reciben vacunas, lee esos artículos y comienza a preguntarte no si mis hijos están «protegidos», sino si los tuyos lo están realmente. Si eres un padre joven con niños pequeños, la cuestión de las vacunas es muy importante. Quieres lo mejor para tus hijos, al igual que todos. Entonces, ¿cuál es la decisión correcta? ¿Vacunas o no?

Hay muchas pruebas de que las vacunas son cualquier cosa menos beneficiosas. La venerable Liga Antivacunas británica (y, accidentalmente, George Bernard Shaw) fueron muy claros en su actitud. Los médicos que escriben libros sobre homeopatía con frecuencia incluyen alguna parte en sus manuales acerca de cómo tratar los problemas derivados de las vacunas, o sus efectos secundarios.

Ciertamente, el gobierno de Estados Unidos no puede afirmar claramente que las vacunas son seguras o esenciales. Al fin y al cabo, eso fue lo que se dijo sobre la tristemente célebre vacuna para la gripe porcina en un memorando de la Administración de Alimentos y Fármacos en 1976: «Algunos efectos secundarios leves —debilidad en los brazos, fiebre baja, cansancio— pueden producirse en menos de un 4% de los adultos vacunados. Raramente pueden aparecer reacciones graves a consecuencia de las vacunas para la gripe». Una nota que no significó nada ante las demandas globales de seguridad, y muchos recordarán que los numerosos y graves efectos secundarios de la vacuna de la fiebre porcina obligaron a detener el programa de vacunación.

En cuanto a lo de que son esenciales, en el mismo memorando la Administración de Alimentos y Fármacos afirmó acerca de esta vacuna: «Pregunta: ¿qué puede hacerse para prevenir una epidemia? Respuesta: la única acción preventiva que podemos emprender es desarrollar una vacuna que inmunice a la población. Esto evitará que el virus se propague». Después, pudo verse que todo esto era falso. Al final, el programa de vacunación tuvo que suspenderse abruptamente y no se produjo ninguna epidemia de gripe porcina.

Sin duda, hay otros factores que intervienen en la prevención de una enfermedad o epidemia. Pero intenta decírselo a un médico o secretario general de la salud con orientaciones alopáticas. Tal vez pienses que los monjes y monjas que trabajan con los enfermos se contagian de todos sus pacientes... Sin embargo, eso rara vez les sucede. La salud es algo más que dar pinchazos. La verdadera salud es el resultado de una vida sana: una dieta natural, alimentos completos crudos, muchas vitaminas, limpieza interna mediante ayunos a base de zumos de forma periódica, mucho descanso, paz mental y confianza en que la naturaleza quiere que estemos vivos y bien. Si seguimos estos parámetros, que son la esencia de la naturopatía, descubrimos que las vacunas son irrelevantes.

No obstante, si tu alimentación consiste en caramelos, hamburguesas, batidos y filetes, es mejor que te vacunes. Del mismo modo que las ratas sobrealimentadas y desnutridas de los laboratorios enferman a la primera de cambio, lo mismo sucede con las personas sobrealimentadas y desnutridas. Un cuerpo debilitado e intoxicado es un campo de cultivo fértil para que todo tipo de microbios se multiplique en él. En la medida en que las vacunas y los fármacos se encarguen únicamente de los microbios, son aparentemente efectivas.

Esa frase era «aparentemente» efectiva. Si añades Drano a un estanque contaminado, la acción de los agentes químicos matará algunos gérmenes. Pero, al añadir veneno a lo que ya tiene veneno, no se llega a la causa de la enfermedad, es decir, «el cuerpo contaminado» o la toxemia sistémica. De hecho, los fármacos y las vacunas solo agravan el problema, puesto que provocan efectos secundarios y nuevas complicaciones. Al paciente le dan más vacunas y más fármacos para encubrir las nuevas dolencias, y el resultado son más enfermedades. El ciclo puede seguir y seguir durante toda la vida, sin llegar a solucionarse nunca el verdadero problema.

La intoxicación del organismo, a consecuencia de una dieta errónea y el descuido de los principios de vida natural, provoca enfermedades. ¿Pueden las vacunas paliar ese descuido? ¿Podemos vacunarnos contra los abusos que cometemos con nuestro organismo? ¿Puedes inmunizarte contra una mala dieta y contra la carencia vitamínica? No, eso no es posible. Las autoridades médicas alopáticas buscan en los tubos de ensayo respuestas que solo pueden encontrarse en la mesa del comedor. Los agentes químicos de las industrias farmacéuticas y los equipamientos de los hospitales no pueden eliminar la enfermedad porque no la reemplazan por salud. Únicamente tú tienes la capacidad de vivir de una forma que restablezca tu salud y te mantenga sano. Si así lo haces, las causas subyacentes de la enfermedad, incluso aquellas contra las cuales nos vacunamos, desaparecen sin necesidad de inmunización.

Esto vale tanto para los niños como para los adultos. Si los niños reciben una alimentación rica en vitaminas, constituida por alimentos crudos e integrales, no necesitarán inyecciones de vacunas para estar sanos. Estarán más sanos sin ellas. Haríamos bien en recordar el ejemplo de los hunza (en Pakistán), y otros pueblos «primitivos» aislados, que gozan de tan buena salud que ni siquiera cuentan con términos para designar las enfermedades contra las cuales nosotros buscamos inmunizarnos. No reciben inyecciones, no tienen clínicas gratuitas ni cuadros de vacunación... hasta que empiezan a comer los alimentos del hombre «civilizado». Cuando comienzan con dietas basadas en alimentos procesados, azúcares y harinas refinadas, enseguida contraen todas esas enfermedades «infecciosas».

Tenemos una prueba de que efectivamente es así. Hace años, un dentista llamado Weston Price viajó por todo el mundo para observar pueblos primitivos y sus dietas. Descubrió que el denominador común entre todos los pueblos primitivos sanos y libres de enfermedades era una alimentación sencilla y natural, compuesta principalmente por productos crudos y completos. Sin embargo, cuando esos pueblos adoptaban una dieta occidentalizada comenzaban a tener caries, además de tuberculosis, neumonía, gripe y otras enfermedades.

Hay alternativas a las vacunas infantiles rutinarias. Podemos simplemente elegir no vacunarlos. Nadie puede obligarte a vacunar a tus hijos ni a no vacunarlos. Sin embargo, muchos intentarán hacerlo. Muchos padres, entre ellos mi mujer y yo, hemos decidido no vacunar a nuestros hijos después de una cuidada deliberación. A causa de esa decisión, en múltiples ocasiones nos hemos encontrado con una oposición inesperada. Entre los argumentos que probablemente escuches en contra de la política de no vacunación (todos falsos), están:

1. No te preocupa la salud de tus hijos. Solo piensas en tus ideologías.
2. Las vacunas son obligatorias por ley. Debes vacunar a tus hijos, o no podrán ir a la escuela.
3. Los niños enfermarán a menos que los vacunes.
4. Te estás arriesgando. ¿Por qué no los vacunas por seguridad?

Consideremos ahora cada uno de estos argumentos:

Argumento 1: no te preocupa la salud de tus hijos

La realidad es que sí nos preocupan nuestros hijos y su salud, y esa es la principal razón por la que no los vacunamos. No queremos inyectar a nuestros hijos venenos innecesarios. Queremos que estén totalmente sanos. Un niño bien nutrido, casi vegetariano, que toma suplementos de vitaminas y no recibe fármacos es un niño realmente sano. Nos preocupan mucho nuestros hijos, como a la gran mayoría de los padres.

Argumento 2: es la ley

Las vacunas no son obligatorias por ley. Normalmente, para que los niños puedan asistir a la escuela pública, se solicita que estén vacunados. En algunos trabajos, también lo piden; y, obviamente, también en el ejército. Sin embargo, existen varias formas de burlar estas normas. Lo más sencillo es objetar por motivos personales, morales o espirituales. Esto es constitucionalmente válido; recuerda que la primera enmienda garantiza la libertad religiosa. Hay dos motivos religiosos que se pueden tener en cuenta, y nosotros hemos utilizado ambos.

Pertenencia a una iglesia

Primero, puedes unirte a un grupo religioso que se manifieste en contra de las vacunas. Si esto te resulta poco práctico o imposible, tú mismo puedes crear una organización religiosa que mantenga que las vacunas no son morales. Puedes hacerlo si primero te ordenan legalmente ministro de tu iglesia por correo —cuesta unos veinticinco dólares aproximadamente— en varias iglesias. Con esto no estoy diciendo que las ordenaciones por correo te pongan al nivel del Papa, únicamente que son legales. Con esas ordenaciones puedes crear tu propio grupo religioso con tus propias doctrinas. Una de esas doctrinas, sin duda, puede ser: «Se prohíbe que los miembros de esta iglesia reciban cualquier tipo de suero inmune, vacuna o sustancia extraña, no natural y química de cualquier tipo, ya sea mediante inyección o ingestión, con propósitos médicos».

Creencias religiosas personales

Esta segunda variante depende de las leyes de tu país. En algunos estados (como el de Nueva York, donde vivo), ya no solicitan una afiliación religiosa determinada porque, probablemente, sería inconstitucional. En lugar de ello, los padres o tutores deben tener creencias religiosas sinceras en contra de las vacunas. Esto significa que una simple declaración jurada que manifieste esas creencias en una o dos frases es suficiente. La declaración jurada puede ser algo tan simple como que el padre y la madre firmen esas dos frases delante de un notario. El notario pone un sello en el papel, y este, instantáneamente, se convierte en un poderoso documento. En tu banco o ayuntamiento pueden certificártelo notarialmente por muy poco o, tal vez, de forma gratuita. ¿Cómo puede ser ese documento? Bueno, puede parecerse mucho al que utilizamos con mis hijos:

Mantengo la sincera creencia religiosa de que las inmunizaciones van en detrimento de la salud y la pureza del cuerpo, mente y espíritu. Respetuosamente, solicito que mi hijo_____

<small>nombre completo del alumno</small>

pueda asistir a la escuela _____

<small>nombre de la escuela y dirección</small>

sin tener que ser vacunado.

_____   _____

<small>firma de la madre</small>   <small>firma del padre</small>

Firmado ante mí el día_____

_____

<small>notario</small>

Para los padres bien informados y decididos, siempre ha sido relativamente sencillo que sus hijos pudieran asistir a la escuela sin recibir vacunas mediante la exención religiosa. Pero ¿qué sucede con los padres cuyos hijos ya han sido parcialmente inmunizados y cambian de idea? A menudo se les ha denegado poder acogerse a la exención religiosa. En muchos casos, los funcionarios del departamento de salud o de la escuela afirmaron que esas creencias religiosas no son «sinceras», puesto que sus hijos ya fueron parcialmente vacunados con anterioridad a la petición de la exención religiosa.

Sin embargo, en enero de 2002, el juez de distrito Michael Telesca dictó una importante sentencia que sentó precedentes: «Este juzgado no se pronunciará sobre la prudencia de la creencia, ni sobre cómo ha llegado a adoptar dicha creencia, siempre que manifieste una sincera y genuina objeción religiosa a la inmunización». En otras palabras, una vez que la persona decide, por razones religiosas, que no quiere recibir más vacunas, su decisión es válida incluso si vacunó anteriormente a su hijo. Este caso también es importante porque la familia en cuestión era católica romana. El Vaticano no se opone a las vacunas. Esta sentencia permite que los miembros de una organización religiosa dominante mantengan creencias personales que entren en conflicto con las de la doctrina oficial de su iglesia.

Exención médica

Una forma totalmente diferente de saltarse la obligatoriedad de las vacunas es lograr que un médico pruebe que la salud de tus hijos correría un gran riesgo si los vacunasen. El motivo ideal sería una posible reacción alérgica a las vacunas, aunque también podrían darse como razones una gran susceptibilidad a los efectos secundarios o una condición preexistente de alto riesgo. Sin embargo, esto es complicado: la mayoría de los médicos apoyan las políticas ortodoxas de salud pública. Si no lo hicieran, las autoridades enseguida les pedirían explicaciones acerca de por qué creen que un niño no debe ser vacunado. Este método pone todo el peso de la prueba en ti y en el médico, y su poder es muy limitado.

Educación alternativa

Otra manera de evitar las vacunas en los niños es inscribirlos en escuelas privadas, cooperativas o alternativas en las que no los discriminen por razones médicas. También existe la posibilidad de que un grupo de padres concienciados cree una escuela que garantice la libertad de elección en asuntos relacionados con la salud. La mayoría de las escuelas privadas y religiosas están sujetas a las mismas regulaciones –y muestran una entusiasta conformidad con ellas– en materia de salud pública que las escuelas públicas.

La educación en el propio hogar, sin duda, también es otra opción. Hay familias que enseñan a sus propios hijos en casa, y, para ello, deben cumplir con ciertos requisitos en materia educativa. Sin embargo, no están sujetos a ningún tipo de requerimiento en materia de vacunas. Con la educación en casa, puedes tener contento al gobierno y, al mismo tiempo, mantienes las mentes de tus hijos abiertas. Advertencia: es una labor intensa.

Argumento 3: los niños no vacunados son presas fáciles de las enfermedades

Los niños no «pillan» automáticamente las llamadas enfermedades de la infancia. Del mismo modo que los insectos atacan las cosechas más débiles, las enfermedades prosperan en los cuerpos más debilitados. Como he dicho en este capítulo, y como han mostrado los estudios sobre las sociedades primitivas, un estilo de vida sano y una dieta natural son suficientes para prevenir la mayoría de las enfermedades de la sociedad moderna. Mis hijos no están sanos por las inyecciones, sino porque comen correctamente y su sistema inmunológico se ha fortalecido de forma natural.

Argumento 4: por si acaso, para asegurarte

No vacunarse puede ser más seguro que vacunarse. Piensa en la vacuna DPT. Se han pagado cientos de millones de dólares a padres de niños que murieron o quedaron incapacitados a consecuencia de esta vacuna. Según las estadísticas reunidas por el Centro Nacional de Información sobre Vacunas, entre julio de 1990 y noviembre de 1993, en Estados Unidos «1.576 niños murieron a causa de reacciones adversas a vacunas comunes». Esto se traduce en treinta y ocho niños al mes. La mayoría de las muertes se debió a la vacuna de la tos ferina. En la poco inmunizada Gran Bretaña, entre 1978 y 1979, se atribuyó un total de treinta y seis muertes a la propia tos ferina. Incluso aunque existan variaciones en los datos y la población, es imposible pasar por alto el hecho de que en Estados Unidos, en un solo mes, murieron más niños a causa de las vacunas que niños en Gran Bretaña sin vacunar en dos años.

Los lectores también deben tener en cuenta que los cuidadosos estudios de las propias estadísticas médicas no llegan a confirmar la extendida y emocional creencia de que las vacunas han sido el principal factor responsable de la reducción de las enfermedades infecciosas. Las revisiones de artículos médicos han mostrado que la drástica reducción de enfermedades como el tifus, la difteria y la tos ferina tuvo lugar antes de que existieran las vacunas. Incluso las muertes por polio disminuyeron en un 90% entre 1915 y 1955, antes de que la vacuna de la polio estuviera disponible. ¿Cómo podemos decir, entonces, que las vacunas fueron el factor clave? En la década de los cincuenta del siglo pasado, había un médico en Canadá que trataba la polio con suplementos de yodo. La eficacia de su tratamiento sugiere que la popularización de la sal yodada ha tenido más que ver en la erradicación de esta enfermedad que la propia vacuna.

No estoy diciendo que la vacuna Salk no tenga ningún valor. Pero creo que una dieta vegetariana, un poco de yodo y mucha vitamina C pueden prevenir la polio con más eficacia. Puedes encontrar más información sobre la defensa de un estilo de vida sin vacunas en los artículos de la revista *Mothering*, en el Centro Nacional de Información sobre Vacunas o en Internet. Tal vez te interese conocer una serie de artículos, escritos por D. C. Jungeblut en 1930, sobre el uso de la vitamina C para inactivar el virus de la polio.

¿Por qué enfrentarse a efectos secundarios, reacciones y toxinas cuando la evidencia de la eficacia de las vacunas es tan pobre? ¿Cómo puede decirse que son seguras?

No es suficiente con decir «no» a las vacunas. Además de eso, tienes que tomar medidas activas y alternativas para proteger la salud de tus hijos. La prevención de las enfermedades a través de la buena nutrición tiene poderosos antecedentes. Mis hijos crecieron siendo prácticamente vegetarianos, y repito que los vegetarianos, estadísticamente, suelen padecer menos enfermedades infecciosas. Cuando estaban en edad preescolar recibían entre 250 y 500 mg de vitamina C con cada comida. A medida que crecieron, les dimos aún más. En mi opinión, un buen programa preventivo consiste en proporcionarles la mitad de su edad en gramos de vitamina C. Eso significa que un niño de ocho años recibiría 4.000 mg al día, y un niño de doce, 6.000 mg (recuerda dividirlos siempre en varias tomas). Estas son dosis diarias para el mantenimiento de la salud. Si piensas que son muy altas, es hora de que leas más sobre este tema en este libro, y de que también leas más libros sobre el tema. La bibliografía es un buen comienzo para los escépticos y sus médicos.

Resulta vital (y también reconfortante) recordar que la vitamina C es un antibiótico de probada eficacia, antitóxico y antiviral (*The Healing Factor*, de Irwin Stone, habla de esto en detalle). Cuando mis hijos tenían fiebre o catarro, seguían una dieta temporal solo de frutas o zumos vegetales, les dábamos vitamina C a nivel de saturación y les pedíamos que descansaran en cama. Siempre se recuperaban pronto, y, aunque no estaban vacunados, nunca tuvieron tos ferina, polio, difteria o sarampión. ¿Fue por pura casualidad o porque se nutrían bien?

Aunque te he ofrecido mi punto de vista personal sobre las vacunas, no pretendo aconsejar a nadie que se vacune o no. Los padres deben tomar sus propias decisiones basándose en todos los factores posibles. Para ayudarte en esa búsqueda, te sugiero que leas los libros de Robert Mendelsohn que figuran en el apartado de lecturas recomendadas, así como *A Shot in the Dark*, de Harris Coulter y Barbara Fisher, enfocado en la vacuna de la tos ferina. También te recomiendo que leas *Vaccinations: The Rest of the Story* y hagas una buena búsqueda en Internet.

Páginas web recomendadas

www.vaccinationnews.com

www.thinktwice.com

www.vaccines.bizland.com

www.avn.org.au

www.909shot.com

www.redflagsweekly.com

www.vaccination.inoz.com

Lecturas recomendadas

Coulter, H. L. y Fisher, B.L., *A Shot in the Dark*. Garden City Park, NY: Avery, 1991.

Edward, J. F., «Iodine: its use in the treatment and prevention of poliomyelitis and allied diseases». *Manitoba Medical Review* 34 (1954): 337-339.

Hillemann, H. H., «The illusion of American health and longevity». *Clinical Physiology* 2 (1960): 120-177.

Jungeblut, C. W., «Inactivation of poliomyelitis virus by crystallin vitamin C (ascorbic acid)». *Journal of Experimental Medicine* 62 (1935): 517-521.

_____ «Further observations on vitamin C therapy in experimental poliomyelitis». *Journal of Experimental Medicine* 65 (1939): 127-146.

_____ «A further contribution to the vitamin C therapy in experimental poliomyelitis». *Journal of Experimental Medicine* 70 (1939): 327-346.

Mendelsohn, R. S., *Confessions of a Medical Heretic*. Chicago: Contemporary Books, 1979.

_____*How to Raise a Healthy Child in Spite of Your Doctor*. Nueva York: Ballantine Books, 1985.

Mothering Magazine. *Vaccinations: The Rest of the Story*. Chicago: Mothering Books, 1993.

Price, W. A., *Nutrition and Physical Degeneration*. La Mesa, CA: Price-Pottenger Nutrition Foundation, 1945, revisado en 1970.

Smith, L., ed. *Clinical Guide to the Use of Vitamin C: The Clinical Experiences of Frederick R. Klenner*, M. D. Tacoma, WA: Life Sciences Press, 1988.

Tokasz, J., «Judge forces school to accept girl». Rochester, NY: *Democrat and Chronicle* (31 de enero de 2002), B-1.

Vista

Si afirmo que probablemente puedas mejorar más tu visión con brotes de alubias que con cirugía láser, dirás que soy una especie de charlatán curandero. Bueno, para muchos sí lo soy.

Terri, sin duda, pensó que lo era. Se estaba quedando ciega, y se sentía desesperada. Sufría una extraña dolencia que limitaba cada vez más su campo visual. Es decir, su visión periférica disminuía rápidamente. Todavía estaba en la treintena.

—Esto cada vez va peor —me dijo—. Mi visión se limita a aquello que está justo delante de mí, y ni siquiera puedo verlo claramente. No puedo conducir. Y ahora apenas soy capaz de leer.

—¿Qué te dijo tu oftalmólogo? —le pregunté.

—Que no se puede hacer nada, a excepción de evaluar la visión que he perdido —contestó.

—¿Cirugía? ¿Medicamentos?

—Dijo que nada de eso me ayudaría —respondió con un gesto de firmeza en la boca—. Imagino que no tendrás alguna idea brillante.

En realidad, sí tenía una o dos ideas, pero sabía que no le iban a gustar.

—Durante décadas, los naturópatas han reunido pruebas sobre el poder de las enzimas de los alimentos crudos, en especial de los granos y alubias germinados. Las temperaturas de cocción, incluso aquellas relativamente bajas, como 55 grados centígrados, destruyen estas enzimas, que son esenciales para mantenernos sanos y jóvenes.

—Eso me parece muy simplón —contestó «doña Diplomacia».

—También a mí. Pero, puesto que no te han ofrecido ninguna solución, no puedo prescindir de la posibilidad de que esas investigaciones puedan servirte. Podrías probar con una dieta compuesta en un noventa por ciento de alimentos crudos, principalmente brotes, durante unos cuantos meses.

—¿Unos cuantos meses?

—Por lo menos. Lo que he leído hace énfasis en que, aunque la naturaleza cura, necesita su tiempo. Las principales autoridades en curas naturales sostienen que el cuerpo tarda años en desarrollar una enfermedad, y necesitamos unos cuantos meses para curarla.

—Eso si da resultado —dijo Terri.

—Exactamente.

Se produjo un largo silencio. Mis estudios de asesoramiento psicológico, además de los años dedicados a la enseñanza, me enseñaron cuándo tengo que callarme y esperar a que mi interlocutor elabore sus respuestas.

—Lo intentaré —dijo finalmente—. Pero más vale que merezca la pena. ¿Cuántas cosas de esas tengo que comer?

Un charlatán que crió a sus hijos a base de brotes está acostumbrado a ese tipo de preguntas. Mis hijos te dirán enseguida que les daba brotes para el desayuno, zumo de zanahorias y calabacín al mediodía y sopa de remolacha a la hora de la cena. Aunque hay algo de verdad en eso, no es del todo cierto. Mi política era «come los alimentos sanos primero, y, después, podrás comer lo que quieras, dentro de un límite razonable». Mis hijos comieron muchos helados, pasteles de chocolate, galletas, caramelos de la tienda de productos ecológicos y otras golosinas de forma frecuente. De hecho, muchos puristas me han criticado con vehemencia por considerarme un traidor. Pero todavía fui más criticado por su madre y mi familia política a causa de los alimentos tan raros que les daba a «esas pobres criaturas». El compromiso es parte de la vida. Si te mantienes fiel a tus principios, te arriesgas a que te rechacen, te aparten y te avasallen. En el caso de Terri, sentí que tenía que morder el polvo de la nutrición.

—Necesitarás, como mínimo, comer dos tarros de brotes al día —le dije—. Por tarros me refiero a botes grandes, como los de la mayonesa o las verduras en conserva, de un litro y medio de capacidad. Por brotes me refiero a los germinados de alfalfa, trigo, lentejas, rábano, col, trébol o alubias mung. Puedes cultivar los brotes tú misma; así te ahorrarás mucho dinero y los comerás siempre frescos.

—Argh —replicó Terri.

—En realidad, los brotes saben mejor de lo que te imaginas. Muchos bufés de ensaladas ofrecen brotes de alfalfa. Los de rábano saben igual que los rábanos. Los de alubias mung se utilizan en la cocina china. Prueba con diferentes variedades y mezclas. Puedes encontrar las semillas en cualquier tienda de productos ecológicos. Déjalas en remojo durante toda la noche, después lávalas y escúrrelas dos veces al día.

Comienza con dos o tres botes al día. Cultiva y come los brotes según vayan madurando. Eso es todo.

—¿Comerlos cómo?

—Crudos, a excepción, quizá, de los brotes de alubias mung. Utilízalos como base para las ensaladas, en lugar de lechuga. Cómelos en bocadillos. Añade a tus ensaladas de brotes algo de tomate, pepino, anacardos, cebolla, aliño para ensaladas... lo que se te ocurra.

—¿Aliño para ensaladas? –dijo Terri con un brillo de optimismo en el rostro–. ¿Puedo aliñarlas? Pensé que los aliños estaban llenos de grasas y sal.

—Añade lo que quieras a los brotes a fin de que sepan bien. Lo importante es que, en la medida de lo posible, disfrutes de esto. Mientras consumas grandes cantidades de brotes al día, no me fijaré en lo que les pongas. El valor de los brotes supera con creces cualquier inconveniente que pueda suponer el aliño. Y si quieres hacer las cosas bien, puedes preparártelo tú misma. Realmente no es tan duro comer muchos brotes. Puedes poner todos los de un tarro grande entre dos rebanadas de pan; así tendrás un bocadillo de brotes. –Silencio–. Deberás tomar zumos vegetales frescos a diario, pues contienen carotenos. También muchas vitaminas del grupo B, vitamina C y E, un suplemento de zinc y un poco de selenio.

Analizamos las dosis. Le sugerí entre 600 y 1.200 U.I. diarias de vitamina E, 100 mg de zinc al día, vitamina C hasta el nivel de tolerancia intestinal (lee el capítulo sobre la vitamina C) y una pastilla de un complejo de vitamina B con cada comida.

—No tomes demasiado selenio; 400 microgramos al día como máximo, y probablemente la mitad sea suficiente. En cuanto a los demás nutrientes, tienen un récord de seguridad enorme. Los zumos vegetales son mejores que los suplementos de beta-caroteno. Contienen una gran cantidad de beta-caroteno, pero también docenas de otros carotenos, no solo los beta. Incluso una sola zanahoria al día reduce el riesgo de degeneración macular en un cuarenta por ciento.

—Me pasaré el día tomando pastillas –refunfuñó.

—Todos esos nutrientes desempeñan un papel esencial en la salud ocular. Los carotenos, la vitamina C y E, el zinc y el selenio están implicados en el ciclo antioxidante. La degeneración macular, las cataratas y la retinopatía diabética son dolencias ligeramente relacionadas que responden bien a esos nutrientes.

Se marchó. Ciertamente no se sentía peor que cuando llegó, pero eso no es gran cosa. Terri se cuestionaba qué hacía, pero, como no tenía otras opciones, siguió la dieta con esa desesperación ciega que es capaz de obrar milagros. Pataleó y gritó, pero la siguió.

Cinco semanas más tarde, durante una conversación telefónica, me atreví a preguntarle si había advertido alguna mejoría.

—No –contestó–. Fui al médico esta semana, y dijo que no había cambios.

—Pero ¿acaso no es una buena señal, Terri? ¿No te decía antes, en cada visita, que tu visión empeoraba?

—Bueno, sí. Siempre lo decía.

—Entonces, el hecho de que no haya empeorado es una señal de progreso.

—Tal vez. Odio comer brotes.

—Mira, Terri, te doy permiso para odiarme si eso te ayuda a seguir con la dieta y a que puedas ver.

Me preguntó si podía comer pan de centeno. Me preguntó si lo podía tostar. Quería comer yogures. (Contesté que sí en los tres casos.) Unos días atrás, había comido un poco de pollo. Cada vez que me llamaba, me convertía en su confesor dietético. Y solía llamar con mucha frecuencia.

Un mes después, volvió al oftalmólogo.

—Me vio y dijo que iba un poco mejor. Después, me hizo unas pruebas de visión y me lo confirmó. Me preguntó qué estaba haciendo, y le dije que tú te pondrías en contacto con él para explicárselo.

Me dije «que sea lo que Dios quiera» y llamé. El oculista se mostró verdaderamente interesado. Anotó algunos datos, expresó su satisfacción por ver que Terri mejoraba de una dolencia incurable y dijo que, fuera lo que fuese lo que hacía, no lo cambiara ni un ápice. Final de la conversación.

Pasaron los meses y la visión de Terri mejoró cada vez más. Al final sucedieron dos cosas casi milagrosas: su visión se restableció casi en un cien por cien, y me agradeció por lo que la obligué a hacer.

Nunca olvidaré el maravilloso sentimiento de haber sido la herramienta formativa y motivadora que evitó que Terri se quedara ciega. Poco importa cómo una persona consigue recuperar la vista. Tanto si se trata de la sanación divina de los cielos como de las semillas germinadas de la tierra, aquello que da resultados y puede devolver algo tan precioso como la vista debe ser considerado auténtico y bueno.

Segunda parte

Herramientas y técnicas de sanación natural

El superremedio de Saul

El médico no debe tratar la enferme-
dad, sino al paciente que la sufre.

MAIMÓNIDES

«¡Es bueno para eso que tú tienes!» Así era como mi tío abuelo describía las virtudes de los alimentos y plantas comestibles que sabía que eran sanos. Su lista se componía de unos cuantos, de modo que me desagradaba casi todo lo que ponía sobre la mesa del comedor cuando íbamos a visitarlo. Sin embargo, siempre recordé su frase, así como su forma de saludarnos cuando nos recibía a la puerta principal de su casa: «¡Entrad, y haced vuestra miserable vida más feliz!».

Recientemente, me escribió una mujer porque quería curarse de un eccema. Recibo muchas cartas de ese estilo, y siempre contesto con la sugerencia de que lean. A nadie le gusta ese tipo de respuesta. Le dije que podía consultar la web DoctorYourself.com, utilizando la palabra «piel» para iniciar la búsqueda. Esa palabra ofrece setenta y cuatro resultados. Respondió que aquello no la ayudaba porque resultaba demasiado generalizado, que lo que ella buscaba era una cura específica para su eccema.

Y ahí reside el problema.

La mayoría quiere saber cómo tratar una enfermedad en particular, pero no les interesa conocer cómo tratar el cuerpo en su conjunto. Sin embargo, no puedes eliminar lo primero sin hacer lo segundo. Suena como una perogrullada, pero la forma de eliminar una enfermedad cutánea es teniendo una piel sana. Tratar los síntomas es alopatía (medicina de fármacos). La sanación natural tiene que ver con tratar a la persona con sus síntomas. La cita que aparece al comienzo de este capítulo es un buen recordatorio para todos nosotros. El término «holístico» es algo más que una filosofía o un título pegadizo. Es un modo de vida que «es bueno para eso que tú tienes». Puedes eliminar la enfermedad si trabajas activamente, todos los días, en la creación un cuerpo sano.

Como probablemente te habrás dado cuenta, recomiendo las megadosis de vitaminas (generalmente junto al ejercicio, una buena dieta y la reducción del estrés) para una amplia variedad de problemas de salud. ¿Lo hago porque soy un simplón obsesionado con las vitaminas? No, lo hago porque lo que llamamos enfermedades, normalmente, solo son manifestaciones del mismo problema: la enorme deficiencia vitamínica que la mayoría de nosotros soportamos de forma crónica y silenciosa. Cura esa deficiencia, y la enfermedad desaparecerá.

LEY: La cantidad de suplementos nutricionales que cura una enfermedad indica el grado de carencia del paciente. Por lo tanto, no se trata de una megadosis de vitaminas, sino de una «megacarencia» del nutriente en cuestión.

A los médicos les gusta que creas que tu salud es un tema muy complicado, con cientos de enfermedades que requieren cientos de fármacos patentados y expertos encargados de averiguar qué hay que utilizar para mantenerte en pie. Pero la verdad es que la salud es algo bastante simple. El cuerpo evolucionó para durar toda una larga vida con, aproximadamente, solo dos docenas de nutrientes naturales. Ni uno solo de los pilares básicos de la vida es una droga farmacéutica. Todo lo viviente en la creación debe su vida a la naturaleza, no a la tecnología. Vive de forma correcta, y el papel de la intervención médica en tu vida será diminuto.

Con esa intención, te ofrezco mi superremedio especial. Si no te sientes bien —y casi me atrevo a decir sea por el motivo que sea—, prueba esta estrategia tremendamente sencilla. Haz un esfuerzo especial para llegar al nivel de saturación de estos cuatro nutrientes esenciales: niacina, vitamina C, agua y caroteno. Después, elimina toda la basura de tu dieta.

Este plan es sencillo, de rápidos resultados y muy eficaz con una gran variedad de enfermedades. En otras partes del libro ofrezco programas de megadosis adaptados a dolencias concretas, pero a menudo hago referencia a este, puesto que la necesidad de estos cuatro nutrientes causa demasiadas enfermedades. En caso de duda, siempre puedes comenzar con este programa.

1. **Toma niacina hasta alcanzar el nivel de saturación,** que viene indicado por una suave, cálida y sonrosada vasodilatación facial conocida como «rubor». Si te sientes estresado, ansioso, deprimido, preocupado o simplemente fastidiado, prueba esto mientras te sirves ese *bourbon* doble y cuentas hasta diez. Toma entre 50 y 100 mg de niacina (no niacinamida) cada diez minutos hasta que te sientas bien, reconfortado... y feliz. Después, continúa tomando niacina durante el día, de forma que, con cada dosis, te sientas un poco más animado. Si piensas que esto no va a funcionar, es porque no lo has probado. Me refiero a la niacina, no al *bourbon*.

   Que no te preocupe el rubor, no tienes nada que temer. Si me dieran diez centavos por cada persona preocupada por el rubor que se experimenta al tomar dosis altas de niacina, sería un hombre rico. El rubor que provoca la niacina es inofensivo. A algunas personas (entre las cuales me incluyo) les parece agradable, especialmente en invierno, porque va acompañado de una placentera sensación de calor. El doctor Abram Hoffer dice que cuanta más niacina tomes ahora, menos te ruborizarás después (lee el capítulo titulado «Saturación de niacina» si deseas más información).

   Tiempo necesario para ver mejoras: menos de una hora.
2. **Toma vitamina C hasta alcanzar el nivel de saturación,** que viene indicado por la tolerancia intestinal. Esto quiere decir que debes tomar unos pocos miles de miligramos de vitamina C cada diez minutos hasta que tengas, o sientas que estás a punto de tener, diarrea. Si notas ruidos intestinales, te estás acercando al nivel de tolerancia intestinal y, entonces, puedes reducir ligeramente la dosis que has estado tomando. A medida que te empiezas a sentir mejor, descubrirás que la cantidad de vitamina C que tu cuerpo puede soportar se reduce automáticamente. Sigue mi regla de «tomar vitamina C

hasta que los síntomas desaparezcan». Esto limpia y pone en marcha tu sistema inmunitario. La vitamina C, a dosis altas, es la mejor antitoxina de amplio espectro, antibiótico y antiviral que existe. Y también la más barata. Lee el capítulo «Terapia de megadosis de vitamina C» para tener más información.

Tiempo necesario para ver mejoras: menos de un día.

3. **Toma caroteno (y agua) hasta alcanzar el nivel de saturación.** Puedes hacer ambas cosas a la vez si te preparas dos veces al día zumos con montones de verduras de color verde y naranja, como las zanahorias. Sí, las verduras verdes y naranjas son muy ricas en carotenos. Y sí, tienes que beberlo. ¿De qué tienes miedo? ¿Murió alguna vez alguien por sobredosis de verduras?

La saturación de caroteno se alcanza cuando la piel adopta un tono ligeramente similar al de la calabaza. Ese efecto se llama «hipercarotenosis» y es inofensivo. Además, te da un buen aspecto, como si estuvieras bronceado.

Tiempo necesario para ver mejoras: menos de una semana.

Precaución: si tu médico te ha limitado la ingesta de líquidos, hazle caso. En lugar de zumos, puedes tomar ensaladas en puré para asimilar mejor las verduras crudas. En la sección sobre enfermedades renales tienes una receta.

4. **Deja de comer carne, azúcar y aditivos químicos.** Hazte vegetariano, o, al menos, inténtalo. No hay nada complicado en ello, solo tienes que comer esos buenos alimentos que realmente te gustan: ensaladas, frutos secos, tus verduras favoritas, arroz y cereales integrales, frutas y alubias. Compra productos frescos, y lee las etiquetas. Nada de agentes químicos ni azúcares.

Tiempo necesario para ver mejoras: menos de dos semanas.

Si piensas que me falta un tornillo, piensa de nuevo. Hablo totalmente en serio. Cuando trabajo con pacientes realmente enfermos, las primeras «tareas para casa» que les pido son que se ruboricen, se acerquen al nivel de diarrea, se hidraten, se pongan anaranjados y les salven la vida a las vacas. Tal vez suena ridículo, pero quienes lo hacen comienzan a sentirse mejor inmediatamente, sus análisis mejoran enseguida, y además aprenden algo de mucha importancia práctica.

La saturación de niacina

La niacina es vitamina B$_3$, una de las vitaminas solubles en agua del grupo B. Una de sus propiedades especiales es su capacidad para ayudar a relajarnos y a dormir bien por la noche. En dosis altas, es un maravilloso antipsicótico. Y desde hace tiempo se sabe que reduce el nivel de colesterol dañino en el torrente sanguíneo.

La niacina tiene la capacidad de reducir la ansiedad y aliviar la depresión. Otra de sus características es que dilata los vasos sanguíneos y crea una sensación de calor, llamada «rubor de niacina», a menudo acompañada por un enrojecimiento de la piel. Es este rubor o la sensación de calor lo que nos indica que hemos alcanzado el nivel de saturación de niacina temporalmente.

El rubor de la niacina

Cuando te pones rojo, puedes ver y sentir que ya has tomado suficiente niacina. La idea es empezar a tomarla hasta obtener un ligero color, es decir, un tono rosado en las mejillas, las orejas, el cuello, los antebrazos y tal vez en algún otro sitio. Este rubor deberá durar unos diez minutos. Si tomas demasiada niacina, será más pronunciado y durará más. Si te pones como un tomate durante media hora y te sientes raro, es que te has excedido. Como las dosis altas de niacina con el estómago vacío provocan rubores más fuertes, es recomendable que la tomes justo después de las comidas. Con cada dosis adicional, la intensidad del rubor comenzará a disminuir. Con el tiempo, la mayoría de las personas dejan de tener rubores, incluso aunque aumenten gradualmente la dosis de niacina.

He descubierto que, en mi caso, la mejor forma de controlar esa sensación es comenzar con pequeñas cantidades y subir gradualmente la dosis hasta que advierto el primer rubor. Un método consiste en empezar con 25 mg tres veces al día, digamos con cada comida. Al día siguiente, probamos con 50 mg en el desayuno, 25 en la comida y 25 en la cena. Después, 50 mg en el desayuno, 50 en la comida y 25 en la cena. Al día siguiente, 50 mg en cada comida. Después, pasamos a 75, 50 y 50, etc. Se continuará subiendo la dosis en 25 mg al día, hasta que se produzca el rubor.

Puesto que cada persona es diferente, resulta difícil saber de antemano el nivel inicial de saturación de niacina. La experiencia te lo mostrará mejor que mis palabras.

Una vez que hayas tenido el primer rubor, ¿qué es lo siguiente? Puesto que el rubor indica la saturación de niacina, es recomendable que este se repita ligeramente, para seguir con el nivel de saturación. Esto puede tener lugar tres o más veces al día.

La seguridad de las dosis altas de niacina

Un punto importante que se debe tener en cuenta es que la niacina es una vitamina, no un fármaco. No crea ningún tipo de adicción. Como es totalmente segura, no se necesita receta médica para adquirirla. Es un nutriente que todos necesitamos a diario. El doctor Abram Hoffer, en un discurso pronunciado en homenaje a Carl Pfeiffer en abril de 2003, dijo:

La dosis máxima en una persona es aquella que provoca náuseas y, si no se reduce, vómitos. Nunca debe mantenerse a esos niveles. La dosis terapéutica normal está entre 3.000 y 9.000 mg al día, divididos en varias tomas, pero, ocasionalmente, algunos pacientes pueden necesitar más. La dosis tóxica para perros ronda los 6.000 mg por cada kilo de peso corporal. En humanos, esto casi equivale a un cuarto de kilo de niacina al día. Nadie toma 225.000 miligramos de niacina al día. Aparecerían náuseas mucho antes de llegar a ingerir toda esa cantidad. Se desconoce la dosis tóxica para los humanos, puesto que nadie ha muerto por sobredosis de niacina. La dosis máxima conocida fue la de una joven esquizofrénica, de dieciséis años, que llegó a tomar ciento veinte pastillas (de 500 mg cada una) en un solo día. Es decir, 60.000 mg de niacina. Las «voces» que escuchaba desaparecieron inmediatamente. Después, comenzó a tomar 3.000 mg para mantenerse. La niacina, probablemente, no sea tan segura como el agua, pero se le acerca bastante.

Segura y eficaz. La persona más perturbada con la que he trabajado personalmente era una mujer con tendencias suicidas que se pasaba el día sentada en una esquina, negándose a hablar con nadie. Tras recibir 12.000 mg de niacina al día, logró sentarse a la mesa del comedor y charlar felizmente con su familia.

En los libros del doctor Hoffer y en *Orthomolecular Psychiatry*, editado por David Hawkins y Linus Pauling, encontrarás las mejores respuestas al inevitable tema del escepticismo médico y las cuestiones sobre la seguridad de la niacina. *Orthomolecular Psychiatry*, de setecientas páginas, es un manual de referencia sobre la terapia megavitamínica. Las personas con un historial de alcoholismo, problemas hepáticos, diabetes o que estén embarazadas deberán pedirle a su médico que le realice los controles necesarios relacionados con la toma de altas dosis de niacina. De hecho, realizar este tipo de controles cuando se toman dosis altas de niacina durante mucho tiempo es una buena idea para todo tipo de pacientes. Simplemente se trata de que tu médico analice tu función hepática con un simple análisis de sangre. También implica una correcta interpretación de los resultados de la función hepática. Dice Abram Hoffer: «La niacina no es tóxica para el hígado. La terapia con niacina aumenta la función hepática, pero este aumento solo significa que el hígado está más activo. No indica una patología hepática subyacente». La voz de Hoffer necesita hacerse oír. En un periodo de cincuenta años, trató a más de cinco mil pacientes con altas dosis de niacina.

Consejos prácticos

La niacina puede adquirirse en forma de pastillas en cualquier farmacia o tienda de productos dietéticos. Normalmente, podemos encontrar pastillas de 50, 100 y 250 mg —suelen tener una ranura en el medio para poder partirlas fácilmente por la mitad.

Si tomamos la niacina justo después de la comida, el rubor puede tardar un poco en producirse. De hecho, podría pasar tanto tiempo que incluso te hayas olvidado de que estás tomándola. No dejes que el rubor te asuste. Recuerda que es normal con la niacina, y que puedes controlarlo fácilmente. Si quieres que el rubor se produzca inmediatamente, puedes pulverizar la pastilla. Para ello, lo mejor es ponerla entre dos cucharas y machacarla con ellas. La niacina pulverizada, tomada con el estómago vacío, puede producir rubor en cuestión de minutos.

Otras formas de niacina

LA NIACINA DE LIBERACIÓN PROLONGADA a menudo se publicita como no rubefaciente. Esto no es totalmente cierto; lo que ocurre es que, a veces, el rubor tarda un poco más en aparecer. Probablemente es difícil determinar tu nivel de saturación con este producto; además, es más caro.

EL INOSITOL HEXANIACINATO es una forma de niacina no rubefaciente. Es más caro que la niacina normal, pero resulta ideal para aquellas personas que no toleran el rubor. También recibe el nombre de «inositol hexanicotinato». Lo de «nicotinato» solo es una nomenclatura química. La niacina no tiene nada que ver con la nicotina.

LA NIACINAMIDA es una forma de niacina que podemos encontrar en los complejos multivitamínicos y en los complejos de vitaminas del grupo B y que no provoca rubor, ni siquiera a dosis muy altas. Sin embargo, con las dosis altas de niacinamida, las náuseas suelen aparecer antes que con las de niacina normal. En mi opinión, su efecto relajante es menos eficaz y, además, no ayuda a bajar el nivel de colesterol. El inositol hexaniacinato sí lo hace. Esta es una importante diferencia que se ha de tener en cuenta a la hora de comprarlo.

El complejo de vitamina B

Además de la niacina, es una buena idea tomar todas las otras vitaminas del grupo B en un suplemento aparte. Las vitaminas del grupo B son como los jugadores de baloncesto: trabajan mejor en equipo. Sin embargo, el cuerpo parece necesitar proporcionalmente más niacina que cualquier otra vitamina del grupo B. Muchos médicos consideran que la CDR actual de niacina, 20 mg, es demasiado baja para garantizar una salud óptima. Mientras el gobierno sigue pensando en este tema, puedes decidir por ti mismo basándote en el éxito de los médicos que recomiendan niacina a sus pacientes.

Lecturas recomendadas

Hawkins, D. R. y Pauling, L., *Orthomolecular Psychiatry*. San Francisco: Freeman, 1973.

Hoffer, A., *Vitamin B₃ and Schizophrenia: Discovery, Recovery, Controversy*. Kingston, ON: Quarry Press, 1998.

Terapia de megadosis de vitamina C

La vitamina C ejerce una variada actividad en el organismo en función de la dosis administrada. A dosis bajas, actúa como un nutriente traza: necesitas muy poca cantidad para estar vivo, pero si no tienes nada te mueres. Incluso unos pocos miligramos al día son suficientes para preservar la vida. A dosis moderadas diarias –digamos entre 500 y 1.500 mg diarios–, la vitamina trabaja para mantener la salud. Se producen menos catarros, y la incidencia, gravedad y duración de la gripe es menor. Pero es con dosis verdaderamente altas –entre 8.000 y 40.000 mg al día– cuando empezamos a ver las propiedades terapéuticas de esta vitamina.

A esos niveles, tiene propiedades antihistamínicas, antitóxicas, antivirales y antibióticas. Los efectos terapéuticos de una vitamina a esas dosis no nos obligan a dejar de considerarla y tratarla como una vitamina. A esos niveles, su naturaleza no ha cambiado, pero sí su poder. Para ir de Nueva York a Los Ángeles, se necesitan casi 400 litros de gasolina; nunca podrás ir con 40 litros por mucho que lo intentes. Del mismo modo, si tu cuerpo necesita 70.000 mg de vitamina C para combatir una infección, no lo conseguirás con 7.000 mg. La clave está en tomar suficiente vitamina C, con frecuencia y durante un tiempo prolongado.

La seguridad de la vitamina C es extraordinaria, incluso a dosis tremendamente altas. Comparada con los fármacos más comúnmente prescritos, no tiene prácticamente efectos secundarios. No he visto jamás un solo caso de toxicidad por vitamina C en el material médico publicado en todo el mundo. El principal efecto secundario de la sobrecarga de vitamina C es una inconfundible diarrea. Esta indica la saturación absoluta, y, en ese caso, la dosis diaria debe ajustarse a la cantidad inmediatamente inferior que no ocasione diarrea. Esa es la dosis *terapéutica*. El doctor Robert Cathcart administra normalmente, y con gran éxito, la terapia de altas dosis de ácido ascórbico a sus pacientes. El doctor Frederick Klenner ha visto cómo las altas dosis de vitamina C curan la difteria, las infecciones de estafilococos y estreptococos, el herpes, las paperas, la meningitis, la mononucleosis, la hepatitis vírica, la artritis y la polio. Y sobre ella dijo: «El ácido ascórbico es la sustancia más segura y valiosa para un médico».

¿Cuánta vitamina C se necesita para lograr una dosis terapéutica efectiva? Algunos facultativos han llegado a administrar hasta 200.000 mg al día. Por lo general, una dosis terapéutica está alrededor de los 350-700 mg diarios por kilo de peso corporal. Esa es una buena cantidad. Pero, una vez más, la meta es el éxito, no la corrección política. Todos los médicos que han experimentado con la vitamina C afirman que las dosis bajas no dan resultados.

Quizá la idea falsa más extendida sobre el uso de la vitamina C es la creencia de que una dosis determinada sirve para todo el mundo. Y, sin duda, no es así. Los organismos enfermos son capaces de retener mayores cantidades de vitamina C que los sanos.

Algunas personas que tienen el estómago sensible necesitan «amortiguar» la vitamina C. Si ese es tu caso, puedes tomarla con un suplemento de calcio y magnesio o con un poco de bicarbonato de soda, o recurrir a fórmulas ya «amortiguadas», como el ascorbato de calcio.

Tras décadas de uso por parte de los médicos, la seguridad y la eficacia de las altas dosis de vitamina C han quedado bien demostradas. Antes de creerte ciertas historias de miedo sobre el ácido ascórbico, debes investigar por ti mismo. Si todavía no has leído los libros que menciono más adelante, no sabes lo que te estás perdiendo. Además, tanto tú como tu médico tal vez queráis leer los artículos de los doctores William McCormick, Linus Pauling, Abram Hoffer y Robert Cathcart. La revista *Journal of Orthomolecular Medicine* es una lectura especialmente recomendada.

Cómo averiguar cuál es tu dosis terapéutica de vitamina C

Como suelo decir, «toma toda la vitamina C que necesites hasta que tus síntomas desaparezcan, sea cual sea la cantidad». No tiene mucha gracia, pero funciona. El nivel terapéutico efectivo también se conoce como nivel de «saturación» o de «tolerancia intestinal». Aumenta gradualmente tu dosis diaria de vitamina C hasta que tengas, o estés a punto de tener, diarrea. La diarrea por vitamina C es acuosa y explosiva. Descubrirás que ni siquiera tienes que llegar al punto de saturación. Prueba a hacer lo siguiente: cuando sientas (o escuches) ruidos en el intestino, reduce la dosis. Probablemente ya estés cerca del nivel de tolerancia intestinal.

Una vez más, me preguntas: «¿Por qué tanta cantidad?». En pocas palabras, es la cantidad que necesitas para obtener resultados. A niveles de saturación, la vitamina C tiene fuertes propiedades antibióticas, antihistamínicas, antivirales y antipiréticas. Eso significa que la vitamina C a niveles de saturación mata bacterias, reduce la congestión, inactiva los virus y baja la fiebre.

No puedo dejar de insistir en que se necesitan dosis realmente altas de vitamina C para que esta dé resultado contra las verdaderas enfermedades. No tienes que tomar la cantidad que *crees* que debes tomar, ¡sino la cantidad que produzca resultados!

Si ya estás tomando dosis altas de vitamina C y decides, por la razón que sea, que quieres dejar de hacerlo, es importante que disminuyas la dosis diaria *gradualmente*. Lo mejor es hacerlo en un plazo de una o dos semanas. Una detención abrupta puede hacer tambalear al organismo. Los pilotos reducen gradualmente la velocidad a medida que el avión se acerca a la pista de aterrizaje: a los pasajeros no les gustan los aterrizajes bruscos. Al evitar esa caída súbita del nivel de vitamina C, previenes el efecto rebote, en el cual se producen temporalmente síntomas de deficiencia de vitamina C.

Otra pregunta frecuente es: «¿Tengo que mantenerme en el nivel de saturación para siempre?». La respuesta es sí, sí, y no. Necesitas mantenerte a ese nivel, o ligeramente por debajo, mientras estás enfermo. El segundo «sí» tiene que ver con que el nivel de tolerancia se reajusta automáticamente. A medida que el paciente se siente mejor, alcanza el nivel de saturación antes y, con ello, la dosis se reduce. Un organismo enfermo puede retener cantidades enormes de vitamina C. Los sanos la retienen menos. De modo que esos 70.000 mg que apenas te provocan un par de gases cuando tienes gripe pueden causar una verdadera catástrofe en tu cuarto de baño si estás sano. Así que la verdadera respuesta, efectivamente, es «no». Según te vas sintiendo mejor, la dosis de saturación baja automáticamente.

Y siempre puedes controlar todo el proceso por ti mismo.

Objeciones a las megadosis de vitamina C

Ante la fuerte evidencia de su eficacia, muchos se preguntan por qué los médicos no han acogido la terapia de vitamina C con los brazos abiertos. La razón es la siguiente: muchos estudios que supuestamente «cuantifican» la eficacia de la vitamina C fueron diseñados para desacreditarla.

Puedes preparar cualquier experimento para hacer que falle. Una manera de asegurarse el fallo es realizar una prueba sin sentido. Y una prueba sin sentido queda garantizada cuando decides administrar dosis insuficientes de la cantidad que deseas investigar.

Si le diera veinticinco centavos a cada persona sin hogar que me encuentro por la calle, podría demostrar fácilmente que el dinero no incide sobre la pobreza. Si un estudio nutricional utiliza menos de 20.000 o 30.000 mg de vitamina C, es improbable que se demuestren sus propiedades antihistamínicas, antibióticas o antivirales. Tienes que administrar la cantidad suficiente para que funcione. Mientras esas investigaciones utilicen dosis tan insignificantes de vitaminas, demasiado pequeñas como para que den resultados, la terapia de megavitaminas llevará el calificativo de «no demostrada».

Probablemente, el principal obstáculo que encuentran los estudios sobre la vitamina C es la extendida creencia de que esas altas dosis de decenas de miles de miligramos de ácido ascórbico deben de tener algún peligro desconocido. Sin embargo, desde que el doctor Frederick Klenner comenzó a practicar esa terapia en la década de los cuarenta del siglo pasado hasta la actualidad, la vitamina C tiene un sorprendente historial de seguridad y eficacia. En Estados Unidos solo se produce una muerte cada diez años por sobredosis de vitaminas. Según Lucian Leape, en un artículo publicado en 1994 en la revista *Journal of the American Medical*

Association titulado «Errores en la medicina», en el país se producen más de cien mil muertes al año a consecuencia de los fármacos. Según ese criterio, las vitaminas son literalmente un millón de veces más seguras que las medicinas.

Además, se ha demostrado que varios efectos secundarios atribuidos a la vitamina C eran auténticas leyendas urbanas. Según un informe del Instituto Nacional de la Salud publicado en la revista *Journal of the American Medical Association* en abril de 1999, tomar demasiada vitamina C no causa ninguno de los siguientes problemas: hipoglucemia, escorbuto por rebote, esterilidad o destrucción de la vitamina B_{12}.

La seguridad y la eficacia deben ser siempre los puntos de partida de cualquier programa terapéutico. Si tenemos en cuenta que incluso la Asociación Médica Americana admite que se producen anualmente más de cien mil muertes a causa de la administración rutinaria de fármacos, creo que deberíamos considerar una vez más los beneficios de las megadosis de vitamina C.

Bioflavonoides y vitamina C

¿Qué es exactamente un tapaculos? Cualquier biólogo sabe que las rosas no tienen trasero. ¡Ja! En realidad, el tapaculos o escaramujo es el fruto del rosal. Todas las flores producen frutos, y la rosa no es una excepción. Cuando camino por la montaña, busco rosales silvestres y picoteo sus frutos en cuanto están maduros (a comienzos de otoño). A menudo pueden encontrarse en los rosales durante todo el invierno, esperándote a ti. Tanto si se comen frescos como secos, son una buena fuente de vitamina C.

Los tapaculos también son una fuente rica en bioflavonoides, un componente de la planta que mejora la ingesta y utilización de la vitamina C. Albert Szent-Györgyi ganó el Premio Nobel en los años treinta por esta investigación sobre la vitamina C y sus factores relacionados. De hecho, propuso el término «vitamina P» por los agentes fitoquímicos «protectores» de los bioflavonoides. Szent-Györgyi alimentaba a sus ratones de laboratorio con vitamina C pura cuando, en una especie de investigación encantadora y no planeada, algunos se escaparon de la jaula y se comieron su cena mientras él no miraba. La cena consistía en pimientos verdes rellenos. Szent-Györgyi observó que los animales que comieron los pimientos parecían necesitar bastante menos ácido ascórbico que sus compañeros. Los pimientos, junto con la mayoría de las frutas y verduras, tienen un contenido muy alto de bioflavonoides.

Esta conexión bioflavonoides-vitamina C es la razón por la cual a veces figura la palabra «escaramujo» o «tapaculos» en las cajas de vitamina C. Sin embargo, esto tiene truco: en la mayoría de esos preparados hay tan poca cantidad de polvo de escaramujo que no merece la pena pagar más por ellos. De acuerdo con Linus Pauling, recomiendo comprar la vitamina C más barata que se pueda encontrar, y tomar mucha. Además de eso, es necesario alimentarse adecuadamente e ingerir muchas frutas y verduras: estas son una fuente muy pobre de vitamina C pero excelente de bioflavonoides. Por el contrario, las pastillas de vitamina C son una fuente paupérrima de bioflavonoides, pero muy buena de vitamina C. Un buen equipo.

Lecturas recomendadas

Townsend Letter for Doctors, abril de 1992.

Drug Abuse Warning Network (DAWN) Statistical Series I, n° 9, datos anuales, 1989.

Leape, L., «Error in medicine». *Journal of the American Medical Association*, 272 (1994): 1851.

Levy, T., *Vitamin C, Infectious Diseases, and Toxins: Curing the Incurable*. Filadelfia, PA: Xlibris, 2002.

Hughes, R. E. y Jones, P. R., «Natural and synthetic sources of vitamin C». *Journal of Sciences Food Agriculture* 22 (1971): 551-552.

Jones, E. y Hughes, R. E., «The influence of bioflavonoids on the absorption of vitamin C». *IRCS Medical Science* 12 (1984): 320.

Vinson, J. A. y Bose, P., «Comparative bioavailability of synthetic and natural vitamin C in Guinea pigs». *Nutr Rep Intl* 27 (1983): 875.

_____ «Comparative bioavailability to humans of ascorbic acid alone or in a citrus extract». *Am J Clin Nutr* 48 (1988): 6014.

Cathcart, R. F., «III The method of determining proper doses of vitamin C for the treatment of disease by titrating to bowel tolerance». *Journal of Orthomolecular Psychiatry* 10 (1981a): 125-132.

Cheraskin, E. et al., *The Vitamin C Connection*. Nueva York: Harper and Row, 1983.

McCormick, W. J., «Lithogenesis and hypovitaminosis». *Medical Record* 159 (1946): 410-413.

Pauling, L., *How to Live Longer and Feel Better*. San Francisco: W. H. Freeman, 1986.

_____*Vitamin C, the Common Cold, and the Flu*. San Francisco: W. H. Freeman, 1976.

Smith, L. H., ed. *Clinical Guide to the Use of Vitamin C*. [resumen de los artículos publicados por el doctor Frederick Klenner] Tacoma, WA: Life Sciences Press, 1988.

Stone, I., *The Healing Factor: Vitamin C Against Disease*. Nueva York: Putnam, 1972.

Cómo lograr que administren vitamina C por vía intravenosa a un paciente hospitalizado

En caso de enfermedad grave, la administración de vitamina C por vía parenteral es incluso más eficaz que las dosis orales más altas. Aunque he sido testigo de cómo dosis tremendamente elevadas combaten enfermedades tan graves como la neumonía vírica, los especialistas en vitamina C (como William McCormick, Frederick Klenner, Robert Cathcart y Hugh Riordan) la administran mediante infusión intravenosa o inyecciones intramusculares. Puesto que optar por este procedimiento te lleva a depender de un médico, te propongo algunas ideas e instrucciones sobre cómo puedes conseguir inyecciones de vitamina C.

1. **Conoce antes de ir.** Es inmensurablemente más fácil conseguir lo que quieres si lo contratas de antemano. Necesitas negociar con antelación los acuerdos prenupciales, los tratos para la compra de un nuevo coche, los presupuestos para el revestimiento y el tejado de la casa y los cuidados hospitalarios. Cuando llega la grúa, es demasiado tarde para discutir sobre quién conduce. Lo mismo sucede con la ambulancia, o la admisión precipitada en los hospitales. Tienes que planearlo antes, puedes hacer lo siguiente:
2. **Consigue una carta.** Sí, una «nota» de tu médico todavía tiene cierto peso. Pídele a tu médico de cabecera que firme una carta en

la que sostenga que apoya tu petición de un gotero intravenoso con vitamina C, de 10 gr cada doce horas, si necesitas ser hospitalizado (también puedes solicitar una nota para un familiar que esté en el hospital). Haz copias y tenlas a mano. Actualiza la carta cada año. Ahora ya tienes el permiso de tu médico de cabecera. Se trata de un buen comienzo, pero no es suficiente.

3. **Consigue varias cartas más.** Trata de lograr alguna carta más de algún especialista al que hayas acudido o pienses acudir en un futuro próximo. Suena engorroso, pero no es mucho más complicado que las listas de la compra de la mayoría de la gente. No pierdas la perspectiva: es tan importante como llevar una pulsera de alerta médica o mantener en buen estado las baterías del marcapasos del abuelo.

4. **Haz algunas llamadas.** Llama por teléfono a algún representante de cada uno de los hospitales que tengas a menos de ochenta kilómetros de tu casa. Descubre a cuál le interesa más tu caso. Cuando encuentres a alguien «despierto» al teléfono, escribe su nombre y cargo, y envíale una carta.

5. **Escribe para garantizar tus derechos.** En la carta, solicita el permiso del hospital para poder tener un gotero, infusiones intravenosas o inyecciones intramusculares de vitamina C, así como vitamina C por vía oral, en caso de que tú o los miembros de tu familia que hayas designado acudáis al hospital. Debes obtener ese permiso *por escrito*. Y no, no digas «quiero que me lo des por escrito», porque a la mayoría no le gusta eso. Sin embargo, si les escribes y les envías la carta por correo ordinario, te contestarán de la misma forma. ¡Bingo! No les mandes correos electrónicos; necesitas una firma auténtica con el membrete del hospital.

Tal vez te preguntes: «¿Qué pasa si me contestan que no?». Guarda esa carta. Puedes armar un auténtico escándalo con ella en caso de que necesites jugar duro en un tribunal. Sin embargo, lo más probable es que no contesten. ¿Confiarías tu vida a un hospital que se niega incluso a contestar las cartas que le llegan? Trata de acudir a otro lugar. Si vives en una zona rural o en una ciudad pequeña, tal vez pienses que no tienes elección en cuanto a los hospitales. Pero siempre nos podemos desplazar.

También es muy probable que el representante del hospital te conteste de forma vacía, con una carta tan poco comprometida que resulte inútil. Pero puedes probar lo siguiente: pídele a tu médico que «escriba» la carta. Es decir, que figure su membrete y su firma, pero que la redacción sea tuya. Puedes darle un borrador de lo que quieres decir. En cierta ocasión, luché (y lo conseguí) para que le administraran vitamina C por vía intravenosa a mi padre, que estaba hospitalizado, y un abogado me pidió que hiciera exactamente eso. Escribí lo que quería y se lo envié por fax. Uno de sus empleados lo reescribió en el papel del bufete y lo firmó. Asegúrate de que la carta de tu médico solicite claramente una respuesta.

También es posible que te pidan más información. Eso puede deberse a un auténtico interés, aunque normalmente es una forma de andarse con rodeos. Si piensas que Nerón tocaba la lira mientras Roma ardía, deberías ver qué pueden llegar a hacer los burócratas médicos. Para que vayan al grano, necesitas comprender la naturaleza de la bestia. La primera regla para domesticar a los leones es saber más que ellos. Por lo tanto:

6. **Conoce la ley.** Muchos estados han promulgado leyes que posibilitan que un médico administre cualquier terapia natural que el paciente solicite sin riesgo de perder su licencia profesional. Si en tu estado o país existe esa ley, te resultará más fácil conseguir que te administren vitamina C por vía intravenosa.

7. **Conoce la estructura de poder.** Descubre quién es el responsable. He oído decir a algún médico que le encantaría poder administrar vitamina C por vía intravenosa, pero que el hospital no se lo permite. Después, cuando pregunto, los responsables del hospital me dicen que permiten las inyecciones de vitamina C, pero que los médicos se niegan a administrarlas. Para evitar este círculo vicioso, tienes que saber quién mueve los hilos y la posición de cada uno. Acude a la persona cuya decisión te afecte más y empieza a negociar. Si puedes persuadir al rey, el castillo es todo tuyo.

Con respecto al hospital, ¿qué administrador tiene más peso? Habla con los secretarios (son quienes hacen que las cosas funcionen) y lo descubrirás. Para ti, la persona con más influencia del hospital podría ser el defensor de los derechos del paciente o el director del servicio de atención al cliente. ¿Quién sabe? Desde luego que tú no lo sabes, así que quítales el velo del anonimato y averígualo.

Si el paciente está consciente tiene todo el poder, porque se trata de su cuerpo. En ese caso, si insiste con suficiente claridad y durante el tiempo que sea necesario, puede conseguir casi cualquier cosa. No obstante, puesto que el paciente está enfermo, es presa fácil del sueño, lo cual lo convierte en un no combatiente. Por lo tanto, un familiar debe pelear por él. En cierta ocasión, una enfermera con muchos años de experiencia en su trabajo me dijo que nunca dejaría a un familiar en un hospital sin un amigo o alguien de su familia que lo acompañara durante las veinticuatro horas del día. Un sabio consejo de una mujer que ha visto muchas cosas.

Después del paciente, el familiar con más poder es su pareja. Y, en segundo lugar, los hijos. No tienes por qué contar con un abogado, aunque siempre es de gran ayuda. Si el paciente no puede hablar, actuar o pensar, puede ser esencial. No esperes a que el paciente quede incapacitado. Tu familia debe estar unida para hacer frente al personal médico y administrativo. Tal vez pienses que estoy exagerando, pero he visto morir pacientes simplemente porque nadie tomaba las riendas para pedir un gotero con vitamina C. He visto cómo suspendían las inyecciones intravenosas de vitamina C simplemente porque enviaban al paciente a la unidad de cuidados intensivos. Piénsalo bien. He visto cómo enfermeros y farmacéuticos desautorizaban inyecciones de vitamina C prescritas por médicos. No crees que esto sea posible, ¿verdad? Bueno, pues es cierto. No hay una forma agradable de decir esto. Controla la situación o puede que tengas que asistir a un entierro prematuro.

8. **Conoce tus recursos.** Si eres rico, haz que tu abogado se ponga al teléfono. O mejor, pídele que vaya al hospital. Si eres como el resto de nosotros, simplemente tendrás que ir de farol cuando amenaces con llamar a tu abogado. Recuerda que el objetivo es salvar la vida de un ser querido, no sacar dinero de un pleito por negligencia. Personalmente, creo que los pleitos por negligencia médica son una muestra del más completo fracaso por parte de la familia y de los profesionales médicos. Del mismo modo que un seguro de accidentes no previene los accidentes y se limita a pagar los gastos, las

indemnizaciones por negligencia no logran resucitar al familiar fallecido. «El control de la mortalidad» se parece al control de la natalidad: en ambos casos tienes que actuar antes de que se produzca el evento que deseas evitar.

9. **Infórmate sobre las inyecciones intravenosas de vitamina C.** Para ello, tu única alternativa es leer sobre el tema. Puedes comenzar por los artículos de Frederick Klenner, Robert Cathcart, Ewan Cameron y Hugh Riordan. La bibliografía que encontrarás al final del libro contiene muchos títulos con los que puedes empezar.

10. **Aprende a evitar que te den largas.** Los médicos y los hospitales son muy rápidos en ofrecer argumentos falaces para denegar tu petición de vitamina C por vía intravenosa. Todos esos argumentos son auténticas estupideces, y pueden ser fácilmente refutados.

SU ARGUMENTO: «No tenemos vitamina C para infusión intravenosa en la farmacia de nuestro hospital».

TU RESPUESTA: «Compradla. O hacedla vosotros mismos». (En Doctor-Yourself.com encontrarás instrucciones, redactadas por un médico con mucha experiencia, sobre cómo prepararla.)

SU ARGUMENTO: «Nunca hemos hecho eso».

TU RESPUESTA: «Entonces, esta es una maravillosa oportunidad para aprender. Yo nunca he perdido a (di aquí el nombre de tu familiar)».

SU ARGUMENTO: «El paciente está demasiado enfermo».

TU RESPUESTA: «Esa es la razón por la que queremos que le inyecten vitamina C».

SU ARGUMENTO: «No hay ninguna prueba científica de que eso sea seguro, eficaz, apropiado para este caso, bla bla bla...».

TU RESPUESTA: «Lea esto». (Esta breve frase debe pronunciarse al mismo tiempo que le muestras un montón de estudios recientes escritos por médicos que han utilizado con éxito las inyecciones intravenosas de vitamina C. Mira las referencias anteriormente mencionadas.)

Su ARGUMENTO: «Pero no tenemos tiempo para leer todos esos artículos».

Tu RESPUESTA: «Está bien. Pero yo sí lo tengo, y es mi cuerpo (o el de mi padre, madre, etc.). Ponga en marcha un gotero con vitamina C. Comience con 10 gramos cada doce horas, y no lo detenga hasta que le dé mi autorización por escrito para hacerlo».

Su ARGUMENTO: «Nosotros decidimos las normas de este hospital, son nuestras normas, y así es como funcionan las cosas aquí».

Tu RESPUESTA: «Esta persona es mi madre (o mi padre, o quien sea). Si le niegan el tratamiento que nuestra familia solicita, serán demandados, y nosotros ganaremos el pleito. ¿De verdad que quieren pasar por algo así?».

¿Desafiante? Sí. Pero he visto a muchas personas morir demasiado pronto. Frederick Klenner tenía razón cuando dijo: «Muchos médicos prefieren mantenerse al margen y ver morir a sus pacientes antes de emplear ácido ascórbico».

No permitas que eso suceda con un miembro de tu familia.

Los zumos

Los anuncios de televisión no me dicen nada, pero reconozco que los que anuncian licuadoras tienen razón: los zumos son saludables y hacen que te sientas mejor. Lo primero se observa con el paso del tiempo; lo segundo se puede comprobar en pocos días.

Pero ¿por qué no comer esas mismas verduras crudas? Porque no lo harás, esa es la razón. Con frecuencia me hago zumos con dos kilos y medio de zanahorias, además de seis u ocho manzanas, y eso solo para el desayuno. Si no recurriera a la licuadora, nunca tendría tiempo para comer todo eso. Además, el cuerpo absorbe el zumo de verduras frescas y crudas de una forma sorprendente. Una licuadora, en esencia, es un poderoso motor con dientes. Rompe las paredes celulares y suelta todos los nutrientes de las verduras en una solución que el cuerpo absorbe como una esponja. Como he impartido clases de biología celular durante tanto tiempo, conozco bien todas esas cosas buenas: el ARN y el ADN de la planta (tranquilo, no te saldrán hojas verdes en la nariz), el citoplasma, la mitocondria, los ribosomas, las enzimas y las coenzimas, las vitaminas y los minerales, además de las proteínas, lípidos y carbohidratos. El zumo te ofrece el lote completo, sin cocinar, lo cual es importante puesto que la cocción destruye muchas enzimas beneficiosas de los alimentos crudos.

Llevo décadas tomando zumos, y he visto cómo han cambiado la vida de muchas personas, además de la mía. También suelo escuchar dos quejas frecuentes:

1. «¡La licuadora y las verduras cuestan mucho dinero!» Respuesta sencilla: arreglar los frenos de tu coche en un taller cuesta trescientos dólares. Con ese dinero podrías comprarte una licuadora realmente buena —que desempeñará un papel igualmente importante en la protección de tu salud—. No obstante, si primero tienes que arreglar los frenos, puedes empezar con algo más económico. He conseguido licuadoras muy baratas y nuevas por solo veinte dólares. Los mercadillos de objetos usados son un buen lugar para encontrar licuadoras de segunda mano. (¿Te preocupa la higiene? La lejía común limpia y desinfecta las piezas de plástico y metal con una eficacia que satisfaría hasta a una enfermera quirúrgica.) El coste de las verduras no es superior a lo que te gastarías en otros alimentos que ni siquiera son buenos para la salud. En los supermercados, he visto a personas que no parpadean cuando ven que dos lujosos trozos de carne cuestan cincuenta dólares. Si quisieras comprar cincuenta dólares de zanahorias, ni siquiera te cabrían en el carrito. Y si las cultivas, el precio caerá en picado.

2. «Se necesita mucho tiempo para hacer los zumos.» Respuesta sencilla: no. No requieren más tiempo que el que te llevaría preparar una comida normal, y probablemente menos. ¿Cuánto tiempo pasas en las salas de espera de los médicos?, ¿en la cola del cajero?, ¿delante del televisor? ¡Venga!, nadie tiene tiempo para su salud.

El caroteno que contiene un vaso grande de zumo de zanahoria probablemente equivale a casi 20.000 U.I. de vitamina A. Así que ya tienes un nutriente que no necesitas comprar en forma de suplemento. Merece la pena recordar que se ha demostrado que las dosis altas de caroteno refuerzan el sistema inmunitario, puesto que ayudan al organismo a crear células T.

El exceso de caroteno hace que la piel adquiera un tono ligeramente anaranjado, descrito por un periódico en cierta ocasión como similar al bronceado artificial. Este efecto es totalmente inofensivo. La toxicidad solo se produce cuando se trata de vitamina A preformada, en aceite, pero nunca cuando está en forma de caroteno. En resumen, es especialmente difícil matarse con zanahorias. O con zumos.

Consejos

A estas alturas, casi me he convertido en un mediocre experto en zumos. A continuación, tienes algunos consejos para que tu experiencia con los zumos sea satisfactoria.

Para obtener más zumo, reducir los grumos y simplificar la tarea de limpieza, añade varios calabacines pelados a las zanahorias. Mi zumo «zanabacín» (¡marca registrada!) sabe mejor de lo que parece.

Si hay una capa de espuma espesa en la parte superior del vaso, puedes disfrutar esa textura de batido (yo lo hago) o evitarla usando una pajita.

Si los restos de pulpa que quedan en la licuadora son demasiado húmedos, tal vez presiones las verduras con demasiada rapidez. Tómate tu tiempo y deja que el aparato haga su trabajo. Ejerce una presión ligera con el émbolo para que las verduras vayan directamente a la licuadora. Si te tomas el tiempo necesario, puede que obtengas hasta un tercio más de zumo. También reduce el calor que se produce al presionar las verduras con demasiada fuerza sobre las cuchillas de la licuadora. Esta reducción de la fricción se traduce en un zumo más fresco, lo cual siempre es preferible. Con ese propósito, suelo congelar un par de vasos grandes, así como la jarra que utilizo para recoger el zumo que sale de la licuadora (los pongo en el congelador todas las noches). Obviamente, si guardas las verduras en el frigorífico (¡pero NO en el congelador!) obtendrás un zumo más fresco.

Dos veces al año, preparo un zumo con unos cuantos kilos de uvas, con semillas incluidas, para limpiar las tripas de la licuadora. Me gusta utilizar uvas Concord. Luego, dejo que el zumo repose durante cinco días. Después, me lo bebo, ¡claro!

Añade una cucharada o dos de un concentrado congelado de zumo natural (en especial de limón, uva o piña) para darle sabor a cualquier zumo que no te guste. Prueba a hacerlo con los zumos de pepino o repollo. Otra solución es tener preparada otra bebida que te agrade. Prepárate un vaso con tu zumo de frutas favorito, y bébetelo como recompensa después de tomarte el zumo de verduras «saludable».

Si tu familia corre a ponerse a cubierto ante la primera señal de tu intento de licuar todo lo que hay en la nevera, convierte al perro en tu cómplice. Las orejas de nuestra perra se animan cuando escucha el sonido de la licuadora, porque sabe que toda la pulpa es para ella. La mezclamos con su comida para perros para aumentar su aporte de vegetales, vitaminas y fibra. Como la pulpa es baja en calorías y llena mucho, le ayuda a mantenerse delgada. ¿No tienes perro? Entonces, utiliza la pulpa para hacer compost. ¿No haces compost? ¿Y por qué no? Vale, vale, tienes otra opción: la pulpa de zanahoria tiene la consistencia ideal para preparar pastel de zanahorias. Y con eso igual consigues que tu familia quiera entrar de nuevo en la cocina.

Limpia las obstrucciones siempre que se produzcan. Las zanahorias y otras verduras pueden ser demasiado fibrosas en determinadas épocas del año. En esos casos, cada dos o tres kilos de verduras, desenchufa la licuadora y, con cuidado, enjuaga el engranaje de cuchillas con agua fría del grifo. No necesitas jabón.

Lecturas recomendadas

Alexander, M. et al., «Oral beta-carotene can increase the number of OKT4 cells in human blood». *Immunology Letters* 9 (1985): 221-224.

Tang, A. M. et al., «Dietary micronutrient intake and risk of progression to acquired immunodeficiency syndrome (AIDS) in human immunodeficiency virus type 1 (HIV-1)-infected homosexual men». *Am J Epidemiol* 138 (1993): 937-951.

Un desayuno explosivo

Me gusta empezar el día con litro y medio de zumo de zanahoria. En verano lo tomo de zanahoria y calabacín; y en otoño, de zanahoria y manzana. Fuera de temporada, prefiero empezar con un brebaje al que llamo cariñosamente «suspensión». Aquí tienes la receta.

Desayuno «suspensión»
Medio litro de zumo de frutas.
(El zumo de naranja concentrado y congelado va bien,
y puedes encontrarlo fácilmente en el supermercado. El
zumo de piña también es una buena opción. Ten en cuenta
que son intensamente dulces por naturaleza, de modo que
compra aquellos que no contengan azúcares añadidos.)
Tres (o más) cucharadas colmadas de lecitina en gránulos.
Una cucharada de té de cristales de vitamina
C (aproximadamente 4.500 mg).
Mezcla todo en un recipiente grande, y ¡para dentro!

También tomo a diario los siguientes suplementos, tanto si toca zumo de verduras como desayuno «suspensión». Si eres un hombre de peso medio, puedes hacer lo mismo. En caso contrario, deberás modificar las cantidades para que se ajusten a tu peso.

- 600 U.I. de vitamina E (en forma de mezcla natural de tocoferoles, con un 80% de d-alfa-tocoferoles).
- De 100 a 200 mg de niacina (más si no me produce rubor, menos si me lo produce).
- Tres pastillas de calcio/magnesio (cada una contiene 200 mg de calcio y 100 de magnesio). Esto también ayuda a «amortiguar» la vitamina C.
- Cinco pastillas de enzimas digestivas (para ayudar al estómago a procesar la lecitina. La pancreatina ayuda a hacerlo, pero no es apta para vegetarianos. Las fuentes de enzimas vegetarianas, que normalmente se componen de papaya y otras frutas, cuestan algo más).
- Un complejo multivitamínico de alta potencia que contenga:

    - 400 U.I. de vitamina D.
    - 25 mg de tiamina (vitamina B_1).
    - 25 mg de riboflavina (vitamina B_2).
    - 100 mg de niacinamida (vitamina B_3).
    - 25 mg de piridoxina (vitamina B_6).
    - 400 mcg de ácido fólico.
    - 25 mcg de vitamina B_{12}.
    - 200 mcg de biotina.
    - 25 mg de ácido pantoténico.
    - 15 mg de zinc.
    - 25 mcg de selenio.
    - 4 mg de manganeso.
    - 25 mcg de cromo.

El complejo multivitamínico también contiene cantidades moderadas adicionales de vitaminas A, C y E. Aunque la cantidad de minerales parece baja, ten en cuenta que tomo este complejo también con la comida y la cena. Tres veces al día en total. También tomo un suplemento adicional de 60 mg de zinc y 200 mcg de cromo con la comida.

Después de engullirme todo eso, me gusta beberme un vaso de zumo de fruta para quedarme con buen sabor de boca. Entonces, ya estoy preparado para aguantar seis horas o más sin necesidad de tomar más alimentos y sin sentir hambre.

Quiero expresar mi profunda gratitud al doctor Jacobus Rinse, cuyo preparado Rinse es la base de la modificación que presenté al principio del capítulo.

Suplementos de vitamina B_{12}

Veamos el asunto desde el principio: si no quieres inyecciones de vitamina B_{12}, debes saber que la segunda mejor opción es la absorción intranasal (hablaré de ella más adelante). Los suplementos orales de vitamina B_{12} son bastante ineficaces. Lo mismo sucede con las llamadas pastillas sublinguales.

La B_{12}, a diferencia del resto de las vitaminas del grupo B, se almacena en los músculos y en otros órganos del cuerpo. Una pequeña cantidad de esta vitamina dura mucho tiempo, y puede llevar años terminar las reservas del organismo. Pero, tarde o temprano, normalmente tarde (después de los cuarenta años), no solo nos pasan factura los malos hábitos, sino que también perdemos la capacidad de absorber eficazmente la vitamina B_{12} de los alimentos.

Su verdadero nombre es cobalamina, y se trata de una molécula realmente enorme ($C_{63}H_{90}O_{14}PCo$). El «Co» es por su único átomo de cobalto presente en su núcleo. La vitamina B_{12} se obtiene principalmente, aunque no de forma exclusiva, de los productos animales, como los lácteos y la carne. El ganado que se alimenta de hierba y grano la obtiene a través de la síntesis de los microorganismos del tracto intestinal. En el caso de los humanos, también se sintetiza en el tracto digestivo, pero no en cantidades suficientes, por lo que puede reforzarse con una buena dieta vegetariana que favorezca la proliferación de las bacterias internas que elaboran esta vitamina, pero incluso así necesitamos todavía más. La levadura nutricional, los alimentos con soja fermentada, como el *tempeh*, y los brotes (según algunos autores) son buenas fuentes vegetarianas de B_{12}.

La absorción de esta vitamina procedente de la dieta se produce al final del intestino, justo antes del colon, y requiere la presencia de una molécula llamada «factor intrínseco», una glicoproteína que segregan las células que recubren el estómago. También se necesita el fuerte ácido hidroclórico del estómago para romper esta enorme molécula (por esa razón un ácido débil como la vitamina C –ácido ascórbico– no daña la vitamina B_{12}, aunque algunos mitos afirmen lo contrario). Los suplementos sublinguales de esta vitamina son probablemente ineficaces porque la molécula de cobalamina es demasiado larga para difundirse a través de la mucosa de la boca. Y si el organismo deja de elaborar factor intrínseco como debería, tampoco se podrán absorber bien los suplementos orales de B_{12}.

El resultado final de todo esto puede ser la anemia perniciosa, algo más grave que la clásica incapacidad para elaborar suficiente hemoglobina para las células rojas. La anemia perniciosa se manifiesta con llagas en la boca y la lengua, sensación de quemazón y hormigueo, y, con el tiempo, daños neurológicos. Creo que los síntomas del síndrome de Menière y de la demencia confundidos con la enfermedad de Alzheimer también pueden ser una manifestación de este problema.

Aunque se puede averiguar el nivel de B_{12} a través de un análisis de orina, para obtener una medición precisa es necesario analizar el fluido cerebroespinal. Si no te entusiasman los pinchazos espinales, considera una prueba terapéutica no invasiva y sencilla del nivel de B_{12}. Es tan económica y segura que sería difícil negársela a nadie. Pídele a tu médico que pruebe con una inyección de 1.000 mcg al menos una vez a la semana. Esta dosis, comparada con la CDR de solo 3 mcg, puede parecer considerable; pero dada la terrible naturaleza de las enfermedades causadas por la deficiencia de la poco apreciada B_{12}, equivocarse por lo alto es preferible a retrasar la recuperación innecesariamente. Y, que yo sepa, las sobredosis de B_{12} carecen de efectos secundarios.

La vía intranasal puede parecer algo extraña, pero es un método eficaz para administrar moléculas tan grandes, tanto si te gusta como suena como si no. Tu nariz tiene dos opciones:

1. Compra gel listo para usar que no requiere receta médica. A veces se puede encontrar en farmacias o tiendas de dietética. Algunos productos vienen en paquetes individuales desechables. Son bastante caros.

2. Prepara tú mismo tu suplemento de B$_{12}$ intranasal. Es barato, fácil, y es mejor hacerlo a puerta cerrada. Pídele a tu médico su consentimiento antes de intentarlo. Pulveriza entre dos cucharas cualquier pastilla de vitamina B$_{12}$ (entre 100 y 1.000 mcg). Añade agua, solo unas cuantas gotas cada vez, y haz una pasta suave. Con un bastoncillo de algodón o un dedo limpio y sonrosado, lleva la pasta suavemente al interior de la nariz, tan arriba como te resulte cómodo. No empujes, ni utilices la fuerza. Es probable que los excipientes de la pastilla, y no la vitamina en sí, te molesten un poco. Si la pasta te irrita la nariz, trata de usar menos, o utiliza una marca de vitamina diferente. Prueba a hacer esto dos veces a la semana durante un mes.

Puedes dejar la pasta y pasarte a las inyecciones siempre que quieras. Muy de vez en cuando, los médicos enseñan a sus pacientes a inyectarse vitamina B$_{12}$, pero es un acontecimiento singular, tan extraño como extraordinario.

Reducción del estrés

Varias veces, en este libro, he hablado de la reducción del estrés como un factor clave en el alivio de muchos problemas de salud. Para reducir el estrés, ya sabes algunas de las cosas que deberías hacer o no hacer. A continuación, te presento un programa en tres pasos para obtener resultados todavía mejores.

Paso uno: experimenta la relajación

Decirle a alguien que se relaje no sirve de nada. Esa persona necesita que le muestren cómo relajarse, inmediatamente y de forma segura. Para mí, el final de la tensión empezó con un libro. Ese libro en particular fue *Relief without Drugs* (Alivio sin fármacos), del psiquiatra australiano Ainslie Meares. Poco después, comencé a practicar una técnica conocida como relajación progresiva. Se practica desde hace tiempo, es sencilla y funciona sorprendentemente bien. Aquí tienes la versión que aprendí en el ala de psiquiatría del hospital de Canberra en calidad de estudiante visitante.

Siéntate con los ojos cerrados y lleva la atención a los dedos de los pies. Sí, a esos dedos. Relájalos. Relájalos de verdad. Si no sabes lo que significa eso, ténsalos y, *después*, relájalos. Entonces, ahora sin tensión, relájalos algo más. Después, relaja las plantas de los pies de la misma forma.

Ahora, los tobillos. Luego, las pantorrillas. A continuación, los muslos, las caderas, el abdomen, etc. Relaja todas las partes de tu cuerpo mientras vas hacia arriba, y termina por la cabeza. Relajar las zonas del rostro es especialmente eficaz. Mientras mantienes los ojos cerrados, nota lo relajado que estás. Siente todo tu cuerpo relajado. Siente tu mente relajada. Ahora, simplemente, permanece sentado y disfruta de ese estado durante unos minutos. Después, abre los ojos lentamente, haz una o dos respiraciones profundas, y ¡arriba!

Paso dos: la práctica cotidiana te hace progresar

John Mosher, profesor emérito de biología de la Universidad Estatal de Nueva York, ofrece su método de reducción del estrés, basado en la respiración, que consta de seis sugerencias. Tal vez te parezca más tranquilizante que el del paso uno. Puesto que se trata de una técnica profundamente relajante y tranquilizante, es mejor practicarla antes de comer, por la mañana y por la noche.

1. Busca un lugar tranquilo y cómodo. Es mejor meditar sentado con la espalda cómodamente erguida.

2. Con los ojos cerrados, sé consciente de tu respiración. Asegúrate de respirar desde el diafragma, y no desde el pecho. La zona abdominal baja debe elevarse y descender cuando inhalas y exhalas.

3. Prueba la «respiración alterna». La respiración alterna simplemente consiste en respirar a través de una sola ventana nasal cada vez. Con el pulgar, tapa suavemente la ventana nasal derecha, e inhala a través de la izquierda. Después, destapa el orificio derecho, tapa el izquierdo y exhala a través del derecho. Luego, toma aire a través del orificio derecho, tápalo con el pulgar y exhala por el izquierdo. Ahora, inhala a través del izquierdo, tápalo y exhala por el derecho. Continúa con la respiración alterna durante cinco minutos, con los ojos cerrados.

4. A continuación, detén la respiración alterna y siéntate tranquilamente con los ojos cerrados mientras llevas la atención a tu respiración normal. Sigue respirando desde el diafragma.

5. Sé consciente de la inhalación y la exhalación. Continúa con esta respiración «consciente» durante quince o veinte minutos. Si tu mente deambula y se entretiene con pensamientos, tan pronto te des cuenta

de que tu atención no está en la respiración, dirígela suavemente hacia ella. No trates de controlar tus pensamientos, ni insistas en ellos.

6. Tras quince o veinte minutos de respiración «consciente», túmbate y relájate con los ojos cerrados durante diez minutos. Después de este descanso, regresa a la actividad de una forma gradual y sencilla.

Paso tres: oración para centrarse

Tanto los eruditos como los practicantes de la contemplación han señalado que muchas religiones y tradiciones seculares comparten un interés en la reducción del estrés que se obtiene a través de la meditación y la oración. Una técnica muy practicada, basada en la fe, es la que se conoce con el nombre de Oración para centrarse, u Oración desde el corazón. Los siguientes libros hablan de este método y lo describen:

Bacovcin, H., trad., *The Way of a Pilgrim and the Pilgrim Continues His Way: A New Translation.* Nueva York: Image Books, 1978.

Johnston, W, ed., *The Cloud of Unknowing and the Book of Privy Counseling.* Nueva York: Image Books, 1978.

Peers, E., trad., «Teresa of Avila». *Interior Castle.* Nueva York: Image Books, 1972.

Pennington, M., *Daily We Touch Him: Practical Religious Experiences.* Chicago: Sheed and Ward, 1997.

Lecturas recomendadas

La meditación terapéutica es un área muy investigada de la medicina. La búsqueda en PubMed (www.nlm.nih.gov) de la palabra «meditación» arroja un resultado de casi novecientos artículos científicos sobre el tema (con «reducción del estrés» aparecen casi catorce mil).

Scientific Research on the Transcendental Meditation Program: Collected Papers, Volumen 1-6, Fairfield, IA: Maharishi University of Management, 1990.

Eludir el ejercicio

El nudismo organizado tiene la culpa.

Cuando era un crío, todos los niños nadábamos desnudos en el YMCA. La única excepción tenía lugar cuando había acontecimientos especiales e invitaban a las madres y hermanas. Todavía recuerdo a un niño que se olvidó de que celebrábamos la Noche de Natación en Familia e, inocentemente, salió de las duchas y se metió en la piscina con el traje con el que vino al mundo. Dio la media vuelta más rápida que he visto en mi vida, y nunca le dejamos olvidar aquel acontecimiento.

Incluso seguimos nadando desnudos en la clase masculina de gimnasia, en el instituto Charlotte, hasta que me gradué en 1970. Las zambullidas de espalda eran especialmente atrevidas. Sé que esto puede parecer difícil de creer, pero es cierto: nadar desnudos era la norma hasta el final de la secundaria en las escuelas públicas de Rochester, Nueva York. Después me dijeron que las chicas sí utilizaban bañador en sus clases de gimnasia.

Pero nosotros no.

Por supuesto, todos nos duchábamos juntos. De un modo que recuerda a las películas ambientadas en prisiones para jóvenes, después de la clase de gimnasia nos obligaban a ducharnos. En los escasos tres minutos que nos dejaban para ese propósito, se acumularon traumas juveniles

313

que duraron toda una vida. ¿Cómo hacer frente a una situación así? Todos teníamos que hacerlo, así que nos las arreglábamos. Y, con ello, aprendimos valiosas habilidades. Por ejemplo, uno de mis compañeros me enseñó a vestirme sin tener que secarme antes.

El hecho de que le resultara especialmente antipático al profesor de gimnasia del instituto empeoró las cosas. Yo medía 1,80 m y pesaba, tal vez, unos 50 kilos. Aquel tipo, un antiguo infante de marina obeso, también era entrenador de lucha. Con las dos únicas capacidades útiles que poseía, había creado un método brillante para seleccionar equipos contrincantes: nos ponía en fila por orden de estatura y nos reagrupaba de dos en dos. Desde luego, eso significaba que, inevitablemente, siempre me tocaba luchar contra un defensa del equipo universitario de fútbol americano que medía 1,80 y pesaba más de 100 kilos. Por lo tanto, me convertí en el que antes acababa en el banquillo de toda la historia de la lucha.

Bajo esas circunstancias, no es extraño que desarrollara un persistente desagrado hacia todo lo relacionado con el deporte. No es que no lo haya intentado. Como todos los niños de mi vecindario, me pasaba el verano jugando con el balón. Eso era lo que *hacían* los niños. Mi equipo nunca llegó a estar ni siquiera remotamente cerca de la liguilla, pero sí el de mi hermano.

Durante los primeros quince años de mi vida, mi hermano mayor era el típico chaval delgaducho, con los hombros caídos y gafas de carey. Después, empezó a hacer ejercicio en el sótano. Y, al igual que un champiñón plantado en la oscuridad y olvidado, se desarrolló vigorosamente. Los levantamientos de pesas lo transformaron profundamente. La buena dieta, la llegada natural de la madurez y las lentillas también ayudaron, pero el equipo de pesas hizo maravillas.

El secreto, desde luego, es el tiempo que dedicó a ello.

Y eso me trae al asunto que nos ocupa.

Tienes dos opciones: hablar de ello, o hacerlo. A mí no me gusta el ejercicio. Pero me gusta mucho menos tener una barriga rechoncha, brazos esqueléticos, no lucir pectorales ni gozar de una buena condición física. Los beneficios del ejercicio en la salud son de sobra conocidos. Al igual que los beneficios únicamente físicos. Y esa es la razón por la que hago ejercicio. Por supuesto, tú y yo sabemos que el ejercicio es bueno, del mismo modo que los fumadores saben que es bueno no fumar, pero el conocimiento no es suficiente. Tienes que hacerlo.

¿Mis consejos para realizar ejercicio? Pensé que no ibas a preguntármelo.

Haz ejercicio por una razón verdaderamente sincera: vanidad.

Haz ejercicio con un amigo (o con un familiar si estás desesperado) que tenga las mismas metas que tú. Esto es muy importante para no abandonarlo.

Haz ejercicio con música. Te recomiendo The Who, The Rollings Stones, los buenos *blues*, la primera etapa de The Beatles, y tal vez un poco de Badfinger para completar.

Empieza poco a poco, y aumenta el tiempo gradualmente. Yo comencé, ante la insistencia de mi hijo, con abdominales. Al principio, pensaba que treinta eran muchos. Después de seis años, puedo hacer dos mil cien abdominales en menos de cincuenta minutos.

Invierte el mínimo de dinero posible. Una bicicleta estática barata y un par de mancuernas son un buen comienzo. Tal vez también te vengan bien un conjunto de pesas y un banquillo de musculación. Busca en los mercadillos de segunda mano. Mucha gente compra esas cosas, y ese acto constituye todo su programa de ejercicios: la adquisición del equipo. En consecuencia, puedes equipar tu garaje, trastero o sótano por muy poco dinero.

Aunque lo mejor es que tengas todo el equipo en el salón de tu casa. Si lo ves, lo utilizarás. Todavía mejor, tenlo cerca del televisor. De esa forma, puedes ver la tele mientras pedaleas. Puedes matar una hora de programación descerebrada y pedalear kilómetros al mismo tiempo.

Lleva un registro de lo que haces. Mi hermano me dijo que solo necesitas superar tu propio récord para ganar. Eso es bastante profundo. Nunca habría llegado a hacer dos mil cien abdominales si no hubiera querido batir mis anteriores récords de dos mil, mil o treinta.

Varía tu programa. Aunque soy un auténtico maestro de los abdominales, también utilizo las mancuernas para trabajar el pecho y los brazos. Sucede que todavía tengo unas piernas fuertes gracias al trabajo que tuve en la infancia como repartidor de periódicos, a que perseguía a mis hermanos para que no me dejaran atrás, a que iba a todas partes en bicicleta cuando era adolescente y a que viví en la cima de una colina

315

de Vermont cuando era un joven no motorizado. Así que no uso la bicicleta tanto como te imaginas. También voy a pie al supermercado, y doy paseos de cinco kilómetros a lo largo del canal Erie los días que no hago abdominales. Una vez más, ve acompañado de un amigo, o del perro, por seguridad, compañía y para apoyaros mutuamente.

Mira los canales de ejercicio de la televisión por cable, en especial si estás empezando. Ver cómo se retuercen esos cuerpos tan ágiles, mientras mantienen una gran sonrisa, es muy estimulante. Utiliza los vídeos de Richard Simmons, Jane Fonda o cualquier otro de ejercicios que te agrade. Personalmente, creo que los que se dedican al negocio del porno deberían darse un respiro y hacer vídeos de ejercicio totalmente desnudos.

Y esto nos lleva a cerrar el círculo: todo tiene que ver con la desnudez. En especial, con tu aspecto, delante del espejo, cuando te quitas la ropa. Te sentirás encantado, tus amigos tendrán envidia y a tus familiares les hará mucha ilusión saber que pasarás un tiempo con ellos. Bueno, les hará más ilusión si antes te pones la ropa, claro.

Perder peso

Algunas dietas no son más que pura charlatanería.

Una espléndida mañana de primavera, mientras soportaba una clase de química en el instituto, un amigo igualmente aburrido y yo ideamos una dieta de éxito asegurado basada totalmente en las propiedades termales del agua.

Déjame presentártela. En el penúltimo curso de secundaria, nos enseñaron que el agua tiene un alto calor específico. Es decir, se necesita mucho calor para subir un poco su temperatura. Si observas una olla con agua en el fuego, parece que nunca hierve, porque las llamas del hornillo de gas o la espiral al rojo vivo de la cocina eléctrica tienen que funcionar a tope para llevar el agua de la olla a 100º C. ¿Por qué? Porque se necesita una unidad de calor, llamada caloría (con c minúscula), para elevar la temperatura de un gramo de agua (es decir, un mililitro) en un grado. Disculpa el desconcierto matemático que puedo estar creando en ti, pero esta explicación previa tiene un propósito.

La temperatura corporal es sorprendentemente alta: 37º C exactamente. El agua «fría» del grifo tiene una temperatura de 10º C, incluso menos. La del hielo es de 0º C, y la del agua helada entre 1 y 4º C. El agua helada a una temperatura de 4º C tiene treinta y tres grados menos que la temperatura corporal.

Bien, una Caloría dietética (con C mayúscula), denominada kilo-caloría, equivale a 1.000 calorías con c minúscula. Se necesitan 1.000 calorías pequeñas de un mililitro de agua a un grado para hacer una Caloría dietética.

Hmm. Una caloría con c minúscula solo puede elevar el calor de un mililitro de agua en un grado. Una Caloría dietética con C mayúscula equivale a 1.000 pequeñas calorías. Así que tienes que quemar una Caloría para elevar la temperatura de un litro de agua en un grado.

Ajá. Pero eso significa que, para subir la temperatura de un litro de agua helada treinta y tres grados, necesitas quemar 33 Calorías. Y con dos litros quemarías 67 Calorías.

Por los dietistas, sabemos que si ingerimos solo 10 Calorías de más al día, al cabo de diez años habremos engordado cinco kilos. Es decir, únicamente 10 Calorías de más al día, durante un año, te hacen engordar medio kilo. Hay que reconocer que no es mucho. Por otra parte, tendrías verdaderos problemas para intentar quitarme un trozo de pastel de chocolate de 10 Calorías. En un postre, 10 Calorías es algo insignificante.

Sin embargo, si bebes dos litros de agua fría al día, quemarás 67 calorías cada día solo por elevar la temperatura del agua a la temperatura corporal. Esto equivale casi a 3,3 kilos de pérdida de peso al año. Y en diez años, adelgazarías treinta y tres kilos.

Dos litros de agua solo son ocho vasos grandes —no es más de lo que cualquier médico recomienda que bebamos al día—. Tómate el agua fría, y quema calorías mientras ves la televisión. Aproximadamente, medio kilo cada dos meses. Si bebes hasta tres litros, puedes perder medio kilo al mes. Sin necesidad de hacer ejercicio, sin cambios en la dieta. Solo con agua. Agua *fría*.

Pero, espera, aún hay más. Cuantos más líquidos bebamos, menos alimentos sólidos comeremos. Hasta el agua puede llenarnos si la bebemos en gran cantidad. Reducir la ingesta de alimentos implica menos Calorías. Toma un complejo multivitamínico al día para compensar la pérdida de nutrientes inevitable en cualquier dieta. Los norteamericanos consumen más refrescos embotellados que todas las demás bebidas juntas (leche, té, café, zumos, bebidas energéticas, agua, licores, vino y cerveza). Bebe agua en lugar de refrescos embotellados, y consumirás menos azúcar (y menos calorías) o, si bebes refrescos bajos en calorías, menos edulcorantes artificiales. De ese modo también evitarás el ácido carbónico presente en todas las bebidas carbonatadas y el ácido fosfórico de los refrescos de cola. Los dentistas utilizan ácido fosfórico para el grabado ácido del esmalte, y el ácido carbónico tampoco le hace ningún favor a tus dientes.

¿Puedes pasarte con el agua? No es tan fácil. Tu cuerpo es agua en su mayor parte. También la sangre, y los alimentos que ingerimos. Los intestinos y los riñones necesitan agua para deshacerse de los residuos. Fuimos concebidos en un medio acuático. La escasez de agua en el organismo se asocia con cálculos renales, infecciones en las vías urinarias, enfermedades febriles, deshidratación y otras dolencias peores. Así que bebe agua hasta adelgazar. A menos que tu médico te indique lo contrario, dos o tres litros al día es un programa muy razonable.

Esto es solo para romper el hielo. Lo siguiente son los zumos vegetales.

El humorista Dick Gregory visitó nuestro campus para hablarnos en contra de la guerra de Vietnam. Era el año 1970, y la controversia se había disparado. Se quemaban cartillas militares y se interrumpían las clases por las manifestaciones. Fui testigo de cómo el presidente del cuerpo de estudiantes tiraba el contenido de un saco de veinticinco kilos de harina sobre dos infantes de la marina que estaban en la mesa de reclutamiento. Yo llevaba el pelo mucho más corto que el presidente de los estudiantes, pero bastante más largo que los marines. En aquella época, estaba en el comité de conferencias de los estudiantes, y sabía demasiado bien que traíamos a un conferenciante tan incendiario como divertido. Todo lo demás que sabía acerca de las ideas políticas de Dick Gregory venía de haber leído *Dick Gregory from the Back of the Bus* unos años antes.

Iba a sorprenderme. Gregory había dicho que no comería hasta que terminara la guerra. Cuando comenzó su ayuno pesaba 140 kilos, y en aquel momento estaba en 61. Para sobrevivir, tuvo que modificar su promesa, que se convirtió en no comer nada sólido hasta que terminara la guerra de Vietnam. El conflicto bélico continuó durante años, así que ese cambio no se debía a que se hubiera amilanado. Se alimentaba únicamente de zumos: zumos de verduras frescas. Su extenso contrato para dar la conferencia contenía especificaciones por escrito sobre cuántas y qué verduras de cultivo orgánico teníamos que darle. Así que nuestro comité de conferencias fue a hacer la compra para el señor Gregory, y se presentó ante él con dos enormes bolsas de papel marrón llenas de verduras frescas. Las llevó hasta la sala del sindicato de estudiantes, convertida ahora en una concurrida sala de conferencia de prensa, dejó las bolsas sobre la gran mesa de nogal y se sentó.

Yo estaba a menos de un metro de él. La sala estaba muy caldeada por las deslumbrantes luces blancas portátiles de los reporteros de televisión. Había un runruneo de cámaras y las preguntas volaban. El señor Gregory las contestaba con mucha calma, mientras se preparaba un zumo tranquilamente. No recuerdo bien de dónde salió la licuadora, pero allí estaba. Se bebió un vaso tras otro de zumos anaranjados y verdes. Las preguntas de la prensa se centraron únicamente en su visión antibelicista, y no recuerdo que se le formulara ninguna sobre su dieta. Observarlo resultaba extraño. Pensé que el señor Gregory estaba totalmente chiflado.

Años más tarde, supe que personas que pesaban 200, 300 y hasta 400 kilos, y lo habían probado todo para adelgazar, lo conseguían gracias a los zumos vegetales. ¿Adivinas quién estaba detrás de todo eso? Sí, Dick Gregory. Lo habían llamado para hacer que esas personas con obesidad mórbida se pusieran a tomar zumos, y acudió. Consiguió que hicieran lo mismo que él había hecho, y todos perdieron muchísimos kilos. Además de mejorar su salud con ello. Olvida sus ideas políticas: la mejor contribución de Gregory fue salvar vidas.

Yo mismo probé con poco entusiasmo una dieta compuesta en su tercera parte por zumos, y perdí casi diez kilos en tres meses. Era fácil. El principal obstáculo es intentarlo.

Para resumir: hay cuatro «nobles verdades» en la pérdida de peso.

1. La obesidad es real. Y realmente perjudicial para la salud. La mitad de los norteamericanos tienen sobrepeso, y hay casi cuatro millones con obesidad mórbida. Si tienes sobrepeso, admítelo ahora antes de que mueras prematuramente y te pierdas ver crecer a tus nietos. La obesidad mata a doscientos cincuenta mil norteamericanos cada año.

2. La obesidad tiene una causa. Si tienes sobrepeso, o bien comes demasiadas Calorías, o bien quemas muy pocas. Tiene que ver

con la conducta, no con la genética. Si tus padres están gordos y tienes hijos gordos, busca lo que yo llamo la herencia de la mesa del comedor. No estás condenado por tu ADN. Lo más probable es que, simplemente, hayas adoptado los hábitos alimentarios de tu familia.

3. Hay una salida. Actúa de forma diferente. Ingiere menos Calorías, o quema más. O, preferiblemente, haz las dos cosas. Ambas están al alcance del poder de cualquier ser humano, y no trates de decirme lo contrario. Todo el mundo, hasta los parapléjicos, puede hacer ejercicio. Incluso en una silla de ruedas o en una cama puedes empezar a levantar pequeñas pesas. Y una de las pocas libertades auténticas que tenemos está en lo que nos llevamos o no nos llevamos a la boca.

4. No es cuánto, sino qué. El agua y los zumos de verduras son bajos en calorías y tienen muy poca grasa. Casi no hay límite al agua que puedes beber o a la cantidad de verduras que puedes comer. Los zumos de verduras todavía son mejores. Te permiten consumir más vegetales y la absorción de estos es más eficaz. Por lo tanto, el problema de la escasez de nutrientes, muy común en las dietas, desaparece. Lee los capítulos «El superremedio de Saul» y «Zumos» para obtener más información.

No se puede vivir solo con agua. Mahatma Gandhi y muchos otros estuvieron muy cerca de la muerte tras semanas y meses de total ayuno. Pero, al igual que Dick Gregory, puedes vivir, durante un tiempo sorprendentemente largo, únicamente a base de zumos, y sentirte mejor y más ligero.

Quitar los pesticidas
de los alimentos

La gente del mundo real hace la compra en los supermercados, y las frutas y verduras asequibles del mundo real contienen restos de pesticidas. No todos podemos comprar alimentos orgánicos, ni todos somos horticultores. A continuación, tienes algunas formas sencillas y efectivas de reducir tu consumo de sustancias químicas.

Regla número uno: lava las frutas del mismo modo que lavas las manos: ¡con jabón! Mamá tenía razón: limitarte a poner las manazas debajo del grifo no quita la mugre. Los pesticidas utilizados en la agricultura tampoco salen solo con agua. Si fuera así, los agricultores tendrían que volver a echar pesticidas cada vez que llueve, o incluso tras un fuerte rocío. Sería una tarea tan fatigosa como cara. Así que las fábricas elaboran pesticidas con «pegamentos» químicos que no son solubles en agua. Tanto si llueve como si hace sol, permanecen en la fruta.

El jabón, o detergente, es más eficaz de lo que crees para eliminar los restos de pesticidas. Puedes intentarlo tú mismo. Coloca un buen racimo de uvas blancas o negras en un recipiente grande con agua y un chorrito de lavavajillas. Mezcla el detergente a conciencia, y remueve las uvas durante un minuto. Observa el agua detenidamente. Verás la prueba del trabajo que ha hecho el detergente. Si no crees que eso que ves son residuos de pesticidas, prueba con un nuevo recipiente con uvas en agua sin detergente, y con otro con uvas de cultivo orgánico en agua con detergente. Ver es creer.

Por supuesto, es necesario aclarar las frutas y verduras lavadas en detergente antes de comerlas, pero eso no es muy complicado. Acláralas hasta que el agua esté transparente. Cuando toques las frutas y verduras lavadas con detergente, notarás que son diferentes al tacto. Estamos tan acostumbrados a las frutas con capas de sustancias químicas que tocar fruta realmente limpia es toda una experiencia sensorial. Adelante, hazlo. Nadie te ve.

Incluso si crees que los pesticidas no suponen ningún problema para la salud, no hay nada malo en no ingerirlos. Por muchos beneficios que confieran a la fruta cuando todavía está en el árbol, no le harán nada bueno a tu estómago. Los niños consumen cantidades proporcionalmente muy elevadas de pesticidas, porque, con respecto a su peso corporal, comen mucha más fruta. A los padres les tranquilizará saber que la ingesta de sustancias químicas de sus hijos ha sido minimizada.

La fruta recién lavada con detergente no se conserva bien. La capa de sustancias petroquímicas sirve como barrera de hidratación y oxidación (al igual que las capas de cera en muchas frutas y verduras). Para evitar ese problema, lávalas justo antes de comerlas.

Si piensas que me tomo muy a la ligera el tema de los agentes químicos en la agricultura, me gustaría recordarte que soy un ávido horticultor orgánico. También recomiendo comprar alimentos procedentes de cultivos orgánicos siempre que sea posible. Son más caros, pero probablemente se trata de un dinero bien empleado. Los cultivos caseros son una alternativa increíblemente económica. Todas esas historias que puedes escuchar sobre inversiones de treinta dólares en semillas y abono que producen más de setecientos dólares en alimentos frescos son ciertas. Te recomiendo que lo pruebes y veas por ti mismo. Para empezar, prueba a plantar lechuga, calabacín, pepino, judías verdes y una docena de tomateras. Pronto estarás abasteciendo a medio vecindario. Ninguna de estas plantas necesita pesticidas para crecer bien.

Un consejo cutre: no tires esas patatas que no tienen buen aspecto porque les han salido «ojos» o yemas. En realidad, los «ojos» son brotes, y cada uno de ellos puede convertirse en una planta de patata capaz de

Date: 5/28/2019 10:26am
Member: LIZETTE A.

Title	Author

Total items currently out: 0.

Date: 5/28/2019 10:26am
Member: LIZETTE A.

Title	Author	
Curate tu mismo: los sor	Saul, Andrew	6
Dog Man and Cat Kid	Pilkey, Dav (	6
The legend of Zelda -- A	Himekawa, Aki	6
Who's your mummy	Stine, R. L	6

Total items currently out: 4.

Wow! Today, you saved $56.89.
In 2019, you have saved $57.

producir varios tubérculos. Corta la patata y planta los trozos que tengan brote. Tampoco necesitas pesticidas.

Muchas frutas y verduras no son únicamente fumigadas, sino también enceradas. Las llamadas ceras «aptas para el consumo humano» incrementan la vida de la piel y mejoran su aspecto, pero también recubren y fijan cualquier pesticida que se haya aplicado previamente. Eso plantea un problema, porque las ceras no se disuelven en agua con detergente. En los supermercados tal vez puedas encontrar algún producto ideado para quitar la cera de las frutas, pero la alternativa más sencilla es, simplemente, pelarlas. Entre los alimentos más encerados se encuentran las manzanas, las peras, las berenjenas, los pepinos, las calabazas e, incluso, los tomates. La ausencia de brillo no significa que no estén encerados: muchas ceras, al igual que muchos tipos de poliuretano para suelos o barnices, no son brillantes. Una forma de saber si la fruta o verdura ha sido encerada es pasar la uña y ver si se puede arañar. Otra forma de averiguarlo es leer la etiqueta. Aunque esto puede implicar un nuevo viaje al supermercado para leer la caja en que vino la fruta.

Un pelador cuesta menos de un dólar y quita eficazmente la cera. Un chorrito de detergente cuesta pocos centavos. En Internet y en las bibliotecas puedes encontrar mucha información gratuita sobre pesticidas.

Vitaminas sintéticas
y vitaminas naturales

A nadie le gusta lo que tengo que decir sobre este tema. Los vendedores de vitaminas piensan que tiene demasiado de ciencia médica, y los médicos piensan que tiene demasiado de charlatanería. Pero los hechos son los hechos, y aquí los tienes:

1. La mayoría de los productos vitamínicos que se venden en las tiendas de dietética contienen polvos de vitaminas sintéticas. Solo existen unos pocos fabricantes de polvos vitamínicos, y, por lo general, son grandes compañías farmacéuticas. Sin embargo, eso no es inherentemente malo, porque las vitaminas hechas en laboratorios son mucho más económicas que las que proceden de concentrados de alimentos naturales, las vitaminas sintéticas *normalmente* funcionan bien y los laboratorios pueden poner concentraciones muy altas en una pequeña pastilla.

   Una de las mayores diferencias entre las marcas de vitaminas que venden en las tiendas de dietética y las que venden en farmacias está en lo que *no* hay en la pastilla. Por ejemplo, la mayoría de las marcas naturales no utilizan colorantes artificiales, lo cual es algo bueno. Casi todas las marcas contienen sustancias de relleno y excipientes, necesarios para que la pastilla no se deshaga. Puesto que estos varían en función de la marca, la única manera de averiguar lo que utilizan es escribir a la compañía y preguntar. Algunos ingredientes de las pastillas son bastante comunes. El fosfato de calcio, la maltodextrina, la sílice o el dióxido de silicio, la celulosa, los estearatos o el ácido esteárico suelen estar presentes en muchas pastillas y se consideran inofensivos.

2. Las vitaminas pueden recibir la calificación de «naturales» aunque estén hechas en un laboratorio. La vitamina C, por ejemplo, se obtiene en los laboratorios a partir del almidón, que es un producto natural. ¿Esta vitamina C obtenida del almidón es idéntica a la que se consigue a partir del zumo de naranja? La mayoría de los bioquímicos dirían que sí. Pero la verdadera prueba es su eficacia. Las dosis altas de ácido ascórbico elaborado en laboratorios son eficaces contra las enfermedades virales y bacterianas, y muchas otras dolencias. Es posible que la vitamina C procedente de concentrados de alimentos sea, de alguna forma, más eficaz, pero resultaría tan cara que no merecería la pena.

3. Sin embargo, en algunos casos, la forma natural de la vitamina es *claramente* superior a su forma sintética. El mejor ejemplo lo constituye la vitamina E. La forma natural de la vitamina E recibe el nombre de d-alfa-tocoferol, y es un derivado del aceite vegetal. La forma sintética, obtenida a partir de sustancias petroquímicas, es el dl-alfa-tocoferol. No hay una gran diferencia en el nombre, ¿verdad? Sin embargo, existen importantes pruebas de que la forma natural es más beneficiosa para el organismo que la sintética. La forma natural también es más cara, pero no mucho más. Al elegir un suplemento de vitamina E, busca siempre el término d-alfa-tocoferol. El producto todavía es mejor si contiene una mezcla de cofactores adicionales de vitamina E, normalmente llamada «mezcla de tocoferoles naturales».

Resulta sorprendente ver la cantidad de productos que, con una presentación natural, etiquetas decoradas con motivos naturales y marcas que suenan a natural, contienen fórmulas sintéticas. En cierta ocasión compré uno de esos frascos de envoltorio inocente, solo para descubrir después que las pastillas tenían un deslumbrante color rosa, casi radioactivo. Extraño, pero cierto. Todavía lo conservo, y me gusta mostrarlo en mis charlas como ejemplo.

Diez formas de detectar prejuicios antivitamínicos en un estudio científico

1. ¿Qué utilidad tiene? ¿Qué cantidad del estudio original aparece en los medios de comunicación? ¿Ofrece un simple detalle curioso o va acompañado de datos? ¿El periodista que lo redactó leyó el estudio original?

2. ¿Qué se analizó y cómo? ¿Fue un estudio *in vitro* (en tubo de ensayo) o *in vivo* (en animales)? ¿Se realizó algún estudio clínico en personas, o su aplicación en la vida real es una simple conjetura?

3. Sigue el rastro del dinero. ¿Quién pagó el estudio? El dinero de los fabricantes de alimentos, de los gigantes farmacéuticos y otros peces gordos es lo que decide qué se va a analizar y cómo. Es muy difícil, o imposible, que los investigadores presenten descubrimientos que pongan en un aprieto a quienes los financian. Las investigaciones publicadas a menudo indican sus fuentes de financiación, normalmente al final del artículo en el apartado de agradecimientos. En caso contrario, siempre aparecen las direcciones de los principales autores. Escríbeles y pregunta.

4. Comprueba las dosis. Cualquier estudio sobre la vitamina C que utilice menos de 2.000 mg al día es una pérdida de tiempo. Cualquier estudio sobre la vitamina E que emplee menos de 400 U.I. diarias es una pérdida de tiempo. Cualquier estudio sobre niacina que utilice menos de 1.000 mg al día es una pérdida de tiempo.

5. Comprueba la fórmula del suplemento utilizado. ¿Realizaron el estudio con una vitamina natural o sintética? Cualquier estudio sobre el caroteno que use únicamente la forma sintética de beta-caroteno es inútil. Cualquier estudio sobre la vitamina E que utilice la forma sintética de dl-alfa-tocoferol es inútil.

6. Emplea el «principio de Pauling»: lee todo el estudio e interpreta la información por ti mismo. No confíes en el resumen ni en las conclusiones de los autores. Como el propio Linus Pauling señaló repetidamente, muchos investigadores no tienen en cuenta o desestiman el significado estadístico de su propio trabajo. Ese hecho puede deberse a un error humano o a motivaciones políticas. Desconfía de las opiniones.

7. Atención con los detractores de Pauling. Si un artículo que aparece en los medios de comunicación se muestra crítico con el premio Nobel Linus Pauling, puedes estar seguro de que ha sido tergiversado intencionadamente.

8. Ten cuidado con las afirmaciones de autores que sostienen que obtenemos a través de la dieta todas las vitaminas que necesitamos, o que no hay pruebas científicas que demuestren la validez de las grandes dosis de vitaminas.

9. Ten precaución con las recomendaciones públicas excesivamente cautelosas que aparecen al final de los artículos, como «limítate a llevar una dieta equilibrada» o «si tienes que tomar vitaminas, no sobrepases las CDR».

10. Interpreta lo que dicen los medios de comunicación al revés. Cuantos más titulares en los medios tenga una determinada investigación, más intereses políticos despierta, y menores son las probabilidades de que el reportaje, o el propio estudio, sean objetivos. Los estudios positivos sobre nuevos fármacos siempre generan titulares. Al igual que las historias terroríficas sobre las vitaminas. Cuanto más bombo y platillo reciba una determinada investigación en los medios de comunicación, peor será. Las investigaciones realmente valiosas no asustan; nos ayudan a ponernos bien.

Cómo no morí en el laboratorio

El germen no es nada; el terreno lo es todo.

Louis Pasteur

Déjame que te hable de mi compañero de laboratorio de las clases de biología del instituto. Estaba siempre enfermo. Siempre. Mike venía a clase con tos seca prácticamente todos los días. Le asignaron un asiento a mi lado, en uno de esos pupitres para dos de tapa negra tan comunes en las clases de ciencias. Se pasaba toda la hora sorbiéndose la nariz, resoplando y estornudando. Era un chico enfermizo. Tendrían que haberle dado muy buenas notas solo por asistir al instituto, pero tuve la mala suerte de que apenas faltaba a clase.

En cierta ocasión, preparamos placas de cultivo de agar. Es decir, mezclábamos una cosa parecida a la gelatina, de un color que recordaba a la diarrea, la calentábamos y la vertíamos en unos platos redondos de cristal de unos diez centímetros de diámetro. Una vez se enfriaba, añadíamos bacterias o el microorganismo que queríamos cultivar. Llenamos la incubadora de una increíble variedad de especímenes, pero nos sobraron unas cuantas placas de cultivo.

El manual del laboratorio decía que dejáramos una fuera de clase, sin tapar, y comprobáramos si podíamos obtener un cultivo a partir de lo que el aire depositaba en ella. Se nos ocurrió algo mejor. Utilizamos a Mike.

Casi en ese mismo momento, todos nos dimos cuenta de que Mike era nuestra fuente ideal de patógenos. Y puesto que el señor Thorensen no estaba en el aula en ese momento, aquella era nuestra oportunidad. Hicimos que Mike tosiera al máximo sobre un par de placas de agar. Quiero decir que, realmente, dejó que saliera de todo. Las chicas giraban la cabeza y se tapaban la cara con sus pañuelos. Los chicos hacíamos muecas de asco y seguíamos mirando, a veces con verdaderos gestos de dolor cada vez que una pasmosa ráfaga emergía de los espaciosos pulmones de Mike.

Mientras Mike secaba la mesa, nos dirigimos sigilosamente hacia la parte trasera del laboratorio, tapamos nuestros cultivos extracurriculares y los guardamos bien en el fondo de la estantería inferior de la incubadora. Con visiones del Premio Nobel rondando en nuestras cabezas, regresamos a nuestros asientos justo cuando el señor Thorensen entraba en el aula. Le ofrecimos nuestras sonrisas más melifluas y cruzamos los brazos a la espera de su siguiente frase, o de la campana –lo que llegara primero.

Obviamente, nos olvidamos por completo de los cultivos. Como no los habíamos etiquetado, nadie los reclamó; aunque tampoco los tiraron.

Y pasó un tiempo considerable.

Un día, mientras el señor Thorensen estaba de nuevo fuera del aula, recordamos nuestro improvisado proyecto de investigación. Mi amigo Sid y yo fuimos a la vieja incubadora gris, la abrimos y buscamos los cultivos. Todavía estaban allí. Sacamos las dos placas, y todos nos apiñamos alrededor de ellas para ver por fin algo verdaderamente científico.

Aquello era increíble. Bultos grandes y peludos, hongos blancos y capas de cieno lechoso cubrían la superficie del cultivo. Parecía como si hubiéramos exhumado las tripas de un pez podrido. Asqueroso. En ese momento y en ese lugar, supimos dos cosas. Primera: Mike, por lógica, debería estar muerto. Segunda: obviamente, no lo estaba.

Puesto que yo, en sentido geográfico, era su amigo más cercano, eso me afectaba personalmente. Como poco, debería tener los síntomas de Mike. Pero no los tenía. De alguna forma, mi cuerpo me mantenía sano, a pesar de lo que la población de patógenos de Mike era capaz de hacer.

Mi relación con la sanación natural comenzó en ese momento. Pasteur tenía razón: no es el germen, sino el terreno. Puedes toser sobre un plato de cristal, y el cultivo no logrará prosperar. Si tu cuerpo tiene lo que necesita, se mantendrá sano, sea lo que sea que se esconda en los pulmones de tu vecino.

Curso intensivo de cocina vegetariana

Cuando era niño, comer era un mal necesario. Mi madre, que había sido profesora de historia, no era precisamente una apasionada de la cocina. Su informal indiferencia ante cualquier avance de la ciencia culinaria rozaba lo legendario. Hace años, mi hermana hizo una redacción para la asignatura de inglés sobre una época de mi infancia en que mi madre mezcló una caja de gelatina con sabor a lima con otra con sabor a cereza, y obtuvo una gelatina gris. Sí, tuvimos que comerla. En mi casa no se tiraba nada.

«Muy hecho», al menos en mi experiencia, era la expresión más oída en casa a la hora de comer. Mi madre era capaz de quemar hasta el helado. Lo achicharraba todo, y lo justificaba con la disculpa de siempre: «A tu padre le gusta así». Tras años y años de alimentos recocidos, secos y que hacían rechinar los dientes, finalmente le pregunté a mi padre por qué le gustaba la comida tan hecha. Él contestó: «Así es como la hace tu madre».

Tal vez esta, extenuante para el paladar, distorsión de lo que debía haber sido la comida casera fue lo que me hizo correr en dirección contraria de adulto. Fuera lo que fuese, llevo treinta años cocinando alimentos naturales, integrales y vegetarianos. Aquí tienes mis diez mejores consejos de cocina:

1. Si la cocina vegetariana tiene un secreto, ese es la sal. Los cereales y las legumbres (alubias, frijoles y lentejas) la necesitan en especial para que sepan bien. Pero no vayas a preocuparte ahora por el exceso de sodio. Los alimentos preparados en casa tienen menos sal que la mayoría de los procesados que compras en los supermercados y, sin duda, que los de los restaurantes. Usa (solo) la sal suficiente para que la gente quiera comer lo que sirves, y ya tienes media batalla ganada. En caso de que te pases, el exceso de sal puede eliminarse si le añades a la comida una patata cruda cortada por la mitad, la cueces y la retiras de la olla antes de servir. Añadir más agua, o más ingredientes, únicamente sirve para reducir la concentración de sal.

2. Prueba a medida que vas cocinando. Si te gusta lo que preparas, a los demás probablemente también les gustará. Aprender de los errores cuesta menos si tienes un buen perro hambriento y tolerante. Puedes conseguir fácilmente un animal así en la perrera o en la protectora de animales de tu ciudad. Créeme, cualquier cosa que antes habrías pensado en tirar es mucho mejor que el contenido de muchos alimentos industriales para mascotas.

3. Consulta libros sencillos de cocina vegetariana. En especial, me gustan *The Deaf Smith Country Cookbook* (El libro de cocina rural de Deaf Smith) y *Laurel's Kitchen* (La cocina de Laurel). Las tiendas de productos dietéticos suelen tener una buena selección de libros de cocina, y a menudo ofrecen recetas gratuitas.

4. En caso de duda, déjalo. Cuando no estés seguro de si debes o no utilizar un determinado ingrediente, no lo utilices. He hecho pan con harina de trigo, agua y sal. Y punto. El resultado es una torta de pan, o pan ácimo, pero sabe genial. Nunca les añado grasas o aceite a mis panes fermentados. Realmente, no lo echas en falta.

5. Con los años, te ahorras una fortuna con la cocina vegetariana. Los mejores alimentos del supermercado, normalmente, son los más baratos. Los peores, por el contrario, son los que cuestan más. En mi casa, gastamos en alimentos aproximadamente una tercera parte de lo que gastan nuestros vecinos. Es una forma de ahorrar dinero y estar sano; ¿se te ocurre algo mejor?

6. Empieza a pequeña escala, y, a medida que adquieras experiencia, cocina en grandes cantidades. Una enorme olla de sopa da para una

semana. Puedes guardarla en el congelador en varios recipientes de una porción, y utilizar uno cuando lo necesites en lugar de abrir una lata de cualquier cosa. Es igual de cómodo, pero más barato y sano.

7. Asegúrate de cocer las alubias y las legumbres a conciencia. Saben fatal si no las cueces lo suficiente. Después de examinarlas para retirar cualquier piedrecita que puedan tener, déjalas en remojo durante toda la noche para reducir el tiempo de cocción al día siguiente. Cambia el agua de remojo dos veces antes de cocinarlas para quitar la suciedad y los restos de jabón.

8. Si no estás acostumbrado a cocinar al horno con harina integral, empieza a hacerlo gradualmente. Comienza con dos tercios de harina refinada y un tercio de harina integral. Después, prueba con mitad y mitad. Con el tiempo, puedes aumentar la proporción de harina integral tan gradualmente que nadie lo notará. Cocinar al horno con trigo integral (o cualquier otro cereal integral) requiere más levadura y tiempo de cocción. Acerca una silla al horno y controla el proceso de vez en cuando.

9. Para estimular tus hábitos culinarios, almacena *menos* comida en casa. Cuantas más muletas tengas para apoyarte, menos trabajarás la autoconfianza. Almacena cereales y legumbres. Al estar secas, se conservan durante mucho tiempo en tarros de cristal. Con sal, aceite, algunas hierbas aromáticas, especias, y, desde luego, frutas y verduras, ya tienes todo lo que necesitas. La mantequilla, el queso y el yogur también forman parte de nuestro menú, pero no necesariamente para todos. El tofu, el *tempeh,* los brotes o las semillas de brotes, la miel, la melaza y los zumos de fruta completan nuestra económica dieta. Somos más creativos en la cocina cuando los ingredientes que guardamos en ella son pocos.

10. No te inquietes si sucumbes ante el ataque de un Big Mac o engulles una caja de bombones en alguna ocasión especial. Para mí, el hecho de que comas pavo los días festivos no es un asunto de vida o muerte (más bien, lo es para el pavo). Lo que importa no es lo que haces un día determinado, sino lo que haces durante los restantes trescientos sesenta y cuatro días del año. En total, ¿lo estás haciendo bien? Analiza tus deudas, analiza el uso que haces del botiquín de medicinas, analiza la pesa del baño: si los tres disminuyen, lo estás haciendo bien.

Epílogo
Es tu decisión, tu salud, tu vida

La idea de este libro es estimular en ti la confianza de que puedes encargarte de tu salud. Me gusta llamar a eso «autosuficiencia en salud». Sé que es fácil de decir cuando te encuentras bien, pero, definitivamente, una tarea ardua si estás enfermo. Como he remarcado en este libro, resulta esencial disponer de información fidedigna para que puedas tomar decisiones sobre la salud de tu familia con total confianza. Aquí tienes varias formas de conseguir respuestas precisas y detalladas a tus preguntas en materia de salud. Todas ellas requieren cierto grado de compromiso personal:

1. Busca en la biblioteca de tu ciudad, y pídele ayuda al bibliotecario. Seguro que tu biblioteca no es más pequeña que la biblioteca pública Hamlin, del norte del estado de Nueva York, de solo dos salas, a la que suelo acudir. Incluso allí tenemos cinco ordenadores y algunos de los bibliotecarios más serviciales que jamás haya visto (y he conocido a muchos bibliotecarios en mi vida). Además, utilizar este servicio no te costará nada.

2. Haz una buena búsqueda en Internet con la ayuda de los principales buscadores. En la edad de la informática, es más fácil que nunca acceder a los conocimientos. Sin embargo, es útil saber

dónde investigar. Si le ofreces un pescado a una persona hambrienta, al día siguiente tendrá hambre de nuevo. Si le enseñas a pescar, siempre tendrá comida. No te quedes con una o dos páginas web. Examina todas las que encuentres, pero ten en cuenta las siguientes precauciones:

- Ten cuidado con las páginas con productos a la venta, ya que pueden no ser objetivas. Tal vez tengas que analizar la página cuidadosamente para encontrar la relación con el producto que ofrecen, pero merece la pena hacerlo.
- Ten cuidado con las llamadas páginas de protección del consumidor que alertan sobre los peligros de las vitaminas. Esa desinformación tiene un desfase de cincuenta años. Si una de esas páginas te recomienda que *no* leas algo en concreto, busca ese artículo y léelo inmediatamente.
- Ten cuidado con las páginas administradas por médicos privados u otros individuos que ganan dinero con un servicio de consultas. Esos profesionales te ofrecerán una información gratuita muy prometedora, y después te sugerirán una consulta por la que tendrás que pagar.
- De hecho, ten cuidado con cualquier página web, sea quien sea el administrador. Ten en cuenta esta precaución incluso en mi propia página, DoctorYourself.com. Analiza todas las referencias y experiencias personales, y decide por ti mismo.

Si todo esto te suena a trabajo... bueno, sí lo es. La vida es trabajo. Como, de todas formas, siempre vas a tener que comer, es mejor comer correctamente. Si tienes que esperar, mejor hacerlo en la biblioteca que en la consulta del médico. Considera los beneficios que obtendrás en relación con el tiempo: mejorar tu salud tiene sus recompensas, no solo más años de vida, sino también mejores años de vida. Si esto es demasiado para ti, eso significa que estás preparado para morir. Si no estás preparado para morir, aprende a valorar las bibliotecas, las bibliografías y la lectura. Si en este libro no he tocado mucho el asunto que realmente te interesa, puedes estar seguro de que eso no te sucederá en una biblioteca o en Internet.

Como asesor en asuntos de salud, diariamente me veo inundado por personas que quieren saltarse la absorbente tarea de búsqueda que acabo de mencionar y, en lugar de ello, me preguntan qué deben hacer con su problema. Llamo a eso «consejo de pasillo», y no puedo culparlos por intentarlo. No lleva ningún tiempo preguntar: «¿Qué tengo que hacer para esto o aquello?». En la actualidad, tras años de deliberación, tengo finalmente lo más parecido a una respuesta concisa a esa pregunta:

Necesitas cambiar toda tu vida.

Cambia tu vida. Si quieres que mejore, es lo que tienes que hacer. El primer paso es leer mucho, realmente un montón. Pero eso solo es el comienzo.

- Si nunca has intentado seguir una dieta vegetariana, empieza a hacerlo.
- Si nunca has intentado hacer un ayuno a base de zumos, empieza a hacerlo.
- Si nunca has leído el *Journal of Orthomolecular Medicine*, empieza a hacerlo.
- Si nunca has tomado vitamina C hasta el nivel de saturación, empieza a hacerlo.
- Si nunca le has enseñado nada a tu médico, empieza a hacerlo.
- Si nunca has hecho un curso de meditación, o cualquier otra técnica para reducir el estrés, empieza a hacerlo.
- Si nunca has hecho media hora de ejercicio al día, empieza a hacerlo.
- Si nunca has dejado el alcohol o el tabaco, empieza a hacerlo (a fumar no, chico listo, empieza a dejar de fumar).
- Si nunca has utilizado el servicio de préstamo interbibliotecario para acceder a un buen libro de salud, empieza a hacerlo.

Si todo esto te parece imposible, ¿por qué haces la pregunta? Si ya limitas tu respuesta, ¿por qué preguntas?

Para ir rápidamente al grano, suelo formularles a mis pacientes la más mordaz de las preguntas lo más pronto posible: «¿Qué estás dispuesto a hacer para ponerte mejor?». La respuesta que quiero escuchar, por supuesto, es «lo que haga falta». Pero, al igual que sucede con las resoluciones para el Año Nuevo, sé que no hay que presionar demasiado. En el cuidado de la salud, la flexibilidad es absolutamente necesaria. Acepto dos tercios de esfuerzo, pues, como profesor con experiencia, apruebo a quien supere el 6,5 de 10. Siempre es mejor algo más; sin embargo, si pudieras cambiar totalmente dos tercios de tu vida, te sentirías satisfecho e impresionado. En especial, si lo mantienes durante más de un año.

Pienso que te impresionarían todavía más los resultados.

Veo dos tipos de enfermos: aquellos que no quieren cambiar su estilo de vida, y aquellos que desean hacerlo, pero no saben cómo empezar. La actividad de explorar para encontrar oro y la de buscar una salud mejor tienen tres cosas en común:

1. Necesitas motivación para hacerte rico.
2. Necesitas información acerca de dónde excavar.
3. Necesitas excavar.

Nada es gratis en esta vida no existen soluciones rápidas ni varitas mágicas para curar las enfermedades. Me gustaría que hubiera una respuesta sencilla a las cuestiones de salud. Pero no la hay. Hay respuestas, de acuerdo, pero no son fáciles. La medicina moderna ha creado más personas codependientes que copagos. Hemos aprendido a mantenernos a la espera del remedio mágico, del nuevo fármaco milagroso, del procedimiento quirúrgico definitivo. Y también hemos «aprendido» a despreciar el poder sanador de la naturaleza, el tremendo poder terapéutico de los cambios en el estilo de vida, la dieta vegetariana, los zumos de verduras frescas y los suplementos de vitaminas.

Pero los tiempos están cambiando. Ante nosotros, surge un nuevo paradigma, una forma totalmente diferente de contemplar la salud. Tal vez ya sepas que, en chino, la palabra «crisis» también significa «oportunidad». En resumidas cuentas, la filosofía de *Cúrate tú mismo* se basa en eso. Sea cual sea la oportunidad que buscas, sigue los consejos y comienza a cavar. Ya busques petróleo, oro, información o salud, siempre necesitas actuar. Si quieres cambiar tu salud, tienes que cambiar tu vida. Hazlo hoy.

Bibliografía

Adams, R. y Murray, F., *Megavitamin Therapy*. Nueva York: Larchmont, 1973.

Andrew, S. «You can be your own doctor». *Mother Earth News* 85 (enero/febrero de 1984): 17-23.

Airola, P., *Health Secrets from Europe*. Nueva York: Arco, 1972.

———*How to Get Well*. Phoenix, AZ: Health Plus, 1980.

Bailey, H., *The Vitamin Pioneers*. Emmaus, PA: Rodale Books, 1968.

———*Vitamin E for a Healthy Heart and a Longer Life*. Nueva York: Carroll and Graf, 1993.

Balch, J. y Balch, P., *Prescription for Nutritional Healing*. Garden City Park, NY: Avery, 1990.

Barnett, L. B., «New concepts in bone healing». *Journal of Applied Nutrition* 7 (1954): 318-323.

Belfield, W. O., «Vitamin C in treatment of canine and feline distemper complex». *Veterinary Medicine/Small Animal Clinician* (abril de 1967): 345-348.

Bernier, R. H., et al. «Diphtheria-tetanus toxoids-pertussis vaccination and sudden infant deaths in Tennessee». *Jour Pediatrics* 101 (1982): 419-421.

Bicknell, F. y Prescott, F., *The Vitamins in Medicine*, 3ª ed. Milwaukee, WI: Lee Foundation, 1953.

Billings, E. y Westmore, A. *The Billings Method*. Nueva York: Ballantine, 1983.

Bircher, R., «A Turning Point in Nutritional Science». Address delivered in Milwaukee, WI, c. 1950. Undated reprint by Lee Foundation for Nutritional Research, Milwaukee, WI.

Bland, J. *The Key to the Power of Vitamin C and Its Metabolites*. New Canaan, CT: Keats Publishing, 1989.

Block, G., et al. «Epidemiological evidence regarding vitamin C and cancer».

American Journal of Clinical Nutrition 54 (diciembre de 1991): 1310S-314S.

Burgstahler, A. «Water fluoridation: promise and reality». *National Fluoridation News* (verano de 1985).

Burns, D., ed. *The Greatest Health Discovery: Natural Hygiene and Its Evolution, Past Present and Future.* Chicago: Natural Hygiene Press, 1972.

Cameron, E. «Vitamin C and cancer: an overview». *International Journal of Vitamin and Nutrition Research* Suppl. 23 (1982): 115-127.

_____ «Protocol for the Use of Intravenous Vitamin C in the Treatment of Cancer». Palo Alto, CA: Linus Pauling Institute of Science and Medicine.

_____ «Protocol for the use of vitamin C in the treatment of cancer». *Medical Hypotheses* 36 (1991): 190-194.

Cameron, E. y Baird, G. «Ascorbic acid and dependence on opiates in patients with advanced and disseminated cancer». *Journal of International Research Communications* 1 (1973): 38.

Cameron, E. y Campbell, A. «The orthomolecular treatment of cancer II. Clinical trial of high-dose ascorbic supplements in advanced human cancer». *Chemical-Biological Interactions* 9 (1974): 285-315.

_____ «Innovation vs. quality control: an "unpublishable" clinical trial of supplemental ascorbate in incurable cancer». *Medical Hypotheses* 36 (1991): 185-189.

Cameron, E. y Pauling, L. «Ascorbic acid and the glycosaminoglycans: An orthomolecular approach to cancer and other diseases». *Oncology* (Basel) 27 (1973): 181-192.

_____ «The orthomolecular treatment of cancer. 1. The role of ascorbate in host resistance». *Chemical-Biological Interactions* 9 (1974): 273-283.

_____ «Supplemental ascorbate in the supportive treatment of cancer: prolongation of survival times in terminal human cancer». *Proceedings of the National Academy of Sciences USA* 73 (1976): 3685-3689.

_____ «Supplemental ascorbate in the supportive treatment of cancer: Reevaluation of prolongation of survival times in terminal human cancer». *Proceedings of the National Academy of Sciences USA* 75 (1978): 4538-4542.

_____ *Cancer and Vitamin C,* edición revisada. Filadelfia: Camino Books, 1993.

Campbell, A., Jack, T. y Cameron, E. «Reticulum cell sarcoma: two complete "spontanous" regressions, in response to high-dose ascorbic acid therapy. A report on subsequent progress». *Oncology* 48 (1991): 495-497.

Canter, L. *Assertive Discipline for Parents,* edición revisada. Nueva York: Harper and Row, 1985.

Carnegie, D. *How to Win Friends and Influence People.* Nueva York: Pocket Books, 1981.

Carper, J. *Food: Your Miracle Medicine.* Nueva York: Harper-Collins, 1993.

Carter, C. W. «Maintenance nutrition in the pigeon and its relation to heart block». *Biochemistry* 28 (1934): 933-939.

Cathcart, R. F. «Clinical trial of vitamin C». [carta al editor.] *Medical Tribune* (25 de junio de 1975).

_____ «The method of determining proper doses of vitamin C for the treatment of disease by titrating to bowel tolerance». *Journal of Orthomolecular Psychiatry* 10 (1981): 125-132.

_____ «Titration to bowel tolerance, anascorbemia, and acute induced scurvy». *Medical Hypotheses* 7 (1981): 1359-1376.

_____ «Vitamin C in the treatment of acquired immune deficiency syndrome (AIDS)». *Medical Hypotheses* 14 (1984): 423-433.

_____ «Vitamin C, the nontoxic, nonrate-limited antioxidant free radical scavenger». *Medical Hypotheses* 18 (1985): 61-77.

_____ «The vitamin C treatment of allergy and the normally unprimed state of antibodies». *Medical Hypotheses* 21 (1986): 307-321.

_____ «A unique function for ascorbate». *Medical Hypotheses* 35 (May 1991): 32-37.

_____ «The third face of vitamin C». *Journal of Orthomolecular Medicine* 7 (1993): 197-200.

Chakrabarti, R. N. y Dasgupta, P. S. «Effects of ascorbic acid on survival and cell-mediated immunity in tumor bearing mice». *IRCS Med Sci* 12 (1984): 1147-1148.

Challem, J. *Vitamin C Updated.* New Canaan, CT: Keats Publishing, 1983.

Chan, A. C. «Vitamin E and atherosclerosis», revisado, *J Nutr* 128 (octubre de 1998): 1593-1596.

Chapman-Smith, D. «Cost effectiveness: the Manga report». *The Chiropractic Report* (1993): 1-2.

Cheney, G. «Rapid healing of peptic ulcers in patients receiving fresh cabbage juice». *California Medicine* 70 (1949): 10-14.

_____ «Anti-peptic ulcer dietary factor». *J Am Diet Assoc* 26 (1950): 668-672.

_____ «Vitamin U therapy of peptic ulcer». *California Medicine* 77 (1952): 248-252.

Cheraskin, E. y Ringsdorf, W. M. *New Hope for Incurable Diseases.* Nueva York: Exposition Press, 1971.

Cheraskin, E., et al. *The Vitamin C Connection.* Nueva York: Harper and Row, 1983.

Chopra, D. *Perfect Health.* Nueva York: Harmony Books, 1991.

Clarke, J. H. *The Prescriber.* Essex, Inglaterra: CW Daniel, 1972.

Cleave, T. L. *The Saccharine Disease.* New Canaan, CT: Keats Publishing, 1974.

Cleigh, Z. «Laetrile». *Well Being Magazine* 26 (noviembre de 1977): 29-33.

Coulter, H. *Homeopathic Influences in Nineteenth-Century Allopathic Therapeutics.* Falls Church VA: American Institute of Homeopathy, 1973.

_____ *Homoeopathic Science and Modern Medicine.* Richmond, CA: North Atlantic Books, 1981.

Coulter, H. y Fisher, B. *A Shot in the Dark.* Garden City Park, NY: Avery, 1991.

Cowley, G. «Healer of hearts». *Newsweek* (16 de marzo de 1998): 50-56.

Cumming, F. «Vaccinations: A health hazard?» *Sydney Sunday Herald* (4 de abril de 1993): 41-42, 79.

Dahl, H. y Degre, M. «The effect of ascorbic acid on production of human interferon and the antiviral activity in vitro». *Acta Pathologica et Microbiologica Scandinavica* 84 (1976): 280-284.

Dannenburg, A. M, et al. «Ascorbic acid in the treatment of chronic lead poisoning». *JAMA* 114 (1940): 1439-1440.

Davis, A. *Let's Get Well*. Nueva York: Signet, 1965.

_____*Let's Eat Right to Keep Fit*. Nueva York: Signet, 1970.

Dawson, E. B, et al. «Effects of ascorbic acid on male fertility». En *Third Conference on Vitamin C, Annals of the New York Academy of Sciences* 498 (1987).

Dawson, W. y West, G. B. «The influence of ascorbic acid on histamine metabolism in guinea pigs». *British Journal of Pharmacology* 24 (1965): 725-734.

Dufty, W. *Sugar Blues*. Nueva York: Warner Books, 1975.

Dworkin, S. y Dworkin, F. *The Apartment Gardener*. Nueva York: Signet, 1974.

_____*The Good Goodies*. Nueva York: Fawcett Crest, 1974.

Eby, G., Davis, D. y Halcomb, W. «Reduction in duration of common cold symptoms by zinc gluconate lozenges in a double blind study». *Antimicrobal Agents and Chemotherapy* 25 (enero de 1984): 20-24.

Edward, J. F. «Iodine: its use in the treatment and prevention of poliomyelitis and allied diseases». *Manitoba Medical Review* 34 (1954): 337-339.

Enstrom, J. E., Kanim, L. E. y Klein, M. A. «Vitamin C intake and mortality among a sample of the United States population». *Epidemiology* 3 (1992): 194-202.

Fairfield, K. M. y Fletcher, R. H. «Vitamins for Chronic Disease Prevention in Adults: Scientific Review». *JAMA*. 2002; 287: 3116-3126.

Farrell, W. *Why Men Are the Way They Are*. Nueva York: McGraw-Hill, 1986.

_____*The Myth of Male Power*. Nueva York: Simon and Schuster, 1993.

Feingold, B. F. *Why Your Child is Hyperactive*. Nueva York: Random House, 1985.

Fletcher, R. H. y Fairfield, K. M. «Vitamins for Chronic Disease Prevention in Adults: Clinical Applications». *JAMA*. 2002; 287: 3127-3129.

Ford, M. W., et al. *The Deaf Smith Country Cookbook*. Nueva York: Collier, 1973.

Fredericks, C. y Bailey, H. *Food Facts and Fallacies*. Nueva York: Arco, 1965.

Free, V. y Sanders, P. «The use of ascorbic acid and mineral supplements in the detoxification of narcotic addicts». *Journal of Orthomolecular Psychiatry* 7 (1978): 264-270.

Fritsch, A. «The Center for Science in the Public Interest». *99 Ways to a Simple Lifestyle*. Nueva York: Anchor-Doubleday, 1977.

Furgurson, E. B. *Chancellorsville, 1863*. Nueva York: Alfred A. Knopf, 1992.

Gerson, M. *A Cancer Therapy: Results of Fifty Cases*, 3ª ed. Del Mar, CA: Totality Books, 1977.

Gerson, C. y Walker, M. *The Gerson Therapy*. Nueva York: Kensington Publishing Corp, 2001.

Ghosh, J. y Das, S. «Evaluation of vitamin A and C status in normal and malignant conditions and their possible role in cancer prevention». *Japanese Journal of Cancer Research* 76 (diciembre de 1995): 1174-1178.

Goldbeck, N. y Goldbeck, D. *The Supermarket Handbook*. Nueva York: Signet, 1976.

Goodman, S. *Vitamin C: The Master Nutrient*. New Canaan, CT: Keats Publishing, 1991.

Graves, S. B. «Carrots and cancer: the surprising connection». *Family Circle* (1 de julio de 1982).

Greenwood, J. «Optimum vitamin C intake as a factor in the preservation of disk integrity». *Med Ann DC.* 33 (junio de 1964).

Gregory, D. *Dick Gregory's Natural Diet for Folks Who Eat.* Nueva York: Harper and Row, 1973.

Griffin, M. R., et al. «Risk of sudden infant death syndrome after immunization with the diphtheria-tetanus-pertussis vaccine». *New Engl Jour Med* 319 (1988): 618-623.

Gross, L. «The effects of vitamin deficient diets on rats, with special reference to the motor functions of the intestinal tract in vivo and in vitro». *Journal of Pathology and Bacteriology* 27 (1924): 27-50.

Growdon, A. «Neurotransmitter Precursors in the Diet». En *Nutrition and the Brain,* editado por Wurtman and Wurtman. Nueva York: Raven Press, 1979, 117-181.

Guenther, R. M. «Alcoholism and nutrition». *International Journal of Biosocial Research* 4 (1983): 3-4.

Harold, W. «Manner: the man who cures cancer». *Mother Earth News* (nviembre/diciembre de 1978): 17-24.

Harrell, R. F., et al. «Can nutritional supplements help mentally retarded children? An exploratory study». *Proceedings of the National Academy of Sciences USA* 78 (1981): 574-578.

Harris, A., Robinson, A. y Pauling, L. «Blood plasma l-ascorbic acid concentration for oral l-ascorbic acid dosage up to 12 grams per day». *Interna-*tional Research Communications System (diciembre de 1973): 19.

Hart, B. F. y Levensdorf, M. «Is there an alternative to surgery for angina pectoris?». *Let's Live* (octubre de 1977).

Hawkins, D. R., Bortin, A. W. y Runyon, R. P. «Orthomolecular psychiatry: niacin and megavitamin therapy». *Psychosomatics* 11(1970): 517-521.

Hawkins, D. R. y Pauling, L. *Orthomolecular Psychiatry.* San Francisco: Freeman, 1973.

Hemil, H. «Vitamin C and the common cold». *British Journal of Nutrition* 67 (1992): 3-16.

Hillemann, H. H. «The illusion of American health and longevity». *Clinical Physiology* 2 (1960): 120-177.

Hoffer, A. «Relation of Epinephrine Metabolites to Schizophrenia», en *Chemical Concepts of Psychiatry,* editado por M. Rinkel y H. G. B. Denber. Nueva York: Mowell-Obolensky Inc, 1958.

_____ *Niacin Therapy in Psychiatry.* Springfield, IL: Charles S. Thomas, 1962.

_____ «Treatment of schizophrenia». *Orthomolecular Psychiatry* 3 (1974): 280-290.

_____ *Vitamin B3 and Schizophrenia: Discovery, Recovery, Controversy.* Kingston, ON: Quarry Press, 1998.

_____ *Dr. Hoffer's ABC of Natural Nutrition for Children.* Kingston, ON: Quarry Press, 1999.

_____ *Vitamin C and Cancer: Discovery, Recovery, Controversy.* Kingston, ON: Quarry Press, 1999.

Hoffer, A. y Osmond, H. «Treatment of schizophrenia with nicotinic acid: a ten-year follow-up». *Acta Psychiatr Scand* 40 (1964): 171-189.

_____New Hope for Alcoholics. New Hyde Park, NY: University Books, 1968.

Hoffer, A., Osmond, H., Callbeck, J. M. y Kahan, I. «Treatment of schizophrenia with nicotinic acid and nicotinamide». Journal of Clinical Experimental Psychopathology 18 (1957): 131-158.

Hoffer, A. y Pauling, L. «Hardin Jones biostatistical analysis of mortality data for cohorts of cancer patients with a large fraction surviving at the termination of the study and a comparison of survival times of cancer patients receiving large regular oral doses of vitamin C and other nutrients with similar patients not receiving those doses». Journal of Orthomolecular Medicine 5 (1990): 143-154.

_____ «Hardin Jones biostatistical analysis of mortality data for a second set of cohorts of cancer patients with a large fraction surviving at the termination of the study and a comparison of survival times of cancer patients receiving large regular oral doses of vitamin C and other nutrients with similar patients not receiving those doses». Journal of Orthomolecular Medicine 8 (1993): 157-167.

Hoffmann-La Roche. «Marginal Vitamin Deficiency: The Gray Area of Nutrition». [Reimpresión] La Canada, CA: Bronson Pharmaceuticals (folletos).

Horwitt, M. K. «Vitamin E: a reexamination». American Journal of Clinical Nutrition 29 (5 de mayo de 1976).

Horwitz, N. «Vitamins, minerals boost IQ in retarded». Medical Tribune 22 (1981): 1, 19.

Huggins, H. It's All in Your Head. Diseases Caused by Silver-Mercury Fillings. Co-lorado Springs, CO: Life Sciences Press, 1990.

Hume, E. D. Bechamp or Pasteur? A Lost Chapter in the History of Biology. Londres: C. W. Daniel, 1923.

Humer, R. P. «Brain food: Neurotransmitters make you think». Let's Live (diciembre de 1981).

Hunter, B. T. The Natural Foods Cookbook. Nueva York: Pyramid, 1961.

Hutton, E. «The fight over vitamin E». Maclean's Magazine (15 de junio de 1953).

Illich, I. Deschooling Society. Nueva York: Harper and Row, 1970.

_____Medical Nemesis. Nueva York: Bantam, 1976.

Inglis, B. The Case for Unorthodox Medicine. Nueva York: Putnam, 1965.

Issac, K. y Gold, S., ed. Eating Clean 2: Overcoming Food Hazards. Washington, DC: Center for Study of Responsive Law, 1987.

Jarvis, D. C. Folk Medicine. Nueva York: Holt, 1958.

Johnston, E. A. «Vitamins and their relation to diseases of the alimentary tract». Journal of the American College of Proctology [reimpresión].

Jungeblut, C. W. «Inactivation of poliomyelitis virus by crystallin vitamin C (ascorbic acid)». Journal of Experimental Medicine 62 (1935): 517-521.

_____ «Further observations on vitamin C therapy in experimental poliomyelitis». Journal of Experimental Medicine 65 (1939): 127-146.

_____ «A further contribution to the vitamin C therapy in experimental poliomyelitis». Journal of Experimental Medicine 70 (1939): 327.

Kalokerinos, A. *Every Second Child*. New Canaan, CT: Keats Publishing, 1981.

Kaufman, W. *Common Forms of Niacinamide Deficiency Disease: Aniacin Amidosis*. New Haven, CT: Yale University Press, 1943.

_____*The Common Form of Joint Dysfunction: Its Incidence and Treatment*. Brattleboro, VT: E. L. Hildreth and Co., 1949.

Kirschner, H. E. Comfrey. *Let's Live* (octubre/diciembre de 1958).

Klenner, F. R. «Treating multiple sclerosis nutritionally». *Cancer Control Journal* 2 (3): 16-20.

_____ «Virus pneumonia and its treatment with vitamin C». *Southern Medicine and Surgery* 110 (febrero de 1948): 36-38, 46.

_____ «The treatment of poliomyelitis and other virus diseases with vitamin C». *Southern Medicine and Surgery* 113 (1949): 101-107.

_____ «Massive doses of vitamin C and the virus diseases». *Southern Medicine and Surgery* 103 (1951): 101-107.

_____ «The use of vitamin C as an antibiotic». *Journal of Applied Nutrition* 6 (1953): 274-278.

_____ «The history of lockjaw». *Tri-State Medical Journal* (junio de 1954).

_____ «Recent discoveries in the treatment of lockjaw». *Tri-State Medical Journal* (julio de 1954).

_____ «The role of ascorbic acid in therapeutics». *Tri-State Medical Journal* (noviembre de 1955).

_____ «Observations on the dose of administration of ascorbic acid when employed beyond the range of a vitamin in human pathology». *Journal of Applied Nutrition* 23 (invierno de 1971): 61-68.

_____ «Response of peripheral and central nerve pathology to megadoses of the vitamin B complex and other metabolites». *Journal of Applied Nutrition* 25 (1973): 16.

_____ «Significance of High Daily Intake of Ascorbic Acid in Preventive Medicine». En *A Physician's Handbook on Orthomolecular Medicine,* edited by RJ Williams and DK Kalita. New Canaan, CT: Keats Publishing, 1979.

Kordish, J. *The Juiceman's Power of Juicing*. Nueva York: William Morrow, 1992.

Kulvinskas, V. *Survival into the 21st Century*. Wethersfield, CT: Omangod Press, 1975.

Landrigan, P. J. y Witte, J. J. «Neurologic disorders following live measles-virus vaccination». *JAMA* 223 (1973): 1459-1462.

Lasagna, L. «One-a-day, plus C». *The Sciences* (noviembre de 1981), 35.

Lasky, M. S. *The Complete Junk Food Book*. Nueva York: McGraw-Hill, 1977.

Law, D. *A Guide to Alternative Medicine*. Garden City, NY: Dolphin, 1976.

Lee, R. *Clinical Nutrition: Food vs. Drugs*. Milwaukee, WI: Lee Foundation for Nutritional Research.

_____ «Vitamins in dental care». *Health Culture* (mayo de 1955).

Levin, M. y Hartzell, W. «Ascorbic acid: the concept of optimum requirements», en «Third Conference on Vitamin C», *Annals of the New York Academy of Sciences* 498: (1987).

Levy, T. *Vitamin C, Infectious Diseases, and Toxins: Curing the Incurable*. Filadelfia, PA: Xlibris, 2002.

Lewin, S. *Vitamin C: Its Molecular Biology and Medical Potential*. Londres: Academic Press, 1976.

Lin, D. «Extensive clinical uses of vitamin E». *Nutritional Perspectives* (July 1992): 16-28. «Abrupt termination of high daily intake of vitamin C: the rebound effect». *Linus Pauling Institute of Science and Medicine Newsletter* 2 (1985): 6.

Loeffler, W. Department of Education and Human Development Lecture. State University College at Brockport, Nueva York (3 de noviembre de 1986).

Lupulescu, A. «The role of vitamins A, beta-carotene, E and C in cancer cell biology». *International Journal of Vitamin and Nutrition Research* 64 (1994): 3-14.

Lust, J. B. *The Herb Book*. Nueva York: Bantam, 1974.

MacAlister, C. J. y Titherley, A. W. *Narrative of an Investigation Concerning an Ancient Medicinal Remedy and its Modern Utilities Together with an Account of the Chemical Constitution of Allantoin*. London: John Bale, Sons, y Danielsson, 1936.

Machlin, L. J. «Beyond deficiency: new views on the function and health effects of vitamins». [Introducción.] *Annals of the New York Academy of Sciences* 669 (1992): 1-6.

Massell, B. E, Warren, J. E., Patterson, P. R., et al. «Antirheumatic activity of ascorbic acid in large doses». *New England Journal of Medicine* (1950).

McCormick, W. J. «Lithogenesis and hypovitaminosis». *Medical Record* 159 (julio de 1946).

‾‾‾‾‾‾ «The changing incidence and mortality of infectious disease in relation to changed trends in nutrition». *Medical Record* (septiembre de 1947).

‾‾‾‾‾‾ «Ascorbic acid as a chemotherapeutic agent». *Archives of Pediatrics of New York* 69 (abril de 1952): 151-155.

‾‾‾‾‾‾ «Coronary thrombosis: the number one killer». *Insurance Index* (mayo de 1953): 88-91.

‾‾‾‾‾‾ «Cancer: The preconditioning factor in pathogenesis». *Archives of Pediatrics of New York* 71, (1954): 313.

‾‾‾‾‾‾ «Intervertebral disc lesions: a new etiological concept». *Archives of Pediatrics of New York* 71 (1954): 29-33.

‾‾‾‾‾‾ «Coronary thrombosis: a new concept of mechanism and etiology». *Clinical Medicine* 4 (julio de 1957).

‾‾‾‾‾‾ «Have we forgotten the lesson of scurvy?», *Journal of Applied Nutrition* 15 (1962): 4-12.

Meares, A. *Relief without Drugs*. Londres: Souvenir Press, 1994.

Mendelsohn, R. S. *Confessions of a Medical Heretic*. Chicago: Contemporary Books, 1979.

‾‾‾‾‾‾ *How to Raise a Healthy Child in Spite of Your Doctor*. Nueva York: Ballantine Books, 1985.

Miller, N. Z. Vaccines and natural health. *Mothering* (primavera de 1994): 44-54.

‾‾‾‾‾‾ *Immunization: Theory vs. Reality - Expose on Vaccinations*. Santa Fe, NM: New Atlantean Press, 1996.

Monte, T. «An interview with Dr. Anthony Sattilaro». *East-West Journal* (marzo de 1981): 24-29.

Morishige, F. y Murata, A. «Prolongation of survival times in terminal human cancer by administration of supplemental ascorbate». *Journal of the International Academy of Preventive Medicine* 5 (1979): 47-52.

Moss, R. *The Cancer Syndrome.* Nueva York: Grove Press, 1980.

_____*The Cancer Industry.* Nueva York: Paragon Press, 1989.

Mothering Magazine. *Vaccinations: The Rest of the Story.* Chicago: Mothering Books, 1993.

Mowat, F. *Never Cry Wolf.* Nueva York: Dell, 1970.

Mullins, E. *Murder by Injection; The Medical Conspiracy against America.* Staunton, VA: National Council for Medical Research, 1988.

Murata, A. «Virucidal activity of vitamin C: Vitamin C for the prevention and treatment of viral diseases». *Proceedings of the First Intersectional Congress of Microbiological Societies, Science Council of Japan* 3 (1975): 432-442.

Murata, A., Morishige, F. y Yamaguchi, H. «Prolongation of survival times of terminal cancer patients by administration of large doses of ascorbate». *International Journal of Vitamin and Nutrition Research Suppl.* 23 (1982): 103-113.

Murray, F. *Program Your Heart for Health.* Nueva York: Larchmont, 1978.

Murray, M. *The Complete Book of Juicing.* Rocklin, CA: Prima Publishing, 1992.

Myers, J. A. «The role of some nutritional elements in the health of the teeth and their supporting structures». *Annals of Dentistry* 22 (1958): 35-47.

Natenberg, M. *The Legacy of Dr. Wiley.* Chicago: Regent House, 1957.

Natural vitamin E for heart diseases. *Popular Science Digest* (marzo de 1953): 4-6.

Newmark, H. L. «Stability of vitamin B12 in the presence of ascorbic acid». *American Journal of Clinical Nutrition* 29 (1976): 645-649.

Null, G., et al. «Vitamin C and the treatment of cancer: abstracts and commentary from the scientific literature». *The Townsend Letter for Doctors and Patients* (abril/mayo de 1997).

Osmond, H. y Hoffer, A. «Massive niacin treatment in schizophrenia: review of a nine-year study». *Lancet* 1 (1962): 316-319.

Parham, B. *What's Wrong with Eating Meat?* Denver, CO: Ananda Marga, 1979.

Park, C. H. «Biological nature of the effect of ascorbic acids on the growth of human leukemic cells». *Cancer Research* 45 (1985): 3969-3973.

Passwater, R. *Supernutrition.* Nueva York: Dial, 1985.

Pauling, L. «Orthomolecular psychiatry». *Science* 160 (1968): 265-271.

_____*Vitamin C, the Common Cold, and the Flu.* San Francisco: W. H. Freeman, 1976.

_____«Plowboy interview: Dr. Linus Pauling». *Mother Earth News* (enero/febrero de 1978): 17-22.

_____«On good nutrition for the good life». *Executive Health* 17 (4 de enero de 1981).

_____«On vitamin C and infectious diseases». *Executive Health* 19 (4 de enero de 1983): 1-5.

_____*How to Live Longer and Feel Better.* Nueva York: W. H. Freeman, 1986.

Pauling, L. y Rath, M. «An orthomolecular theory of human health and disease». *Journal of Orthomolecular Medicine* 6 (1991): 135-138.

Pauling, L, et al. «Effect of dietary ascorbic acid on the incidence of spontaneous mammary tumors in RIII mice». *Proceedings of the National Academy of Sciences* 82 (agosto de 1985): 5185-5189.

Pfeiffer, C. C. «Mental Illness and Schizophrenia», en *The Nutrition Connection*. Nueva York: Thorsons, 1987.

Physician's Desk Reference. Montvale, New Jersey: Medical Economics Data Production Company, 1994.

Price, W. *Nutrition and Physical Degeneration*. La Mesa, CA: Price-Pottenger Nutrition Foundation, 1970.

Prien, E. L. y Gershoff, S. F. «Magnesium oxide-pyridoxine therapy for recurrent calcium oxalate calculi». *J Urol* 112 (1974): 509-512.

Quigley, D. T. *The National Malnutrition*. Milwaukee, WI: Lee Foundation for Nutritional Research, 1948.

Raasch, C. y Cochran, W. «Millions injected into health care debate». *Democrat and Chronicle* [Rochester, Nueva York] (17 de abril de 1994).

Ratcliff, J. D. «For heart disease: vitamin E». *Coronet* (octubre de 1948).

Rath, M. *Eradicating Heart Disease*. San Francisco, CA: Health Now, 1993.

Rattan, V., et al. «Effect of combined supplementation of magnesium oxide and pyridoxine in calcium-oxalate stone formers». *Urol Res* 22 (1994): 161-165.

Ray, O. y Ksir, C. *Drugs, Society, and Human Behavior,* 5ª ed. Mosby, St. Louis: Times Mirror, 1990, 198.

Rehert, I. «Doctor finds cure in macrobiotic diet». *Los Angeles Times*. (13 de diciembre de 1981).

Riker, J. «The Salk vaccine». *New Directions* (verano de 1991): 21-25.

Rimm, E. B., et al. «Vitamin E consumption and the risk of coronary heart disease in men». *New England Journal of Medicine* 328 (1993): 1450-1456.

Rinse, J. «Atherosclerosis: prevention and cure [partes 1 y 2]». *Prevention* (noviembre/diciembre de 1975).

_____ «Cholesterol and phospholipids in relation to atherosclerosis». *American Laboratory Magazine* (abril de 1978).

Riordan, H. D. *Medical Mavericks*. Wichita, KS: Bio-Communications Press, c.1988.

Riordan, H. D., Jackson, J. A. y Neathery, S. «Vitamin, blood lead, and urine pyrrole levels in Down's syndrome». *American Clinical Laboratory* (enero de 1990): 8-9.

Riordan, H. D., Jackson, J. A. y Schultz, M. «Case study: high-dose intravenous vitamin C in the treatment of a patient with adenocarcinoma of the kidney». *J Ortho Med* 5 (1990): 5-7.

Riordan, N. H., et al. «Intravenous ascorbate as a tumor cytotoxic chemotherapeutic agent». *Medical Hypotheses* 44 (1995): 207-213.

Riordan, N., Jackson, J. A. y Riordan, H. D. «Intravenous vitamin C in a terminal cancer patient». *J Ortho Med* 11 (1996): 80-82.

Rivers, J. M. «Safety of high-level vitamin C injestion», en «Third Conference on Vitamin C», *Annals of the New York Academy of Sciences* 498 (1987): 95-102.

Robertson, L., et al. *Laurel's Kitchen*. Nueva York: Bantam, 1976.

Rodale, J. I. *The Healthy Hunzas*. Emmaus, PA: Rodale Press, 1948.

Rogers, L. L., Pelton, R. B. y Williams, R. J. «Voluntary alcohol consumption by rats following administration of glutamine». *J Biol Chem* 214 (1955): 503-506.

Rogoff, J. M., et al. «Vitamin C and insulin action». *Pennsylvania Medical Journal* 47 (1944): 579-582.

Sabin, A. B. «Vitamin C in relation to experimental poliomyelitis». *Journal of Experimental Medicine* 69 (1939): 507-515.

Sandler, B. P. «Treatment of tuberculosis with a low carbohydrate, high protein diet». *Diseases of the Chest* 17 (1950): 398.

Saul, A. W. «Plowboy interview: You can be your own doctor». *Mother Earth News* 85 (enero/febrero de 1984): 17-23.

_____*Paperback Clinic*. Seneca Falls, NY: Nueva York Chiropractic College Press, 1994.

Scher, J., et al. «Massive vitamin C as an adjunct in methadone maintenance and detoxification of narcotic addicts». *Journal of Orthomolecular Psychiatry* 5 (1976): 191-198.

Schlegel, J. U., et al. «The role of ascorbic acid in the prevention of bladder tumor formation». *J Urol* 103 (1970): 155.

Shafer, C. F. «Ascorbic acid and atherosclerosis». *American Journal of Clinical Nutrition* 23 (1970): 27.

Shute, E. «Proposed study of vitamin E therapy». *Can Med Assoc J* 106 (mayo de 1972): 1057.

_____«Vitamin E fatigue?» [carta.] *Calif Med* 119 (1973): 73.

_____*The Vitamin E Story: The Medical Memoirs of Evan Shute*. Burlington, Ontario: Welch Publishing, 1985.

_____et al. *The Heart and Vitamin E*. London, Canadá: The Shute Foundation for Medical Research, 1963.

Shute, W. E. *Health Preserver*. Emmaus, PA: Rodale Press, 1977.

_____*The Vitamin E Book*. New Canaan, CT: Keats Publishing, 1978.

_____*Your Child and Vitamin E*. New Canaan, CT: Keats Publishing, 1979.

_____ y Taub, H. J. *Vitamin E for Ailing and Healthy Hearts*. Nueva York: Pyramid House, 1969.

Smith, J. L. y Hodges, R. E. «Serum levels of vitamin C in relation to dietary and supplemental intake of vitamin C in smokers and nonsmokers», en «Third Conference on Vitamin C», *Annals of the New York Academy of Sciences* 498 (1987).

Smith, L., ed. *Clinical Guide to the Use of Vitamin C: The Clinical Experiences of Frederick R. Klenner, M.D.* Tacoma, WA: Life Sciences Press, 1988.

Smith, S. F. y Smith, C. M. *Personal Health Choices*. Boston: Jones and Bartlett, 1990.

Solomon, J. «Placebo revisited: An update on a very useful agent». *Consultant* (diciembre de 1982): 220-229.

Spittle, C.R. «Atherosclerosis and vitamin C». *Lancet* 2 (1971): 1280-1281.

_____ «The action of vitamin C on blood vessels». *American Heart Journal* 88 (1974): 387-388.

Spock, B. *Baby and Child Care*. Nueva York: Pocket Books, 1976.

Stampfer, M. J., et al. «Vitamin E consumption and the risk of coronary disease in women». *New England Journal of Medicine* 328 (1993): 1444-1449.

Stahelin, H. B., et al. «Vitamin C levels lower in cancer group». *J Nat Canc Inst* 73 (1984): 1463-1468.

Stoll, W. *Saving Yourself from the Disease-Care Crisis.* Panama City, FL: [autopublicación], 1996.

Stone, I. *The Healing Factor.* Nueva York: Putnam, 1972.

Straus, H. *Dr. Max Gerson: Healing the Hopeless.* Con Barbara Marinacci. Kingston, Ontario: Quarry Press, 2002.

Sugiura, K. «On the relation of diets to the development, prevention, and treatment of cancer, with special reference to cancer of the stomach and liver». *Journal of Nutrition* 44 (1951): 345.

Taub, H. J. *Keeping Healthy in a Polluted World.* Nueva York: Penguin, 1975.

Torch, W. C. «Diphtheria-pertussis-tetanus (DPT) immunization: A potential cause of the sudden infant death syndrome (SIDS)». *Neurology* 32 (1982): A169.

_____ «Characteristics of diphtheria-pertussis-tetanus (DPT) postvaccinal deaths and DPT-caused sudden infant death syndrome (SIDS): A review». *Neurology* Suppl. 1 (1986): 148.

Tsao, C. S., Dunham, W. B. y Ping, Y. L. «In vivo antineoplastic activity of ascorbic acid for human mammary tumor». *In Vivo* 2 (1988): 147-150.

Turner, J. *The Chemical Feast.* Nueva York: Grossman, 1970.

Verlangieri, A. J. *The Role of Vitamin C in Diabetic and Nondiabetic Atherosclerosis.*

Bulletin, Vol. 21. University of Mississippi: Bureau of Pharm. Services, 1985.

Wachowicz, K. «Cancer victim endorses raw foods, sprout therapy». *The Colonian* [Albany, NY] (16 de noviembre de 1981).

Waldbott, G. L., Burgstahler, A. W. y McKinney, H. L. *Fluoridation: The Great Dilemma.* Lawrence, KS: Coronado Press, 1978.

Walker, A. M., et al. «Diphtheria-tetanus-pertussis immunization and sudden infant death syndrome». *Am Jour Pub Health* 77 (1987): 945-951.

Walker, M. *Dirty Medicine: Science, Big Business, and the Assault on Natural Health Care.* Londres: Slingshot Publications, 1993.

Walker, N. W. *Diet and Salad Suggestions.* Phoenix, AZ: Norwalk Press, 1971.

Wapnick, A. A. «The effect of ascorbic acid deficiency on desferrioxamine-induced urinary iron excretion». *British Journal of Haematology* 17 (1969): 563-568.

Warmbrand, M. *Encyclopedia of Health and Nutrition.* Nueva York: Pyramid, 1962.

Werbach, M. *Nutritional Influences on Illness.* New Canaan, CT: Keats Publishing, 1988.

_____ *Textbook of Nutritional Medicine.* Tarzana, CA: Third Line Press, 1999.

Whitaker, J. «Act now to protect your health». *Health and Healing Newsletter* Suppl. (septiembre de 1993): 1-4.

White, K. «PACs on precise missions». *Democrat and Chronicle* [Rochester, NY] (6 de marzo de 1994).

Wigmore, A. *Why Suffer?* Nueva York: Hemisphere Press, 1964.

_____Recipes for Longer Life. Garden City Park, NY: Avery, 1982.

_____Be Your Own Doctor. Garden City Park, NY: Avery, 1983.

Wilcox, A., Weinberg, C. y Baird, D. «Caffeinated beverages and decreased fertility». The Lancet 8626-7 (diciembre de 1988): 1473-1476.

Wiley, H. W. The History of a Crime Against the Food Law. Washington, D.C.: [autopublicación] 1929. Reimpreso por Milwaukee, WI: Lee Foundation for Nutritional Research, 1955.

Williams, R. J. Nutrition and Alcoholism. Norman, OK: University of Oklahoma Press, 1951.

_____Biochemical Individuality: The Basis for the Genetotrophic Concept. Nueva York: Wiley, 1956. Reimpreso por Austin, TX: University of Texas Press, 1973.

_____Alcoholism: The Nutritional Approach. Austin, TX: University of Texas Press, 1959.

_____Nutrition in a Nutshell. Nueva York: Dolphin Books, 1962.

_____You Are Extraordinary. Nueva York: Random House, 1967.

_____Nutrition Against Disease. Nueva York: Pitman, 1971.

_____ «Biochemical individuality: A story of neglect». Journal of the International Academy of Preventive Medicine 1 (1974): 99-106.

_____ «The neglect of nutritional science in cancer research». Congressional Record (16 de octubre de 1974): S.19204.

_____Physicians' Handbook of Nutritional Science. Springfield, IL: Charles C. Thomas, 1975.

_____The Prevention of Alcoholism through Nutrition. Nueva York: Bantam, 1981.

_____y Kalita, D. K., eds. A Physician's Handbook on Orthomolecular Medicine. New Canaan, CT: Keats Publishing, 1977.

Williams, S. R. Nutrition and Diet Therapy, 7ª edición. St. Louis: Mosby, 1993.

Willis, G. C. «The reversibility of atherosclerosis». Canadian Medical Association Journal of Nutrition 77 (1957): 106-109.

Winacour, J., ed. The Story of the Titanic as Told by Its Survivors. Nueva York: Dover, 1960.

Yiamouyiannis, J. Fluoride: The Aging Factor. Delaware, OH: Health Action Press 1986.

Yonemoto, R. H., et al. «Enhanced lymphocyte blastogenesis by oral ascorbic acid». Proceedings of the American Association for Cancer Research 17 (1976): 288.

Yuan, J. M., et al. «Diet and breast cancer in Shanghai and Tianjin, China». British Journal of Cancer 71 (1995): 1353-1358.

Zannoni, V. G., et al. «Ascorbic acid, alcohol, and environmental chemicals», en «Third Conference on Vitamin C», Annals of the New York Academy of Sciences 498: (1987).

Zuskin, E., Lewis, A. J. y Bouhuys, A. «Inhibition of histamineinduced airway constriction by ascorbic acid». Journal of Allergy and Clinical Immunology 51 (1973): 218-226.

Índice temático

Índice

OCT 3 0 2012

OCT 3 0 2012